U0341633

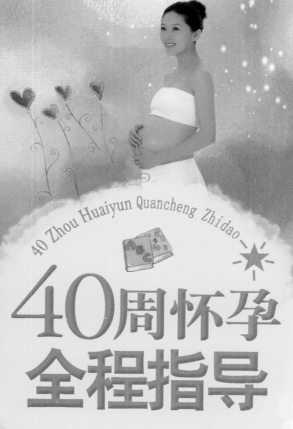

40 Zhou Huaiyun Quancheng Zhidao

40周怀孕全程指导

 张小平 ◎ 主编

吉林出版集团
Jilin Publishing Group

吉林科学技术出版社
JILIN SCIENCE & TECHNOLOGY PUBLISHING HOUSE

图书在版编目（CIP）数据

40 周怀孕全程指导 / 张小平主编． —— 长春 : 吉林
科学技术出版社，2013.5
ISBN 978-7-5384-6576-1

Ⅰ．①4… Ⅱ．①张… Ⅲ．①妊娠期—妇幼保健—基
本知识 Ⅳ．① R715.3

中国版本图书馆 CIP 数据核字（2013）第 065665 号

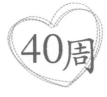

40周 怀 孕 全 程 指 导
40 Zhou Huaiyun Quancheng Zhidao

主　　编	张小平
出 版 人	李　梁
责任编辑	许晶刚　端金香　赵　沫
摄　　影	三毛摄影
模　　特	于　洋　张莹楠　小　静　刘佩姝
	徐韩一　于镱宁　迟轶轩　陈豫璇
封面设计	长春市一行平面设计有限公司
制　　版	长春市一行平面设计有限公司
开　　本	880mm×1230mm　1/20
字　　数	260千字
印　　张	15
印　　数	10001—15000册
版　　次	2013年7月第1版
印　　次	2014年4月第2次印刷

....

出　　版	吉林出版集团
	吉林科学技术出版社
发　　行	吉林科学技术出版社
地　　址	长春市人民大街4646号
邮　　编	130021
发行部电话/传真	0431-85635177　85651759　85651628
	85677817　85600611　85670016
储运部电话	0431-84612872
编辑部电话	0431-85635186
网　　址	www.jlstp.net
印　　刷	长春新华印刷集团有限公司

....

书　　号	ISBN 978-7-5384-6576-1
定　　价	39.90元

如有印装质量问题　可寄出版社调换
版权所有　翻印必究　举报电话：0431-85635186

前言
qianyan

　　怀孕真是一件既幸福又揪心的事情。孕妈妈可能从最初发现怀孕时的惊喜很快转变为担忧：我的胎儿能不能正常发育，会不会顺利成长，偶尔腹痛是怎么回事？当孕妈妈的担心刚刚得到解除，便很快进入到早孕反应阶段，身体的变化把孕妈妈折磨得没有任何心情，可能还会整天为吃什么而发愁。不过为了腹中的胎儿，孕妈妈在准爸爸的陪伴下坚强地努力着。终于度过了难熬的孕早期，孕妈妈迎来了最开心的孕中期。整个孕中期除了肚子在增大以外，就像没怀孕的时候一样，身体感觉舒服极了！孕妈妈开始特别有兴致地为胎儿进行胎教，与胎儿共度美好的亲子时光！不过，孕妈妈千万注意不要吃得太多，而且还要定期产检，查看胎儿发育情况，并密切关注自己的健康指标。不知不觉间，孕晚期悄悄到来了，孕妈妈真的要好好坚持一下才行！大腹便便的你不仅要每日严格监测胎动，还要控制饮食，预防便秘、水肿，避免妊娠糖尿病和妊娠高血压综合征的发生。胎儿入盆后，孕妈妈还要忍受耻骨疼痛、睡眠不佳、尿频以及腿部抽筋等困扰……不过，所有这一切，是难不倒我们伟大的孕妈妈的！临近分娩，还有最后一搏，无论如何，孕妈妈都会竭尽全力地去做这一切，成功地完成这一历史使命！这是每一位孕妈妈都必须经历和付出的，孕妈妈会为此感到骄傲与自豪，孕妈妈与胎儿在一起的每一天都能感到母子之间的联系，这种兴奋又幸福的感觉是难以言喻的。

　　终于，宝宝出生了！盼星星盼月亮盼来了这一天。然而对于孕妈妈来说，这是整个孕期的结束，又是新生活的开始。孕妈妈，振作起来，让我们一起肩负起为人母的伟大责任吧！

　　谨以此书献给即将加入孕妈妈行列以及正在孕育胎儿的孕妈妈，作为本书的编辑，我们能做的，是尽量帮助孕妈妈圆满顺利地度过整个孕期，直到分娩结束。孕妈妈在本书中能够获知每个孕周的母婴变化、大事提醒、安全保障计划、饮食安全以及每周详尽的胎教内容。此外，还适时增加了孕期小贴士和专家问答专栏，给孕妈妈提供了更全面的知识补充。40周的孕期生活指导是全书的重点部分，在本书的开篇和结尾，还增设了孕前、产后、新生儿喂养等相关知识，让孕妈妈从备孕开始就接受科学的指导，并在宝宝安全出生后，告诉新妈妈如何科学坐月子，如何科学哺喂、照料新生儿。总之，孕妈妈在怀孕全程所关心的问题，在本书中皆能找到答案。

　　最后，借本书致全天下所有的孕妈妈，首先祝贺你们成为孕妈妈中的一员，愿你们在孕期和你们的胎儿一起保持健康并一切顺利！愿《40周怀孕全程指导》能陪伴孕妈妈度过整个快乐又充满挑战的孕期生活。

　　祝你们平安、好孕！

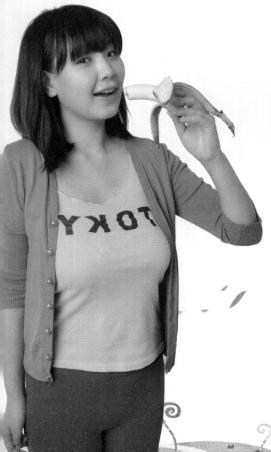

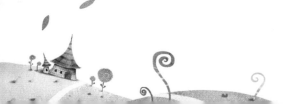

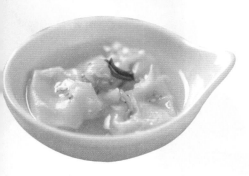

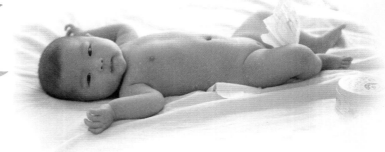

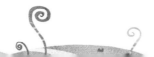

第一章

孕前准备

备孕阶段

一般健康状况

·孕前3个月夫妻俩要戒烟戒酒

香烟中的尼古丁以及酒中的乙醇，对精子和卵子都有损害。因此，在孕前3个月，夫妻两人都要停止吸烟和饮酒，让身体中的尼古丁和乙醇浓度在血液中为零。

·孕前3个月夫妻俩要慎用药物

怀孕和药物的关系非常密切，通常怀孕4～5周后才能被发觉。因此，在计划怀孕时，也就是孕前3个月就应慎重使用药物，特别是抗生素或感冒药。一般在医生开处方前就要说明自己的怀孕打算，包括丈夫在内，因为很多药物也会使精子受到损伤。

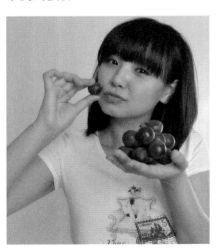

调整饮食

合理的营养能使后代遗传潜力得到充分发挥，所谓合理营养是指有充足的热量供应、蛋白质、矿物质、维生素、微量元素等。怀孕前，夫妻可多吃些鸡肉、鱼肉、瘦肉、蛋类、豆制品等富含蛋白质的食品，同时还应多吃蔬菜和水果，以保证生殖细胞的发育，给未来的胎儿准备好"全面营养基础"。

另外，孕前3个月待孕妈妈开始服用叶酸增补剂。叶酸不足会影响胚胎的神经管发育，导致无脑儿、脊柱裂、脑膨出等畸形儿出生。我国的饮食结构往往使食物中的叶酸含量不足，因此，待孕妈妈从孕前3个月开始一定要注意补充叶酸增补剂。

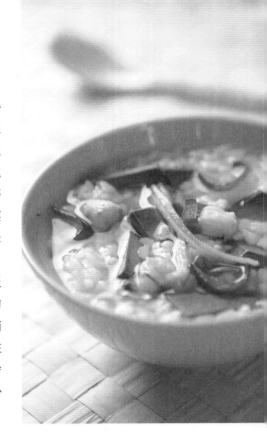

调整体重

过胖或过瘦是营养不良或缺乏锻炼造成的，准备怀孕的女性，无论是过胖还是过瘦，都应该及时进行调整，力争达到正常的体重。

·体重测量方法及标准

测量方法
体质指数（BMI）=体重（kg）／身高（m）的平方
体质指数在18.5～23.9范围内，属于正常体重
体质指数在15～18范围内，表示体重过轻
体质指数小于15，属于严重营养不良
体质指数大于24，属于超重
体质指数在25～30范围内，属于轻度肥胖
体质指数在35～40范围内，属于中度肥胖
体质指数大于40，属于重度肥胖

· 必要的调理

	饮食	运动	其他
过瘦	多吃鱼肉、家禽、豆类和蛋类	需要参加一些强度稍大的运动	一定要吃早餐和午餐
过胖	控制热量摄取，少吃油腻及甜食	有计划地进行高耗能运动，比如慢跑	一定要吃早餐，午餐前喝杯水，降低食欲

保持良好的情绪

心绪，是指夫妻怀孕前在心境和情绪方面的状态，它对孕期母子健康有着十分微妙的影响。

心境是使人的一切活动和体验都染上情绪色彩的一种持续较长时间的状态，夫妻之间相互的心境有强烈的感染性，它的形成，同家庭、社会、工作、生活和环境等因素有关。当你们想要一个宝宝，首先要协调好夫妻关系以及与家庭成员的关系，共同交流怀孕后会发生的变化以及带来的挑战，尽快消除疑虑和不安全感，努力调整情绪，以一种积极、乐观的心态面对未来，让希望充满生活中的每一天。

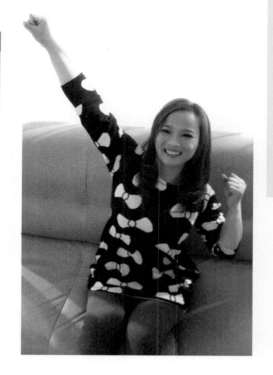

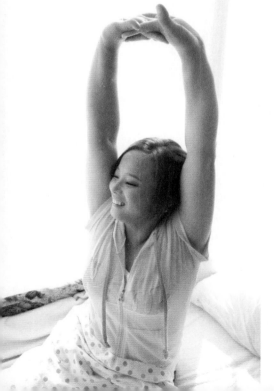

调整避孕方式

孕前2～3个月要停止避孕。如果以服用口服避孕药或采取避孕环的方法进行避孕，应在准备怀孕前2～3个月或至少1个月前停止使用避孕器具，经历一次正常的月经再怀孕。一旦在服用避孕药期间意外怀孕，应该及时向医生说明，以免口服避孕药中含有的大量合成黄体酮对胚胎发育造成影响。

重视孕前检查，可预防"胎停育"

近年来，胚胎在母体内停止发育的比例有所上升，让孕妈妈心痛不已。专家细究原因，发现可能与饲养宠物、乔迁新居有关。孕妈妈在孕前3个月内到医院接受相关的病毒指标检测及优生咨询指导，可避免类似情况的发生。同时应避免新房装修等带来的污染，尽量少接触宠物，避免接触有毒有害之物。

孕前营养情况自测表

下面表格提到的一些症状，如果待孕妈妈经常遇到，每一种可以得到1分。很多症状出现的频率都可能超过1次，因为这些症状是由多种营养素缺乏引起的。如果待孕妈妈出现了黑体字标明的任何一种症状，则得2分，其他每项1分。各种营养素对应的最高分值为10分，将待孕妈妈所得到的分值记录在下面的括号里。

维生素A
口腔溃疡
夜视能力欠佳
痤疮
频繁感冒或感染
皮肤薄、干燥
有头皮屑
鹅口疮或膀胱炎
腹泻
得分（   ）

维生素D
关节炎和骨质疏松
背部疼痛
龋齿
脱发
肌肉抽搐、痉挛
关节疼痛或僵硬
骨质脆弱
得分（   ）

维生素E
性欲低下
轻微锻炼便筋疲力尽
容易发生皮下出血
静脉曲张
皮肤缺乏弹性
肌肉缺乏韧性
伤口愈合缓慢
不易受孕
得分（   ）

维生素C
经常感冒
缺乏精力
经常被感染
牙龈出血或过敏
容易发生皮下出血
流鼻血
伤口愈合缓慢
皮肤出现红疹
得分（   ）

维生素B_1
脚气病
肌肉松弛
眼睛疼痛
易怒
注意力不集中
手、脚部刺痛
记忆力差
胃痛
便秘
心跳快
得分（   ）

维生素B_2
眼睛充血、灼痛或沙眼
对亮光敏感
舌头疼痛
白内障
头发过干或过油
湿疹或皮炎
指甲开裂
嘴唇干裂
得分（   ）

维生素B$_{12}$	叶酸	α-亚麻酸
头发状况不良	湿疹	**皮肤干燥或有湿疹**
湿疹或皮炎	嘴唇干裂	头发干燥或有头皮屑
口腔对热或冷过度敏感	少白头	有炎症，如关节炎
易怒	焦虑或紧张	过度口渴或出汗
焦虑或紧张	记忆力差	水分潴留
缺乏精力	**缺乏精力**	经常感染
便秘	抑郁	记忆力差
肌肉松弛或疼痛	食欲缺乏	高血压或高脂血
肤色苍白	胃痛	经前综合征或乳房疼痛
得分（　　　）	得分（　　　）	得分（　　　）

钙	铁	锌
抽筋或痉挛	肤色苍白	味觉或嗅觉减退
失眠或神经过敏	舌头疼痛	两个以上的手指甲有白斑
关节疼痛或关节炎	疲劳或情绪低落	经常发生感染
龋齿	食欲缺乏或恶心	有伸张纹
高血压	经血过多或失血	痤疮或油性皮肤
得分（　　　）	得分（　　　）	得分（　　　）

待孕妈妈在现有得分的基础上还要根据具体的营养素情况加上一定分值，才是最终得分：

维生素D+1；维生素B$_{12}$+2；叶酸+2；α-亚麻酸+2；钙+2；锌+2

根据这个原则计算每一种营养素的总分值。营养素所得的分值越高，说明待孕妈妈对这种营养素的需求越大，就应该增加这种营养素的补充量。

各种营养素食物来源

维生素名称	功效与用量
维生素A	体内缺乏维生素A，胎儿有致畸（如唇裂、腭裂、小头畸形等）的可能。过量摄入维生素A又可引起中毒，并能导致先天畸形。中国营养学会建议：孕妇自孕中期开始每日维生素A的摄入量为900微克。提醒孕妇注意，切莫服用治疗痤疮和银屑病的维生素A类药物，因为这些药物是最剧烈的致畸药物
维生素D	孕期缺乏维生素D，可影响胎儿的骨骼发育，并能导致新生儿的低钙血症和牙齿发育不良。孕期过量摄入维生素D也可引起中毒，婴儿可出现动脉硬化、精神障碍和尿酸中毒。建议孕期每日维生素D的摄入量为10微克
维生素E	一般较少出现缺乏。孕妇过量服用维生素E可造成新生儿腹痛、腹泻和乏力。孕妇每日维生素E的推荐摄入量为14毫克
维生素C	孕妇适量补充维生素C（每日130毫克）可预防胎儿先天性畸形，但是如果摄入过量（超过1000毫克）则会影响胚胎发育，长期过量服用还会使胎儿在出生后发生坏血症
维生素B_2	随着孕期的进程出现维生素B_2缺乏症的人数增多。孕期维生素B_2的建议摄入量为每日1.7毫克
维生素B_6	孕20周以后需要量增加。在临床上，妇产科医生常用大剂量维生素B_6治疗妊娠呕吐。如果孕妇服用维生素B_6的剂量高于正常需要量的100倍，就有可能发生感觉中枢的神经痛，还可使胎儿发生肢体缩短的畸形。孕妇每日维生素B_6的摄入量为1.9毫克
维生素B_{12}	对神经系统及造血功能亦十分重要。建议孕妇每日摄入2.6微克
叶酸	柑橘类水果与绿叶蔬菜中含量最为丰富。如莴苣、菠菜、番茄、胡萝卜、菜花、油菜、小白菜、扁豆、蘑菇、橘子、草莓、樱桃、香蕉、桃、葡萄、猕猴桃、梨等。动物肝脏、禽肉、蛋类、豆类、坚果、谷物中也含有一定量的叶酸
α-亚麻酸	在通常的食物中，α-亚麻酸的含量是极少的。只有亚麻籽、紫苏籽、火麻仁、核桃、蚕蛹、深海鱼等极少数的食物中含有丰富的α-亚麻酸及其衍生物。富含α-亚麻酸最理想的食品或保健品是：紫苏籽油、亚麻籽油、α-亚麻酸胶囊
钙	牛奶、奶酪、鸡蛋、豆制品、海带、紫菜、虾皮、芝麻、山楂、海鱼、金针菇、萝卜、香菇、木耳、西蓝花、芥兰、苋菜、菠菜等
铁	主要集中在动物肝脏、肾脏、瘦肉、蛋黄、鸡肉、鱼肉、虾肉和豆类中
锌	含锌较多的有牡蛎、肝脏、动物血、瘦肉、枸杞子、西蓝花、鸡蛋、粗粮、核桃、花生、西瓜子、板栗、干贝、榛子、松子、腰果、杏仁、黄豆、银耳、小米、萝卜、海带、白菜等

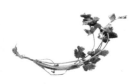

第二章

40周孕期同步指导

怀孕1~2周

Huaiyun 1~2 Zhou

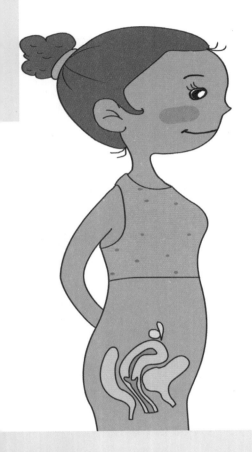

孕妈妈身体的变化

怀孕1~2周　身体处于最佳状态

　　敏感的女性会感觉到排卵期子宫颈黏液又稀又滑，而且体温升高。还有一些变化，如激素水平的不同、子宫内膜的变厚等，一般感觉不到。排卵日同房受孕概率最高。

胎儿的变化

怀孕1~2周　父亲决定宝宝的性别

　　宝宝的性别由构成基因的46条染色体中的两条来决定，精子和卵子各带一条。卵子带X染色体，精子带X或Y染色体。如果是带X染色体的精子使卵子受精，就是女孩；如果是带Y染色体的精子使卵子受精，就是男孩。因此，父亲决定宝宝的性别。

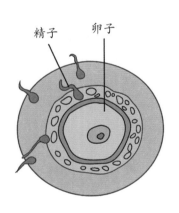

精子　卵子

本周大事提醒

生活计划	执行方案
做好计划	做好在排卵日同房的怀孕计划，在之前的1~2周要禁欲
谨慎用药	对有可能影响怀孕的药物要停服，服药前一定要咨询医生
戒烟、戒酒	向周围人宣布戒烟、戒酒
制订营养计划	及早服用叶酸等微量元素，少吃让待孕妈妈感觉不舒服的食物，比如香肠、油炸食物、油腻食物、酸菜等

安全保障计划

心情要放松

十月怀胎一朝分娩，父母的喜悦是可以想象的。如果生下一个畸形儿，不但家长受到很大的刺激，而且孩子本身的痛苦更是难以形容。因此，很多父母处于担忧之中，其实这种过度的担忧完全没有必要，只会加重自己的心理负担。而乐观的待孕妈妈总是看事情的光明面，或总是预期最好的状况。所以为了未来的胎儿着想，待孕妈妈应该时时刻刻注意自己的情绪，即便是遇到人生的低谷，也要懂得随时调整自己的心态，尽量排除不良情绪，保持一颗乐观的心，只有这样才能让胚胎在快乐的情绪中降临，播下健康的种子。

工作和生活中规避辐射危害

·安全隐患在电脑的后面

这是因为电脑的后面辐射强度最大，左右两面次之，相对其他三面，正面的辐射反而最弱。所以，规避电脑辐射的重点是看工作、生活中常常逗留的地方是否有电脑其他三面正对着孕妈妈这样的安全隐患存在。

·减少开机时间

关于这一问题，最典型的就是电脑和电视。建议孕妈妈在不用电脑、不看电视的情况下，记得及时关机，以减少不必要的伤害。

·水是吸收电磁波的最好介质

在可能的情况下建议用玻璃容器或塑料容器盛水放置在辐射源边，可有效降低辐射强度。特别注意，盛水的容器不可使用金属的。

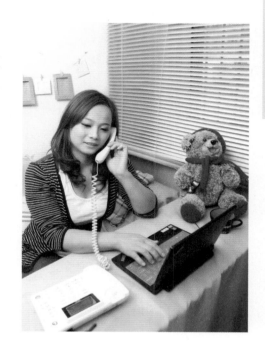

·使用电脑后及时清洁手和脸

孕妈妈养成这种好习惯，可以有效避免暴露着的肌肤色素沉着、产生斑疹或引起其他皮肤病变等。

防辐射服的选用

选择方式	选择方法
怎样选择面料	目前市面上制作防辐射服的面料主要有两种，即不锈钢纤维和碳素纤维。从防辐射的角度来讲，前者优于后者。所以，孕妈妈在购买时要注意面料的区分
样式的选择	一般较为常用的是背心款，但通常情况下根据不同人群和季节的需要也有短裙款、长袖款、吊带款、肚兜款等选择
如何辨别真伪	首先是用手摸，如果手感较硬，一般质量就不可靠。其次，正规厂家生产的防辐射服都会随产品配有一小块单独的面料，如果将这块面料用火烧过，能看到一层密密的金属网的便是真的使用不锈钢纤维纺织的。此外，还可以用防辐射服将手机包住，包裹的厚度与严密度就像将手机装在衣服口袋中为宜，如果手机没有信号，就可以证明防辐射服的品质不错

威胁胎儿的药物有哪些

关于这个问题如今已经引起了人们的高度关注，但是大多数人也只是限于知道"某些药物对胎儿不利，有导致畸形儿和流产的可能；若是孕期出现某种疾病，只能到医生那里去问个究竟等"。为了加深孕妈妈对这方面的深刻认识，我们特别在本周将对胎儿存在致畸威胁的药物列成表格，以供孕妈妈参考。

名称	危害
抗生素类药物	四环素可导致胎儿畸形、牙齿变黄、长骨发育不全和先天性白内障。氯霉素可导致胎儿骨骼功能抑制和新生儿肺出血、灰婴综合征、骨髓抑制（白细胞减少或再生障碍性贫血）。链霉素和卡那霉素可导致肾脏受损和先天性耳聋。磺胺类药物可导致新生儿核黄疸和高胆红素血症。利福平可导致四肢畸形、无脑儿、脑腔积水
镇静药	氯氮会引起死胎、四肢畸形及发育迟缓，地西洋导致腭裂和唇裂，氯丙嗪会导致新生儿抑制和视网膜病变
降血糖药	格列本脲、甲苯磺丁脲、氯磺丙脲等药物在妊娠期间会导致流产、死胎和诸如先天性心脏病、唇裂、腭裂、骨骼畸形、血小板下降等多发性畸形。建议有这方面需要的女性孕期可在医生的指导下使用胰岛素，远离降糖药物
维生素	维生素对于人体来说虽然是必需的，也是人们熟悉的，但是孕妇服用过量会导致胎儿畸形。因而，孕期在维生素的服用量上一定要掌握好
抗癫痫药	这类药会引发胎儿早产、身体和智力发育迟缓及多发性畸形。这类药物包括苯巴比妥、丙戊酸钠、苯妥英钠等
抗疟药	奎宁诱发胎儿流产、视力缺陷、胚胎耳聋、脑腔积水、肾损伤、四肢及心脏畸形等
抗甲状腺药	卡比马唑、丙硫氧嘧啶、甲巯咪唑会引起先天性甲状腺功能不全、甲状腺肿大，以及呆小病和死胎等。此外，使用放射性碘剂也会使胎儿甲状腺功能低下
激素类药物	黄体酮、睾酮之类的激素可使女婴男性化。最为常见的性激素己烯雌酚可使女婴男性化、男婴女性化、性器官发育异常。肾上腺皮质激素有可能致使胎儿发生多发性畸形
部分镇吐类药物	异丙嗪、氯丙嗪、美克洛嗪、三氟拉嗪等，可导致先天性心脏病。提醒饱受孕吐折磨的孕妈妈一定要谨慎，即便是中药也存在隐患
解热镇痛类药物	这类药物包括安乃近、阿司匹林、感冒通、非那西丁等，以及含有此类成分的复方制剂。这类药可导致胎儿脑腔积水、畸形足、软骨发育不全、先天性心脏病，影响胎儿的神经系统和肾脏发育，以及出生后的智商和注意力较同龄人低等后果
抗肿瘤类药物	这类药物，如白消安、氯甲蝶呤、环磷酰胺等具有很大的生物毒性，对孕妇本身的伤害就很大，对胎儿的危害就更大了，导致多发性畸形的危险相当高。建议患有恶性肿瘤或需要使用抗癌药物的女性，最好不要怀孕，以免产生严重后果
抗凝血药物	像双香豆素等，有可能导致胎儿小头畸形
泻药与中成药	泻药在孕期建议禁止服用，有可能引起反射性宫缩，导致流产。中成药也并不是像很多人认为的那样安全，比如具有镇吐功效的中药半夏，在动物实验中就有导致胎儿畸形的情况发生

饮食营养

营养重点

重点补充	适量补充
蛋白质	糖类
各种维生素	无机盐
叶酸	钙

营养需求

我们这里所说的怀孕第一周，其实是末次月经开始后的第一周。此时的你，正处在月经期间。虽然第一周精子和卵子还只能以"前体"的状态存在于爸爸、妈妈体内，但这一周也要遵循营养全面、合理搭配的饮食原则。孕妈妈应适当增加糖类和蛋白质的摄入量，糖类每天150克以上，蛋白质每日不少于40克。另外要确保无机盐、钙质和维生素的供给。

吃什么、怎么吃

为确保未来胎儿的正常发育，孕妈妈应该调整自己的饮食习惯：

每天清晨空腹喝一杯白开水或矿泉水，可以起到清除肠胃毒素的作用，对改善器官功能，防止一些疾病的发生都有很大好处。

孕妈妈一定要吃早餐，而且要保证早餐的质量。最好有50克面包或粥作为主食，1个鸡蛋，250毫升牛奶或豆浆，少量蔬菜，做到营养丰富均衡。

改掉以往早餐吃油条的习惯，炸油条使用的明矾含铝，可通过胎盘侵入胎儿大脑，影响胎儿智力发育，孕妈妈一定要避免可能对宝宝造成的伤害！

孕1～2周参考餐单

用餐时间	食物名称
早餐	牛奶、粥、汤，配着点心、面包、三明治、鸡蛋、蔬菜等吃。如果早餐不习惯喝牛奶，可以尝试豆干等豆制品
加餐	酸奶、奶酪配苹果
午餐	要吃好，不要选择外面的快餐（包括西式快餐）。如果不得已要吃，也记得帮自己点一份青菜，过于油腻的菜先泡过白开水后再吃；碳酸饮料尽量避免喝，可用果汁或矿泉水代替
加餐	坚果、豆制品、水果、饼干
晚餐	米饭1碗，清蒸鲫鱼，海带汤，番茄炒鸡蛋

孕1～2周推荐菜肴

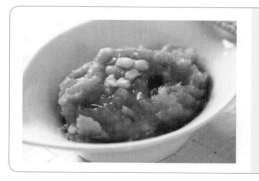

香蕉薯泥

香蕉150克，地瓜150克，玉米粒50克，蜂蜜1小匙。

1. 香蕉去皮，用汤匙捣碎；地瓜洗净，去皮，放入电锅中蒸至熟软，取出压成泥状，放凉备用。
2. 将香蕉泥、地瓜泥与玉米粒混合，淋上蜂蜜即可。

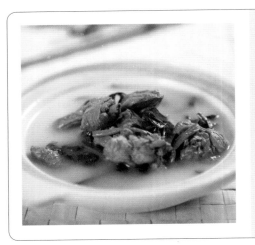

菠菜鸡煲

鸡肉300克，菠菜100克，冬菇4朵，葱花、姜片、冬笋、蚝油、酱油、白糖、盐、淀粉、植物油各适量。

1. 鸡肉剁成小块；菠菜洗净，用沸水焯一下，切段；冬菇洗净，切成块；冬笋切成片。
2. 锅中放油烧热，用葱花、姜片爆香，加入鸡块、冬菇及蚝油翻炒片刻。
3. 放盐、白糖、酱油及冬笋，不停翻炒，炒至鸡肉块熟烂，加水煲汤。
4. 要起锅时加入菠菜，再炖10分钟即可。

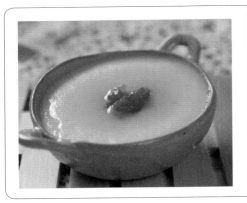

鸡蛋番茄羹

鸡蛋1个，番茄1个，白糖、植物油各少许，清水适量。

1. 将鸡蛋打散，备用。
2. 将番茄煮一下，剥去皮，切成小块。
3. 锅置火上，加少许植物油烧热，锅里放入番茄炒至七八成熟，再加清水、白糖煮10分钟。
4. 倒入蛋液快速搅拌下即可出锅。

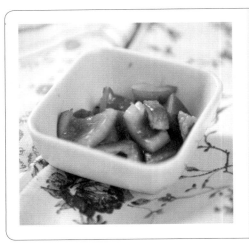

甜椒炒牛肉

牛肉200克，甜椒150克，酱油、姜、盐、鸡精、料酒、淀粉、水淀粉各适量。

1. 将牛肉洗净切成小块，放入盐、料酒、淀粉搅拌均匀。把甜椒、姜切成小块。
2. 锅内放少许油，把甜椒倒入炒至半熟，盛出。再倒入少许油，把牛肉倒入炒散。
3. 加入甜椒、姜炒出香味，再加入酱油、盐、鸡精，用水淀粉勾芡，炒匀即成。

同步胎教

准备胎教用品

等待是一种折磨，但可以通过胎教的准备工作调整孕妈妈的心态。

序号	执行方案
1	一张高质量的CD
2	2～3本介绍怀孕知识的书籍
3	学会几首欢快的童谣
4	下载本书推荐的世界名画高清放大版
5	准备画具
6	画一些色彩鲜艳的数字、简单的汉字或汉语拼音、几道简单的算术题

提前进行运动准备

孕妈妈健康的身体才是胎儿健康发育最大的后勤保障。适当的瑜伽运动、简单的舞蹈、一些音乐舒缓的手语舞如《感恩的心》等、在大自然中散步都非常有用，这段时间应当保持适当的运动。

准备一本胎教日记

送给宝宝最珍贵的礼物——胎教日记。准备一本胎教日记，这将是用10个月的时间给宝宝准备的一份最珍贵的礼物。这本饱含孕妈妈和准爸爸的爱和关怀的日记，将是宝宝一生的珍藏。

看一本书

推荐孕妈妈看一本英国儿童绘本画家艾伦的作品《小威向前冲》。小威是一个小精子，他住在布朗先生的身体里。小威数学不好，但他是一名游泳健将，他将和三亿个朋友进行游泳比赛，比赛的奖品是一颗美丽的卵子。大赛的日子一天天近了，小威每天都在努力地练习……

比赛的日子终于到了，他游得非常快。比赛结束时，发生了一件又神奇、又美妙的事！小威最后去了哪儿呢？

孕妈妈可以购买这本绘本来阅读，相信你一定会喜欢并为你自己的小威感到高兴和骄傲的。

·小贴士·

生命自孕育之初，就具有感知能力，母体的健康、情绪等都包含着胎教的意义。放松心情吧，以最平和的心态去面对，要知道，每一个宝宝的到来都是他与父母妙不可言的缘分，都是不可替代的人间天使。

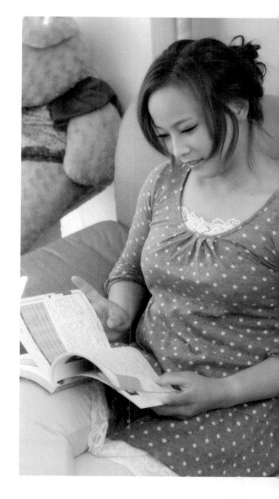

怀孕3周

Huaiyun 3 Zhou

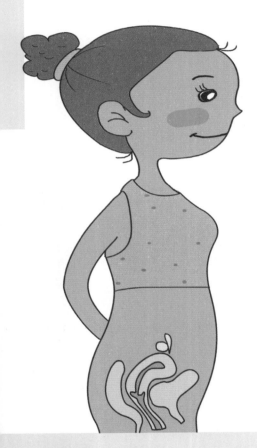

孕妈妈身体的变化

怀孕3周 完成受精

在受精后的6～7天，桑胚体开始植入子宫内膜，也就是着床。随着细胞团的发育，受精卵发育成胚泡，这会悄悄引发你身体内的巨大变化，包括月经周期的停止。

胎儿的变化

怀孕3周 受精卵开始细胞分裂

怀孕的最初几天，胚胎的发育速度惊人，每天都有很大的变化。仅仅7天时间里，一个单细胞就发展成了具有数百个细胞的细胞团，用显微镜观察可以看到，一些细胞发展成胚胎本身，另外一些发育成为胚胎提供营养的支持结构。

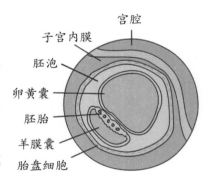

宫腔
子宫内膜
胚泡
卵黄囊
胚胎
羊膜囊
胎盘细胞

本周大事提醒

生活计划	执行方案
避免剧烈运动	虽然还不能确认是否怀孕，但是平时就要多留意自己身体的变化，避免剧烈运动和过多的家务事，同时取消比较消耗体力的旅行计划
避免过量放射线的危害	禁止做X射线检查、CT检查。受精后的1～15天为胎儿的器官分化前期，过量接受X射线，会导致胎儿畸形、流产及胎死宫内等
远离环境和物品危险	远离电磁污染，听音响、看电视时要保持一定的距离。尽量少用电脑、微波炉、手机等

安全保障计划

警惕高危妊娠

女性的年龄小于18岁或者大于35岁怀孕就属于高危妊娠。高危妊娠在妊娠期内会存在一些对母亲和胎儿都不利的因素。高危妊娠增加了孕产期母婴的死亡率，因此有这种情况的孕妈妈要充分重视产前检查，密切配合医生做好孕期的每一项检查，为宝宝顺利出生提供保障。

你的胎儿需要你的保护

这个时候，孕妈妈还没发现自己已经怀孕，还以为自己在备孕期里，即便如此，你也要好好保护身体，尽可能地为胎儿营造一个舒适的环境。

应回避的工作环境

1.接触放射线危险的工作，如医院放射科、单位的计算机房等。2.高强度的流水线工作。因为过度的疲劳也会导致流产。3.需频繁上下攀爬、弯腰下蹲等动作的工作。4.宠物医院。动物常携带有病菌，可通过你感染胎儿，导致胎儿发育异常。5.高热对胎儿也有影响：孕早期高热（即孕妈妈发热摄氏39度以上）可能会引起胎儿中枢神经系统畸形。

远离噪声和振动

噪声与振动会让你增加流产的机会，更有甚者还可能会引起胎儿低体重、新生儿生命力低下、听力受损害、听觉发育不良等。如果有超过100分贝以上的强噪声，就会对你的宝宝的影响更大。

正确使用电热毯

在严寒的冬天，你也许会因为希望让被窝暖和一点而使用电热毯，却又害怕电热毯辐射对胎儿的影响。正确使用电热毯的方法是：打开电源的电热毯是不宜躺上去的。而是应该先将电热毯预热半小时，在睡觉之前关闭开关，拔掉电源插头。

避免与宠物接触

孕妈妈已经怀孕了，如果家里有猫狗等宠物，要尽量避免孕妈妈与宠物接触。这时的胎儿很脆弱，孕妈妈要远离噪声和振动，远离电磁辐射。家人要尽量避免与孕妈妈发生争执，让她能够长时间拥有良好的情绪。

当心食物上的残留农药

因为孕妈妈的新陈代谢十分旺盛，对农药的吸收能力强，容易发生中毒现象。农药中毒不但会危害孕妈妈的身体健康，而且还会影响胎儿的正常发育。因此孕妈妈在吃蔬果之前，一定要将这些蔬果清洗干净，再食用。

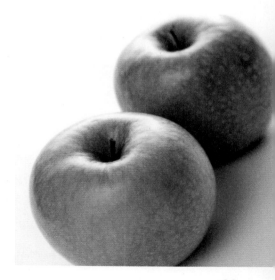

饮食营养

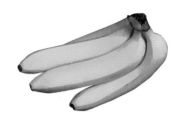

营养重点

重点补充	适量补充
叶酸	锌、铜

营养需求

在孕妈妈与准爸爸享受完鱼水之欢后的24小时，精子和卵子会结合在一起形成受精卵，受精卵有0.2毫米大小，重1.505微克。受精卵经过3～4天的运动到达子宫腔，在这个过程中由一个细胞分裂成多个细胞，并成为一个总体积不变的实心细胞团，称为桑胚体。孕妈妈自身可能还没有什么感觉，但在你的身体内却在进行着一场变革。受精卵已经进入子宫开始发育。孕妈妈在补充叶酸的同时，应加强微量元素的摄取，微量元素锌、铜等参与了中枢神经系统的发育。可以适当吃一些香蕉、动物内脏，还有瓜子、松子等坚果类食品，都富含锌元素。

吃什么、怎么吃

保证营养均衡，适量摄入叶酸、维生素和微量元素。

早餐应该吃温热的食物，以保护胃气。享用热稀饭、热燕麦片粥、热牛奶、热豆花、热面汤等热食，可以起到养胃的作用。尤其是寒冷的冬季，这点特别重要。

孕3周参考餐单

用餐时间	食物名称
早餐	核桃芝麻红枣粥，1个鸡蛋和少许蔬菜
加餐	酸奶、水果
午餐	米饭1碗，甜椒牛肉丝、虾仁豆腐
加餐	全麦面包
晚餐	玉米饼，牛肉炖柿子，素什锦

孕3周推荐菜肴

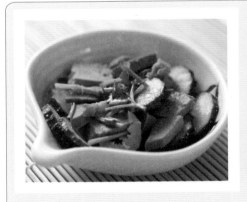

黄瓜拌猪肝

猪肝300克，黄瓜100克，海米5克，香菜5克，酱油5克，醋3克，香油5克。

1. 黄瓜洗净，切成片；猪肝切小片，放开水中烫一下，捞出晾凉沥水；香菜洗干净切成段。
2. 黄瓜摆在盘内垫底，放入猪肝、海米、酱油、醋、香油，撒上香菜段拌匀即可。

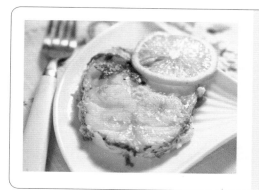

青柠煎鳕鱼

鳕鱼450克，青柠檬1/2个，蛋清1个，植物油、淀粉、盐各适量。

1. 将鳕鱼洗净，切块。
2. 鳕鱼内加入盐腌制片刻，挤入少许青柠檬汁。
3. 将备好的鳕鱼块裹上蛋清和淀粉。
4. 锅内放油烧热后，放入鳕鱼煎至金黄，装盘时点缀青柠片即可。

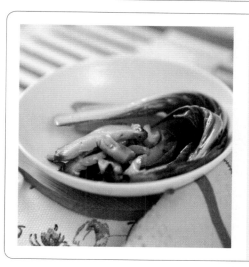

香菇油菜

油菜200克，香菇100克，鸡汤50克，精盐3克，味精1.5克，白糖2克，湿淀粉10克，植物油适量。

1. 将油菜洗净，在根部剞上十字花刀。
2. 将锅内加油烧至六成热，放入油菜炸至呈脆绿色时倒入漏勺滤油。
3. 锅内留底油，加入鸡汤、精盐、味精、白糖、油菜煸炒入味，出锅将油菜整齐地摆入盘内。
4. 锅内另加油，放入鸡汤、香菇、味精烧透，用湿淀粉勾芡，淋入植物油，出锅浇入盛油菜的盘中即成。

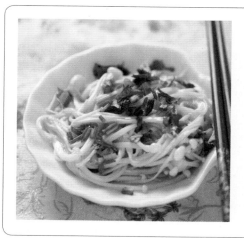

炝金针菇

金针菇250克，香菜10克，精盐1/2小匙，白糖、白醋各少许，葱油2小匙，葱花适量。

1. 将金针菇用清水冲洗干净，剪去根部，用沸水焯软，捞起冲凉。香菜洗净，去根，切成末。
2. 将金针菇放入盘中，加葱花、香菜末、精盐、白糖、白醋、葱油拌匀入味即可。

同步胎教

准备一张可爱宝宝的照片

怀孕时应该多看漂亮、可爱的宝宝照片。看到这些照片，想象一下自己宝宝的样子，是一件非常开心的事情。

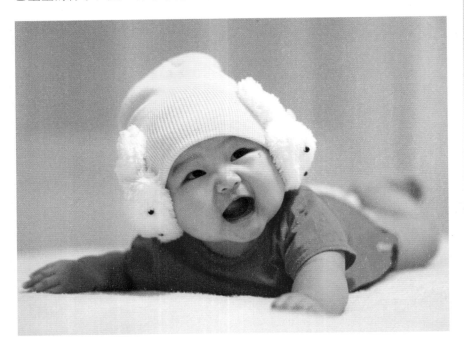

学习静心呼吸法

在孕早期，随着宝宝的到来，可能会带给孕妈妈不适。这种不适会影响到孕妈妈的心情，所以孕妈妈需要提前学习静心呼吸法，帮助孕妈妈保持平和、愉快的心情。

1.先选择一种最自在的姿势。练习的场地可以自由选择，坐着和站着都可以。但腰背要舒展，全身放松，微闭双眼。

2.保持有节奏的呼、吸。用鼻子慢慢地吸气，在心中默数5下。再慢慢地、平缓地呼出来，呼气的时间是吸气的两倍，也就是说要默数10下。

美文欣赏《美好的一天》

《美好的一天》出自波兰著名诗人切·米沃什之笔。"多美好的一天啊！"诗歌开头的一句话，引起了人们美好的想象和回忆。在一个早晨，暖和温情的阳光照在花园里，花园里的花朵还没有完全开放，还在充满生机的枝头孕育着春天的气象，蜂鸟从花园中飞起，传递着春的气息。在这样的早晨，诗人在自己靠近海边的花园劳作，那是一种平凡而美丽的生活，让人体会到了那平凡的幸福。

美好的一天

多美好的一天啊！
花园里干活儿，
晨雾已消散，
蜂鸟飞上忍冬天的花瓣。
世界上没有任何东西我想占为己有，
也没有任何人值得我深深地怨；
那身受的种种的不幸我早已忘却，
依然故我的思想也纵使我难堪，
不再考虑身上的创痛，
我挺起身来，
前面是蓝色的大海，
点点白帆。

多听抒情音乐

这个时期，孕妈妈通常还没发现自己已经怀孕，在你以为的备孕期里，你应该多听抒情的音乐，保持心情愉快。同时还要了解相关的怀孕知识，及时发现怀孕征兆，多与准爸爸聊天，保持心情轻松舒畅。

·静静体味《风的呢喃》

悠扬的短笛与铜管声，自远而近，轻轻飘来，一尘不染的音乐像是微风，轻轻地吹过心池，给心灵带来了淡淡的涟漪。此刻，静静体味来自班得瑞乐团的《风的呢喃》。

《风的呢喃》是在耳边轻柔的絮语，它像一朵朵头顶飘过的云，正慢动作前进到你凝视的远方。简约的弦乐像一段娓娓道来的故事，温柔得像母亲怀里倾听的摇篮曲。

·古典名曲《高山流水》

孕妈妈可选择一个安静的环境，欣赏一些中国古典名曲。听古典名曲时，跟随音乐的节奏，边听边幻想曲中的画面，想象自己在画中散步的感觉。

适合胎教的中国古典名曲有：《高山流水》、《梅花三弄》、《春江花月夜》等。

科学研究表明，胎儿喜欢听与子宫内胎音合拍的音乐，如优美的西欧古典音乐等。在巴赫、莫扎特的乐曲中，蕴藏着和人类生命节律相通的部分，那是一种犹如河水潺潺流动的周期波声音，很容易被胎儿接受。

传说先秦的琴师俞伯牙一次在荒山野地弹琴，樵夫钟子期竟能领会这是描绘"巍巍乎志在高山"和"洋洋乎志在流水"。俞伯牙惊曰："善哉，子之心与吾同。"钟子期死后，俞伯牙痛失知音，摔琴断弦，终身不操，故有《高山流水》之曲。

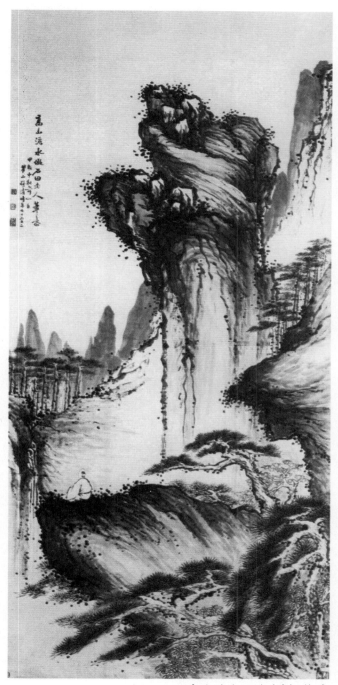

高山流水图／（清）梅清

怀孕4周

Huaiyun 4 Zhou

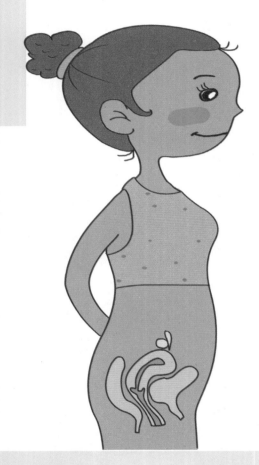

孕妈妈身体的变化

怀孕4周　月经没有如期到来

如果出现月经该来而没来，基础体温连续14天处于高温期，那就很可能已经怀孕。如果已经怀孕，基础体温在排卵后升高，且持续14日保持高温期。不能确定是否怀孕时，可以购买早孕试纸进行检查，或者到医院的妇产科做检查。

胎儿的变化

怀孕4周　胚泡发育成胚叶

胚泡开始发育成胚，并分化为外胚叶、中胚叶及内胚叶。这些胚叶最后形成不同的身体器官，外胚叶形成大脑、脊髓和神经等；中胚叶形成肌肉、骨骼、心脏等；内胚叶形成肺和肠子以及连接这些器官的分泌腺。

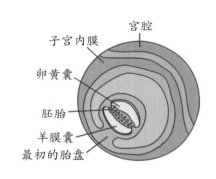

本周大事提醒

生活计划	执行方案
及早检测是否怀孕	利用早孕试纸或血液检查或B超检查，检查是否怀孕
进行必要的检查	进行血液（血红蛋白、血细胞比容、血型、风疹、乙肝）、阴道、遗传疾病的检查

安全保障计划

发现怀孕

· 停经

第一个信息就是停经，生育年龄、平时月经周期规则，一旦月经过期没来，应疑为妊娠。若停经已经8周，则妊娠的可能性更大。停经是已婚女性可能妊娠的最早与最重要的信号。当然，停经不一定就是妊娠。

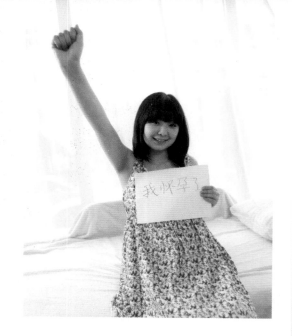

· 明显的征兆

怀孕最初的征兆就是乳房敏感、胀痛。你会突然感到疲倦，甚至觉得筋疲力尽。在受孕后的11～12天，差不多在你发现自己错过月经的时候，一些女性会有少量的阴道出血。这种阴道出血可能是由于受精卵植入血液丰富的子宫内膜所引起的，这个过程在受精6天后开始。一般情况下，在你受孕一个月后会出现恶心、呕吐，对气味更加敏感、腹胀、尿频等，这些都可以证明，你已经怀孕了。

· 医院检验

大型医院尿检的收费也就是15元左右，是经济实惠的测定怀孕的方法。或者也可以抽取静脉血进行血HCG（人绒毛膜促性腺激素）浓度的检查。如果想要在第一时间知道自己是否怀孕；或是多次尿检均为阴性，但高度怀疑已怀孕；或是医生怀疑有宫外孕的可能；可以进行HCG检查，费用比较昂贵，但结果准确可靠。

· 早孕试纸

试纸主要是检测尿中人绒毛膜促性腺激素（HCG）的含量，当HCG的含量达到一定的诊断标准时，早孕试纸显示阳性结果。通常，试纸附带的说明都宣称在受精卵着床后3～4天内就能够发现妊娠；但是一般来说，除了受孕时间非常早的情况，在停经4周左右阳性率最高，检测结果也最准确。

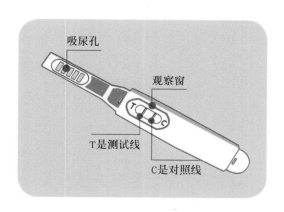

推算预产期

如果是28日型的月经周期，通常是从怀孕前末次月经的第一天开始算，满280天（满40周）的日期作为预产期。

月数	第一个月	第二个月	第三个月	第四个月	第五个月	第六个月	第七个月	第八个月	第九个月	第十个月			
周数	0 1 2 3	4 5 6 7	8 9 10 11	12 13 14 15	16 17 18 19	20 21 22 23	24 25 26 27	28 29 30 31	32 33 34 35	36 37 38 39	40 41 42 43		

	流产 可进行人工流产或中期引产	早产 胎儿能够在母亲体外存活的期间	正常产期	晚产期
	末次月经的第一天 ⋯⋯ 体重约500克	体重约1000克	预产期（第280天）	

早孕反应

症状	原因
呕吐	在食物的选择上，应以易消化、清淡为主，此时不应进食过于油腻滋补的食物，以免增加对胃肠道的刺激。可在早晨起床前先吃面包或苏打饼，休息20～30分钟之后再起床；两餐之间可进食少许的食物或牛奶。避免一切不良的情绪刺激，不要看过于悲伤的电视剧、电影及书籍，可多听舒缓的音乐，保持心情愉快
晕眩	血压降低时，忽然站起来，即会感到一阵眩晕。此时须采取低姿势，短暂之后症状就会改善。多摄取含铁的食物，如肝类。动作宜放慢，以减少因晕眩而发生意外。必要时需经由医生指示服用铁剂
阴道分泌物增加	孕期激素的改变，会导致阴道分泌物增加，又因抵抗力弱，易引发炎症。只要没有异味，多数没有关系。要保持会阴部的清洁，穿着棉质、吸汗的内裤。分泌物如有臭味或瘙痒时，必须就医诊治。若分泌物为白色或黄色黏稠状，造成外阴瘙痒时，可能为阴道炎，应立即就医
尿频	怀孕初期，子宫压迫膀胱造成尿频现象。这是因为子宫变大而压迫到膀胱。在怀孕的初期和最后一个月，会有排尿不完全的情形；若有尿意一定要去排除，千万不可憋尿，以免造成感染。如果排尿时疼痛，可能有膀胱炎，一定要接受治疗
疲倦	由于子宫增大，肌肉负担增加，因此容易产生疲倦感。这是正常的生理现象，到了怀孕中期症状自动会消失。每日应睡足8小时，并于中午休息片刻

饮食营养

营养重点

重点补充	适量补充
叶酸	锌

营养需求

进入第四周了，孕妈妈可能还没有什么感觉，而胚芽已经悄悄地在你的子宫里"着床"了！着床一般开始于受精后6～7天，于11～12天内完成。现在孕妈妈的子宫内膜受到卵巢分泌的激素影响，变得肥厚松软并且富有营养，血管轻轻扩张，水分充足，为胚胎植入做好了准备。

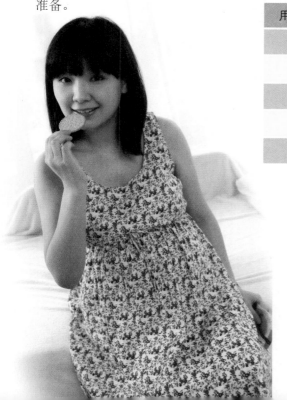

在其后的两周里，胚胎的体积增加了七千倍之多，细胞的快速分裂过程需要大量的携带有父母遗传基因的脱氧核糖核酸，脱氧核糖核酸的生成需要大量的叶酸的参与。若孕妈妈缺乏叶酸，便会引起胚胎细胞分裂障碍，导致胚胎细胞分裂异常，胚胎细胞发育畸形，特别是由于神经管发育畸形，导致胎儿出现"无脑儿"或"脊柱裂"。因此，特别提醒孕妈妈要加强叶酸的摄取量，每天多吃一些富含叶酸的水果，对你会更有帮助。

吃什么、怎么吃

吃饭时的环境和心情对用餐质量和餐后营养吸收都非常重要。孕妈妈可以把自家餐厅布置得温馨美好，用餐时谈论开心的话题，都有助于营养的吸收。

有条件的话，选择海产品时尽量选冰鲜食品，不要选用水发、干制的半加工食品。因为这类食品在加工时很有可能被小作坊式的加工点加入有害物质，因此要特别小心。

孕4周参考餐单

用餐时间	食物名称
早餐	薏米红枣粥，鸡蛋1个，香菇扒油菜
加餐	香蕉1根，苹果1个
午餐	蒸地瓜1个，熘肝尖，番茄炒鸡蛋
加餐	猕猴桃1个，松子10个
晚餐	粗粮饭1碗，素炒空心菜，红烧刀鱼

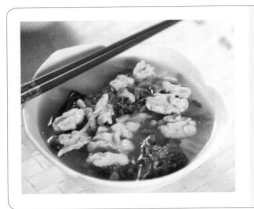

桃仁炖乌鸡

乌鸡肉300克，核桃仁75克，枸杞、葱段、姜片、花椒、绍酒各适量。

1.乌鸡肉洗净切块，余水，去浮沫。
2.加核桃仁、枸杞、花椒、绍酒、盐、葱段、姜片等，同煮。
3.开锅后转小火炖，至肉烂即可。

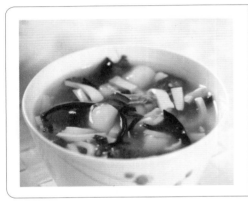

银丝羹

日本豆腐300克，干贝250克，木耳、香菜、上汤、葱姜丝、盐各适量。

1.把日本豆腐洗净，发好的黑木耳切丝，用冷水泡着。
2.干贝蒸软，凉后搓碎，用上汤烧开后下入日本豆腐、木耳丝、葱姜丝。
3.烧开放盐调味，最后撒入香菜末即可。

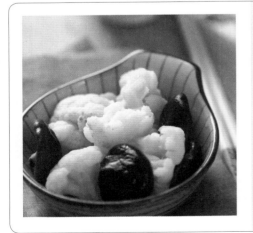

香菇炒菜花

菜花250克，香菇15克，花生油15克，鸡油10克，盐3克，鸡精2克，葱花2克，姜片2克，水淀粉10克，鸡汤200毫升。

1.菜花择洗干净，切成小块，放入沸水锅内焯一下捞出；香菇用温水泡发、去蒂、洗净。
2.炒锅上火，放花生油烧热，下葱花、姜片煸出香味，加鸡汤、盐、鸡精，烧开后捞出葱花、姜片不要，放入香菇、菜花，用小火稍煨入味后，用水淀粉勾芡，淋鸡油，盛入盘内即成。

同步胎教

给你的宝宝写一封信

你可以给你未出生的宝宝写一封信，告诉他爸爸妈妈有多爱他，告诉他你们是多么的期待他的到来。作为胎教，你写完后可以轻轻地读给宝宝听。你可以在他长大后，将信送给他。这里有一封准爸爸写给宝宝的信，供孕妈妈和准爸爸阅读与参考。其实没必要把自己当做一个特殊的人看待，如果身体不适，可以躺下来休息一下；尽可能地保持你原来的生活节奏，让自己惬意、从容。做些能让自己开心的事情，比如欣赏一些图画，也许看到一幅幅美丽的画，会让你暂时忘掉那些不舒服。

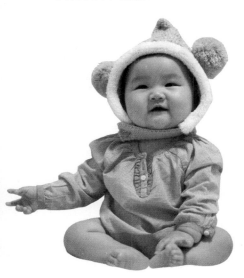

亲爱的孩子：

你好！

我是你的父亲，我正在给你写信，你的母亲正在厨房里忙活——她一边洗碗，一边猜测你是男是女。而现在，你正藏在你母亲的肚子里，做出一副不肯跟我们见面的高傲样子。可是，我的孩子，不管你怎么高傲，你最终还是要来跟我们见面。医生已经告诉我们你将在2013年10月21日前后来到这个世界上——所以，孩子，别跟我们做出一副迟迟不出来的样子，我们才不着急呢，看看谁更有耐心吧！

你现在正待在城堡里，也就是妈妈的子宫，那是孩子们来到世界前，在母亲肚子里睡觉的地方。现在，你就睡在你母亲的城堡里，并在这个城堡里成长，就像一颗种子在土地里发芽一样。等你睡够了，你就会把自己打扮一番，出来跟我们见面。我不知道你来的那一天，天空里是不是会下着雪，可是，孩子，不管你是不是在雪花的伴随下来到这个世界，我们都会把你当做老天送给我们的最好礼物，作为上天送到这个世界的一个精灵。

孩子，你的名字叫谢谢。我想告诉你的是，世界上的一切东西都有自己的名字，比如，麻雀的名字是"麻雀"，苹果的名字是"苹果"。名字是一件事物存在的符号，所以，当你来到这个世界后，你要珍惜自己的名字。现在，我来解释一下你为什么叫"谢谢"吧。孩子，在华人的语言系统中，"谢谢"这两个字表示对别人感恩的意思，我们拿它来做你的名字。孩子，我希望你能喜欢我们给你取的这个名字，不过，即使你不喜欢，也拜托你接受吧，这可是我给你取的名字啊，就这样定了吧，谁叫我是你父亲呢！

孩子，有很多人期盼着你早点到来，这些人，你今后会慢慢认识的，我就不在这里给你一一介绍了。孩子，你会慢慢成长，而我们，会慢慢变老……孩子，这是我写给你的第一封信，我不想写得太长，我会一直给你写信，直到你来到这个世界，在这些信里，我会给你说很多其他事情。好了，孩子，今天就谈到这里——天啊，我的孩子，我们在盼望你，我都有点等不及了，我向你投降！

吻你！

爱你的父亲

2012年4月16日

怀孕5周

Huaiyun 5 Zhou

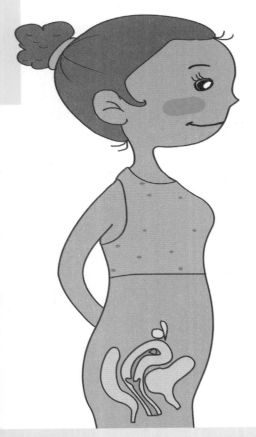

孕妈妈身体的变化

怀孕5周　出现类似感冒症状

你会发现月经没有按时来，此时你需要购买怀孕试纸进一步确认是否怀孕。一旦证实了，要马上去医院检查。有些敏感的女性会出现类似感冒的症状。如果有这种症状，同时月经还没有来，就要去医院检查，不要随便吃感冒药。

胎儿的变化

怀孕5周　胎儿体长达到1.25毫米

现在的胚胎已经头尾可辨，下方沿着背部的一条斑纹状结构弯曲起来形成一条沟，随后合并起来形成管，即神经管。神经管会发育成脊髓和大脑。

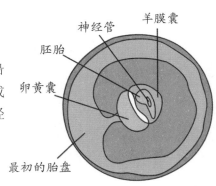

神经管　羊膜囊　胚胎　卵黄囊　最初的胎盘

本周大事提醒

生活计划	执行方案
减缓妊娠反应	早晨醒来先吃一些含蛋白质、碳水化合物的食物，如温牛奶加苏打饼干
小心病毒感染	尽量远离人群，注意环境卫生，室内要经常开窗通风
与上司和同事协商减轻工作量	远离影响胎儿发育的工作，遇到困难时向同事求援
补充营养	注意均衡饮食，保证充足的碳水化合物、叶酸、维生素等多种营养素

安全保障计划

早孕咨询的内容

孕妈妈在刚刚得知自己怀孕的情况下，有必要到医生那里咨询相关情况。通常情况下，咨询时，医生会问到这样一些情况：

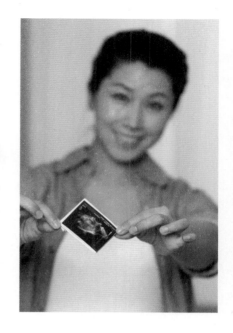

序号	原因
1	怀孕前末次月经的日期
2	一直以来的月经周期，有无规律
3	有无早孕反应
4	过往病史，本人及准爸爸有无家族遗传性疾病
5	曾经是否有过孕产史、人流史，若有人流史需告知具体的次数与时间
6	在受孕前后是否出现过不利于胎儿发育的情况

早孕检查的内容

早孕检查的时间一般是在孕妈妈停经后的40天。这一次检查主要是为了确定怀孕对母体是否存在安全隐患，孕妈妈的生殖器官是否正常，孕妈妈的妇科健康情况，胎儿的发育情况是否有先天畸形的可能性，血液、尿液、肝功能是否有问题等。下面是一些必检项目：

项目	作用
血常规	通过这项检查可以知道孕妈妈是否贫血，红细胞和血小板是否正常
尿常规	这项检查能提供孕妈妈尿糖、尿蛋白、尿酮体的指标是否正常，还能根据这项指标反映出早孕反应的程度，以及孕妈妈是否患有糖尿病和并发妊娠高血压综合征等
乙肝五项	可以检测出孕妈妈是否是乙肝病毒携带者。通过检查出来的指标，提示胎儿将被感染的机会，以及胎儿出生后是否需要及时给以被动或主动免疫
肝功能	检测孕妈妈的肝脏健康情况，对病情作出鉴别。若孕妈妈患有急性病毒性肝炎等疾病，就不适宜继续妊娠
确定血型	主要是为了了解孕妈妈是否为特殊血型
优生四项	这项检查指的是弓形体、风疹病毒、单纯疱疹病毒、巨细胞病毒。若在孕早期感染了这四种病毒，可导致胎儿不同程度、不同器官的畸形，此时一般建议终止妊娠
妇科三合诊	这项检查是检测子宫大小是否与停经的时间相符合，若不相符，就需要做B超检查，以判断是否有子宫肌瘤、胚胎和子宫是否发育异常等。此外，医生在这项检查中查看双侧附件是否正常。若卵巢增大，则需要进一步判断是器质性增大，还是功能性增大，再根据情况采取措施

告诉周围的人你已经怀孕了

到了孕5周的时候，作为孕妈妈的你有必要告诉周围的人你已经怀孕这一情况，这个时候你的早孕反应即将开始，孕早期的护胎也不容忽视。尤其是工作着的孕妈妈，告诉单位的领导和同事也是很有必要的，这样便于领导的工作安排，也便于同事对你的理解与照顾。你与单位之间的关系不只是劳动与经济关系，还有你的人际关系和你的做事态度。孕妈妈若要很好地保护自己的权益，就要很好地来处理怀孕后与同事及工作的关系，在这件事情上掌握主动权是比较关键的。建议职场孕妈妈在这件事上注意以下几点问题：

·选一个合适的岗位

如今的大多数女性，都面临着职业和生育相矛盾的冲突。一个孕妈妈往往选择在年龄适合、工作相对平稳的时期怀孕生子，这已经被很多职业女性纳入了人生规划。既然工作、生活都不能耽误，那么只能从容面对，主动地调整好自己的心态、作息时间和工作安排。比如在这个特别的时期，可以与领导协商，可否调到出差和加班比较少的岗位，以保证孕期的正常作息。

·主动告诉领导

在女性的职业生涯中，涉及怀孕生子的问题，很多公司或单位也都因为这个原因排斥女员工，有些女性也因为诸多担心不敢轻易告知单位，其实这种担心和做法并不理智。想一想，当你告知领导你怀孕了，对方更多考虑的是你的工作任务怎样保证。如果你能及时地告之，这样可以给领导充足的时间来调整、安排工作。如果你一直是个不错的员工，相信公司也不会因为产假的问题而为难你。

在这个问题上还要做到心中有数，比如到公司的人事部门了解产假的相关事宜，了解产假期间工资如何变化，以及与生育相关的一些福利，等等。

·把怀孕的消息告知同事

这是很有必要的，同事之间，特别是要好的同事之间都会对特殊时期的你给予照顾和关爱。比如拿较重的东西、复印等事情，往往就会有人代劳，还有如果你的办公位处在电脑比较集中的地方，也可以与位置较理想的同事调换位置，爱抽烟的同事也会比较理解地躲到别处去吞云吐雾，你偶尔不舒服或必要的体检不能来上班的时候，同事也可以代劳，帮你处理一些事务，等等。

·做好工作的交接

这一时期你要特别注意做工作记录，将工作中的明细列清楚，这样接手你工作的同事就会很快地将你的工作接过去，这样，如果你有什么特殊情况需要尽快离岗，接手的人也不至于一头雾水，你也可以安心地办自己的事情。

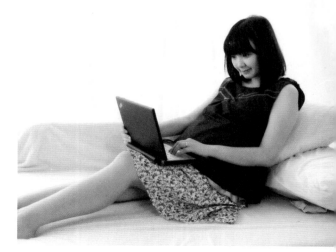

饮食营养

营养重点

重点补充	适量补充
叶酸	维生素B_1、维生素B_2

营养需求

很多孕妈妈在本周以前没有任何不适，反而会感到食欲旺盛，食量增加。如果有轻微的恶心、呕吐，可以采用少量多餐的办法。

注意不要缺水，每2小时喝1杯水，做到定时饮水，不要等到口渴时再喝，让体内的有毒物质能及时从尿中排出。每天至少摄入150克以上的碳水化合物和50克脂肪（植物油），这样才能保证必需的能量。

吃什么、怎么吃

维生素B_1（硫胺素）缺乏，可使孕妈妈全身无力，体重减轻，食欲缺乏。在孕期，身体组织对维生素B_1的需要量增加，易引起缺乏症。每日应补充维生素B_1约1.5毫克。维生素B_2（核黄素）缺乏时，由于体内物质代谢发生障碍，可出现口角炎、舌炎、皮炎、角膜炎等病症。孕妈妈每日需要维生素$B_2$1.6毫克。动物性食物中含维生素B_2较多，首先是内脏，其次是奶类和蛋类，鱼、蔬菜中含量很少。

孕5周参考餐单

用餐时间	食物名称
早餐	豆包或蒸饼50克，二米粥1碗（大米和小米），煮鸡蛋1个，蔬菜或咸菜适量
加餐	牛奶300毫升，苹果1个
午餐	面条1碗，木樨肉，黄瓜炒肉
加餐	烤馒头片50克，橘子1个
晚餐	米饭1碗，红烧鲤鱼，番茄炖牛肉

孕5周推荐菜肴

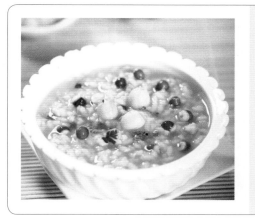

莲子糯米粥

莲子30克，糯米100克，鲜莲叶1片，白糖、桂花卤各适量。

1. 将鲜莲叶洗净，用开水烫过待用。
2. 将糯米淘洗净后放入锅内，加入莲子及清水，上火烧开，转用小火煮成粥。
3. 粥好撤火，覆以鲜莲叶，盖上盖，5分钟后，拿掉莲叶，加入白糖、桂花卤即可食用。

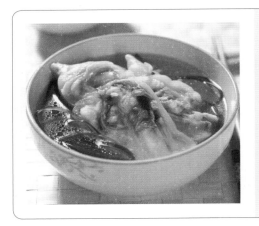

猪蹄炖海带

水发海带100克，猪蹄1个，大蒜、姜片、花椒、干辣椒、陈皮、醋、盐、葱花各适量。

1. 水发海带泡发后洗净，切成丝备用。
2. 猪蹄放入冷水中，用大火烧开撇去浮沫。
3. 加入大蒜、姜片、花椒、干辣椒、陈皮、醋，改小火同煮。
4. 小火炖40分钟后加入海带同煮。
5. 10分钟后加盐和葱花即可。

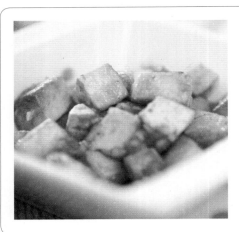

红烧豆腐

豆腐300克，葱段、姜丝共20克，水淀粉、酱油、花椒、盐、味精各适量。

1. 将豆腐切成小块，放入油锅内炸至金黄色；葱切段，姜切丝。
2. 锅内倒油烧热，放入葱段、姜丝炝锅，再加入酱油、盐、花椒，把豆腐倒入锅内炖20分钟，用水淀粉勾芡，加入味精，出锅盛盘即可。

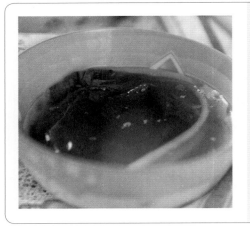

鸡肉鲜汤烧小白菜

小白菜300克，鸡肉200克，葱花、料酒、鸡汤、盐、牛奶、水淀粉各适量。

1. 将小白菜洗净去根，切成10厘米长的段，用沸水焯透，捞出用凉水过凉，沥干。
2. 油锅烧热，下葱花，烹料酒，加入鸡汤和盐，放入鸡肉和小白菜。
3. 大火烧沸后，加入牛奶，用水淀粉勾芡，盛入盘内即可。

同步胎教

胎教故事《下金蛋的鸡》

有一对贫穷的夫妇，依靠自己家的一块田地维持生活，每年收的粮食只能勉强过活。值得欣慰的是他们家还养了一只母鸡，每天可以下一枚鸡蛋。

有一天，农夫早上起来发现这只母鸡下了一枚金蛋，他马上到镇子里把金蛋卖掉，换回了很多钱。不费吹灰之力就得到了这么多钱，农夫十分高兴。

从那天起，这只母鸡每天下一枚金蛋，夫妇俩很快发了大财，买下了肥沃的土地，盖起了漂亮的大房子，还请了很多仆人，日子过得舒服极了。

但他们非常贪心，对这一切并不满足。有一天他们躺在床上，妻子说："既然母鸡每天都能下一枚金蛋，那它肚子里肯定有很多金蛋，也许就是个金库……"丈夫紧接着说："对啊，我们把母鸡杀了，从肚子里把所有的金蛋都拿出来吧！"

于是他爬了起来，取了把刀杀了那只母鸡，却发现鸡肚子里并没有金蛋，和普通母鸡没有什么区别。

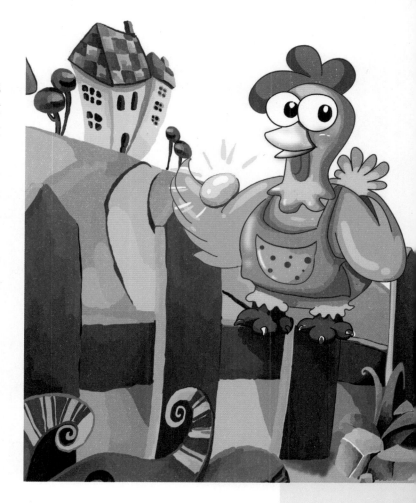

• 宝贝，妈妈对你说 •

从前夫妻俩很穷，后来他们有了能下金蛋的母鸡，每天能够获得一枚金蛋，可是这对夫妻仍然不满足，他们想获得更多的金蛋，于是杀了鸡，却什么都没得到。亲爱的宝贝，你知道吗？一个人要懂得满足，贪得无厌的人是没有好下场的。妈妈希望你将来能成为一个知足常乐的人，只有懂得珍惜的人，才能体会到拥有所带来的快乐。

怀孕6周

Huaiyun 6 Zhou

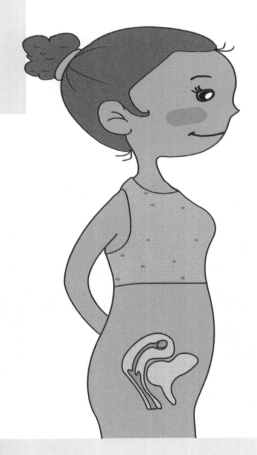

孕妈妈身体的变化

怀孕6周　感到乳房胀痛

　　这个时期，由于孕激素刺激乳腺，孕妈妈会感到乳房胀痛，乳头突出会更加明显，还会出现乳晕，也就是乳头周围出现一圈棕色。由于乳房的血液供应增加，可以透过皮肤看到静脉。

胎儿的变化

怀孕6周　开始出现心跳

　　从怀孕6周开始，胎儿逐渐呈现雏形。虽然后面还拖着小尾巴，但此时手、脚、四肢已开始像植物发芽一样长出来，能看到明显的突起。尽管此时胎儿的心脏只是一根小管子，但有可能从本周起开始跳动。

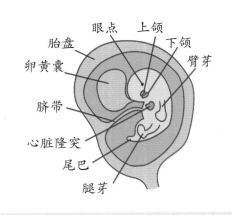

本周大事提醒

生活计划	执行方案
预防便秘	多吃一些能预防和缓解便秘的食物
注意出行安全	不要追赶公共汽车，出门时尽量避开高峰时段
可以进行产检	怀孕6周，到医院做B超可以检测出孕囊

安全保障计划

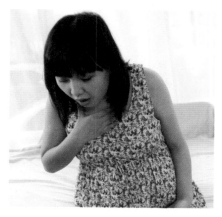

警惕病毒感染

春季是各种病菌活跃的季节，孕妈妈的身体免疫力不强的话，很容易感染病毒。孕妈妈尤其应注意下面几种病毒。

·风疹病毒

这是一种致畸病毒，主要通过呼吸道传播，可以造成胎儿先天性心脏病、白内障、耳聋等先天畸形。孕妈妈在怀孕初期不能接种风疹疫苗，疫苗中的病毒同样会毒害胎儿。

·戊肝病毒

春季是肝炎的多发季节。戊肝主要经消化道传播，预防戊肝需要做好个人卫生，饭前便后洗手，避免不干净的饮食，消灭传播媒介，灭蝇灭蟑等。

宫外孕的症状

·停经

多数宫外孕病人在发病前有短暂的停经史，一般来说在孕6周左右。但有的病人因绒毛组织所产生的人绒毛膜促性腺激素，不足以维持子宫内膜，或因发病较早，可能将病理性出血误认为月经来潮，认为无停经史。

·腹痛

为输卵管妊娠破裂时的主要症状，发生率很高，约为95%，常为突发性下腹一侧有撕裂样或阵发性疼痛，并伴有恶心呕吐。刺激膈肌时可引起肩胛部放射性疼痛，当盆腔内积液时，肛门有坠胀和排便感，它对诊断宫外孕很有帮助。

·阴道不规则出血

一般来说，呈点滴状，深褐色，量一般不超过月经量。阴道出血是因子宫内膜剥离，或输卵管出血经宫腔向外排放所致。腹痛伴有阴道出血者，常为胚胎受损的征象。只有腹痛而无阴道出血者多为胚胎继续存活或腹腔妊娠，应提高警惕。

·晕厥与休克

这是腹腔内急性出血和剧烈疼痛所导致的。出血越多越快，其症状出现越迅速越严重。可引起头晕、面色苍白、脉细、血压下降、冷汗淋漓，因而发生晕厥与休克等危险。

如发现上述症状，家人应及时护送医院治疗，以免耽误抢救时机。

·宫外孕的预防

如果你已做好了心理准备，打算承担一个女人最神圣的职责，那么至少要让身体做好全方位的准备。因为一个健康的母体要把一切意外的危险阻隔在安全线以外。

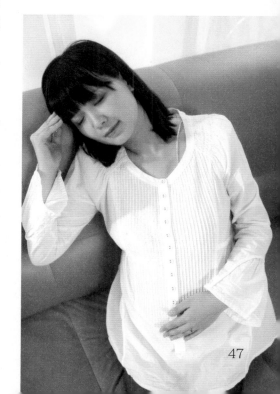

· 宫外孕的预防方法

预防方法	原因
怀孕以及正确避孕	选择双方心情和身体状况俱佳的时机怀孕。如不考虑做母亲，就要做好避孕措施，良好的避孕可以从根本上杜绝宫外孕的发生
及时治疗生殖系统疾病	炎症是造成输卵管狭窄的罪魁祸首，人工流产等宫腔操作更是增加了炎症和子宫内膜进入输卵管的概率，进而导致输卵管粘连狭窄，增加了宫外孕的可能性。子宫肌瘤、子宫内膜异位症等生殖系统疾病，也都可能改变输卵管的形态和功能。及时治疗这些疾病都可以减少宫外孕的发生
尝试体外受孕	如果曾经有过一次宫外孕，那么再次出现宫外孕的概率就会增高，因此可以选择体外受孕。受孕之后，受精卵可以被送回到母体的子宫安全孕育

如何改善"早孕反应"

由于"早孕反应"是怀孕期间的暂时性生理现象，并不是疾病，因此孕妈妈不需要过分紧张或焦虑，只要掌握以下基本原则，就可以改善"早孕反应"所造成的不适。

· 从日常生活中加以调整

保持室内空气流通，新鲜的空气可减少恶心的感觉。另外，孕妈妈要远离厨房的油烟味，妊娠期最好让别人代劳煮饭做菜。远离较为呛鼻的气味，例如烟味、油漆味、鱼腥味等。穿着宽松的衣物，有助于缓解腹部的压力。睡觉时可将枕头垫高，减少发生食物反流的情形。早晨起床时不要突然起身，应该缓慢地下床。

· 从饮食上加以调整

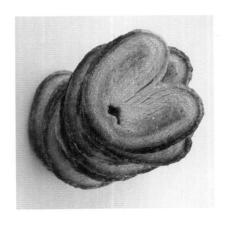

平常饮食要注意"少量多餐"，每2～3个小时就进食一次，选择富含碳水化合物（例如苏打饼干）、蛋白质的食物为佳，避免吃油炸、油腻、辛辣、具有特殊或强烈味道的食物或是不好消化的食物。在睡前可以吃一些食物（例如苏打饼干、面包），或喝一杯温牛奶，这样第二天起床才不会因为空腹而产生恶心的情形。起床后可以先在床上吃点东西（例如苏打饼干），然后再下床。如果孕妈妈对姜的味道不反感，则可食用姜汤，以改善恶心、呕吐的症状。孕妈妈饮水要适量，可改为分次饮用，这样可以缓解呕吐症状。

饮食营养

营养重点

重点补充	适量补充
叶酸	复合维生素

营养需求

孕早期，由于血糖偏低、进食不足产生酮体，孕妈妈易发生食欲缺乏、轻度恶心和呕吐，这时可以多吃粗粮等含糖较多的食物，以提高血糖，降低酮体。在这段时期宜多吃鱼，因为鱼营养丰富，滋味鲜美，易于消化，特别适合孕早期食用。

吃什么、怎么吃

为了防止恶心、呕吐，要少食多餐，少吃油腻和不易消化的食物，多吃稀饭、豆浆等清淡食物。还可以在起床和临睡前吃少量面包、饼干或其他点心。

每周都可以痛痛快快地大吃2～3次鱼，但由于三文鱼、金枪鱼、北极贝等属于生鲜食物，较难保鲜，过程中可能受到污染，所以建议少吃为妙。因此孕妈妈最好的选择是海鱼。

另外，孕妈妈还可以多吃核桃、黑木耳等，这些健脑食品有助于胎儿神经系统发育。

孕6周参考餐单

用餐时间	食物名称
早餐	煮鸡蛋1个，豆浆1杯，全麦面包2片，鸡肝或牛肉适量
加餐	苹果1/2个
午餐	红烧刀鱼，西蓝花炒肉，黏玉米1个，米饭适量
加餐	核桃仁2个，香蕉1个
晚餐	小米粥1碗，馒头1个，牛肉炖萝卜，芹菜土豆丝

孕6周推荐菜肴

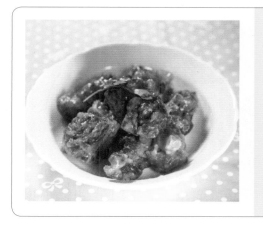

糖醋排骨

排骨500克，植物油、酱油、醋、白糖、湿淀粉各适量。

1. 将排骨剁成块，将酱油、醋、白糖、湿淀粉混合在一起调成糖醋汁待用。
2. 油锅烧至六成热，将排骨一块块放入炸2分钟，捞出，等油锅热至九成再炸1分钟，捞出，油倒出。
3. 锅内留少量油，将糖醋汁倒入，烧到汁浓后倒入排骨翻炒即成。

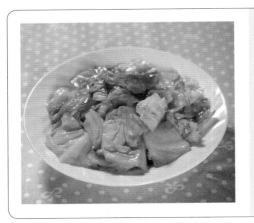

醋熘白菜

白菜400克，植物油、盐、醋、水淀粉、高汤、酱油各适量。

1.白菜除去老叶和梗，洗后切成约4厘米见方的片，加盐拌匀腌约1分钟。
2.用碗将酱油、盐、醋、水淀粉等调成酱汁。
3.炒锅置火上烧热，加植物油烧至七成热时，下白菜炒熟，加高汤和酱汁，待汁收浓起锅。

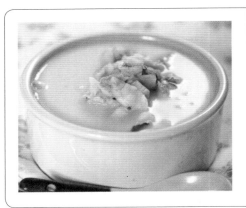

香菜萝卜

香菜50克，白萝卜200克，植物油、盐、味精各适量。

1.白萝卜洗净，去皮，切成片备用。
2.香菜洗净，切成小段。
3.烧热油，下入白萝卜片煸炒，炒透后加适量盐，小火烧至烂熟时，再放入香菜、味精调味。

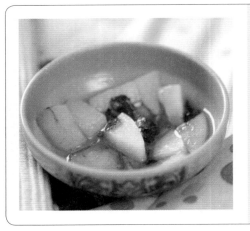

红烧黄鱼

黄鱼肉200克，嫩笋50克，鸡蛋1个，葱末、姜末、葱段各1小匙，植物油、香油、料酒、清汤、水淀粉各适量，盐、鸡精各少许。

1.将黄鱼肉切成小片；嫩笋洗净切丁；鸡蛋打散。
2.锅中热油，爆香葱段和姜末，放入黄鱼片、料酒、清汤、嫩笋和盐，烧沸后撇去浮沫，再加入鸡精并用水淀粉勾芡，然后淋入蛋液，最后加入葱段和香油即可。

同步胎教

讲一个故事给胎儿听

妈妈孕育宝宝是一件非常辛苦但又非常美好的事。其实动物界中也有许多这样美好的故事，下面是一个关于美丽蝴蝶的故事。

美洲王蝶在蝴蝶谷里熬过冬季，熬到春暖花开，爱情与繁殖的季节就到来了。雌雄王蝶或在枝头流连，或在溪边缠绵交尾，或在路旁嬉戏，演绎生命的礼赞。受孕后，母蝶会选择草叶背面，排下针头般微小的卵。大约一周后，蝶卵孵化出毛虫，并吃掉卵壳及草叶的汁液。毛毛虫体重不断增加，成虫时甚至达到刚出生时的100倍。它们在树枝上吐丝成茧，吊成优美的灯笼形。两周后，美丽的王蝶破茧而出，流质的胎粪会注入起皱的软翅，令其完整及坚硬。艰辛的蜕变后，它们便自由地蹁跹于丛林，享受温暖的阳光……

给胎儿取个小名

为了便于日后进行胎教，这时应该给宝宝取个好听的小名。在跟宝宝说话时可以叫着宝宝的小名。一般小名都取自孕妈妈对自己宝宝的直觉和想象，以及孕妈妈的美好寄寓。小名可以是大名的最后一个字的叠词，也可以另外取，像果果、嘟嘟、冬冬、雨雨、可可等，都是非常不错的小名。

布置未来孩子的房间

孕妈妈可以买一些饰品来装扮宝宝的房间，边布置边想象宝宝将来在房间的情形。当然孕妈妈也可以自己动手做一些漂亮、可爱的小饰品，集中精力做一件事情时可以暂时忘记身体的不适。但同样要注意劳逸结合，不要强求一定要做多少，每天做一点，时间控制在半小时左右。

儿歌《小星星》

孕妈妈可以给胎儿哼唱经典儿歌《小星星》。这首歌儿曲调优美，可以使孕妈妈的心情舒畅。在哼唱时可以和胎儿一起跳一支舞，建议准爸爸也在旁边打节拍。

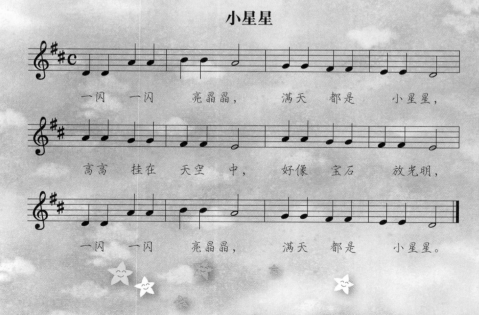

小星星

一闪 一闪 亮晶晶， 满天 都是 小星星，

高高 挂在 天空 中， 好像 宝石 放光明，

一闪 一闪 亮晶晶， 满天 都是 小星星。

怀孕7周

Huaiyun 7 Zhou

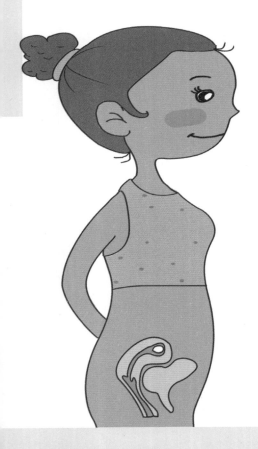

孕妈妈身体的变化

怀孕7周　出现早孕反应

这个时候，多数女性会出现恶心呕吐，即"早孕反应"，并有疲劳感，总是有些困倦，心跳加快，新陈代谢率也有所增高。

胎儿的变化

怀孕7周　开始迅速成长

突起的鼻子已经在一张一合地运动，能很清楚地看到小黑点一样的眼睛和鼻孔。胎儿的身体也发生了变化，头部将移动到脊椎上面，而且尾巴也逐渐缩短。手臂和腿部明显变长、变宽，所以容易区分手臂和腿部，还能分辨出手和肩膀。

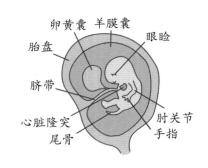

本周大事提醒

生活计划	执行方案
收集有关消除孕吐的知识	看一些孕育类指导图书，寻找适合你本人的缓解孕吐的方法
做自己感兴趣的事情	将自己的注意力转移到一件需要专注的事情上，从而减轻身体的不适和烦躁
学会进行自我观察	注意自己是否有呼吸困难、心跳过速、心胸疼痛等症状
在生活中学会放松	好好安排自己的日程，让自己有时间去做放松的事情，看书或者听音乐等

安全保障计划

孕早期可多做有氧运动

一般来说，在怀孕16周之内，也就是四个月内的孕妈妈要多做有氧运动。孕早期的女性如果想运动，游泳是一个非常好的选择，许多孕妈妈会认为游泳太不安全，其实游泳是一种非常好的有氧运动。最重要的是，游泳让全身肌肉都参加了活动，促进血液流通，能让胎儿更好地发育。同时，孕期经常游泳还可以改善情绪，减轻妊娠反应，对胎儿的神经系统有很好的影响。

游泳要选择卫生条件好、人少的游泳池，下水前先做一下热身，下水时戴上泳镜，还要防止别人踢到胎儿。孕期游泳可以增强心肺功能，而且水里浮力大，可以减轻关节的负荷，消除瘀血、水肿和腿部静脉曲张等问题，不易受伤。

除了游泳之外，像快步走、慢跑、简单的韵律舞、爬爬楼梯等一些有节奏性的有氧运动，也可以由孕妈妈自己选择定期进行。但是，类似于跳跃、扭曲或快速旋转的运动应当尽量避免。

日常的家务如擦桌子、扫地、洗衣服、买菜、做饭等孕妈妈都可以做，但如果反应严重，呕吐频繁，就要适当减少家务劳动。

胃灼痛怎么办

孕妈妈还会遇到一个不爽的事情，就是胃灼疼。怀孕期间，由于激素的变化，孕妈妈胃部的入口处松弛，胃液就反向流到食管而引起胃灼痛。孕妈妈会感到胸部中央有强烈的烧灼性疼痛。对于这个问题，可以从以下几方面进行改善：

序号	改善方法
1	夜间喝一杯温牛奶
2	睡觉时多用一个软垫，把头垫高
3	咨询医生，医生会给你服用中和胃酸的药物
4	避免吃大量的谷类、豆类及有很多调味品或油煎的食物
5	孕妈妈在怀孕初期恶心或没有食欲都是正常的，但如果反复胃痛就不是好现象了，建议孕妈妈去医院检查一下，以免影响自己的健康和胎儿的发育

· 问答 ·

问：怀孕7周了，有胎芽没有胎心搏动，正常吗？

答：胎心搏动一般出现在怀孕6~8周，你的情况应该多观察一段时间，注意休息。

问：怀孕7周，做彩超显示胎芽内有血流信号，正常吗？

答：正常的，这是胚胎心管搏动的证明。

问：怀孕7周情绪波动较大对胎儿有影响吗？

答：怀孕期间情绪不好，对胎儿有一定的影响。偶尔的一次吵架，对胎儿的影响不大。建议怀孕期间要放松心情，调整心态，保持情绪稳定，精神愉快，有利于胎儿的发育。不要因孕期的不适而引起烦恼、激怒等情绪波动。

饮食营养

营养重点

重点补充	适量补充
叶酸	维生素A、维生素C

营养需求

孕妈妈要常吃富含叶酸的食物，如深绿叶蔬菜（苋菜、菠菜、油菜、小白菜等）；动物肝脏（鸡肝、猪肝、牛肝等）；谷类食物（全麦面粉、大麦、米糠、小麦胚芽、糙米等）；豆类、坚果类食品（黄豆、绿豆、豆制品、花生、核桃、腰果等）以及新鲜水果（枣、柑橘、橙子、草莓等）。

除了摄取足量的叶酸外，适量补充维生素C和维生素A还可以促进钙、铁、磷等微量元素的吸收。这些都有利于胎儿神经系统的发育。

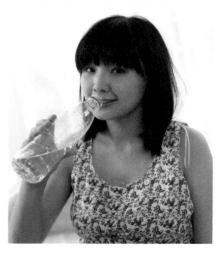

吃什么、怎么吃

属于胃气虚弱的孕妈妈，症状表现为呕吐、没胃口、脘腹胀闷、全身乏力、头晕想睡、舌苔白、舌质淡、脉滑无力。饮食以牛奶、豆浆、蛋羹、米粥、软饭、软面条为主。

属于肝热气逆的孕妈妈，一般症状表现为吐苦水或酸水、胸胁及脘腹胀满、嗳气、头晕、烦躁易怒、舌苔微黄、舌边尖红、脉弦滑等，可选用清热和胃、凉血安胎的食物进行调养，适合多吃蔬菜和水果。肝热气逆的孕妈妈可以自制以下饮料：西瓜汁、绿豆汤、枇杷饮、雪梨汁。

孕7周参考餐单

用餐时间	食物名称
早餐	牛奶1杯，鸡蛋1个，麦片1碗，韭菜合子1个
加餐	葡萄1串，草莓6颗
午餐	角瓜炒牛肉，米饭1碗，豆腐鱼汤
加餐	酸奶1杯，苏打饼干2片
晚餐	米饭1碗，马蹄蒸肉饼，蒜蓉炒菜心

孕7周推荐菜肴

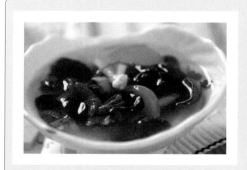

木耳鸡肉汤

木耳2片，鸡肉500克，枸杞子少量，北芪25克，姜3片，鸡心枣（去核）8粒。

1. 将木耳用水浸软，洗净泥沙。
2. 将材料放入炖盅内，加5碗水炖两小时左右便可。

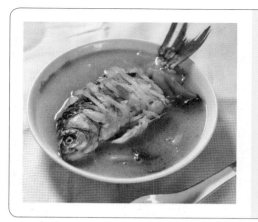

冬瓜鲤鱼汤

冬瓜300克，鲤鱼1尾，小白菜、植物油、姜丝、绍酒、清汤、枸杞、盐、胡椒粉各适量。

1.将冬瓜去皮、籽，切成丝，鲤鱼处理干净，小白菜洗净。
2.锅内烧热油，投入鲤鱼，用小火煮透，下入姜丝，倒入绍酒，注入适量清汤，煮至汤质发白。
3.加入冬瓜丝、枸杞、小白菜，调入盐、胡椒粉，再煮7分钟即可食用。

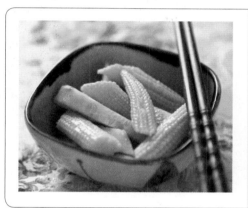

鲜奶玉米笋

鲜牛奶100克，玉米笋5个，植物油、白糖、盐、水淀粉、味精各适量。

1.把每个玉米笋切半，放入热水锅内略烫捞出，控干水分。
2.锅置火上，烧热加植物油，油热后添少许汤，加入鲜牛奶、白糖、盐、味精及烫好的玉米笋，用小火烧至入味后，用水淀粉勾芡，芡熟时淋入奶油，出锅装盘即成。

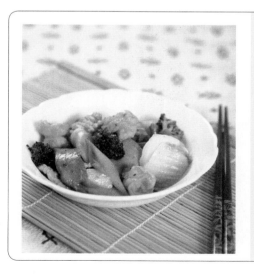

八宝菜

瘦肉100克，火腿80克，白菜300克，竹笋200克，香菇3朵，西蓝花100克，虾仁80克，盐、植物油、酱油、胡椒粉、淀粉各适量。

1.瘦肉、火腿、白菜、竹笋切片，香菇泡软，西蓝花切块，虾仁由背剖切洗净、备用。
2.锅内放水烧开后，加入白菜烫1分钟，西蓝花烫2分钟捞起。
3.热油先把虾仁、瘦肉片分别炒熟捞起，放入香菇、火腿、白菜、西蓝花和竹笋片，炒约2分钟，续加入虾仁、瘦肉片，再加入盐、酱油、胡椒粉炒匀，最后用淀粉勾芡即可。

同步胎教

学会正确的站姿

每天我们都离不开站立这个姿势，孕妈妈也是如此。不过就是这个小小的姿势，很多孕妈妈却没有正确掌握。最常见的不恰当的站立姿势就是拱起后背，腹部向前挺。孕期正确的站姿是两足平行、放松，但要尽量保持背部的舒展挺直。这样做的好处是，孕妈妈不容易背部疼痛，正确的站姿可以将胎儿的重量分布到大腿、臀部、腹部，均匀的支撑作用将减轻背部疼痛感，另外，正确站姿舒展挺直背部也能适当增强身体其他部位肌肉的锻炼，比如增加腹部肌肉力量，为分娩做好准备。

欣赏齐白石的《蛙声十里出山泉》

《蛙声十里出山泉》是现代绘画大师齐白石的代表作之一，是齐白石91岁时为我国著名文学家老舍画的一幅水墨画，诗句是由老舍指定的。齐白石老人画"蛙声十里出山泉"这个命题时还运用了联想手法。在该图中，画面上没有蛙，而观众有如闻蛙声之感。而这蛙声也不是即时可"听"见的，而是在数周后的溪水中的蝌蚪。

作家张光明的文章《简析〈蛙声十里出山泉〉——浅议齐白石绘画艺术的"时空"观》。文章中说："一次，老舍先生到齐白石先生家做客，他从案头拿起一本书，随手翻到清代诗人查慎行一首诗，有意从诗中选取一句'蛙声十里出山泉'，想请齐白石先生用画去表现听觉器官感受到的东西。这确实有一定的难度。它涉及艺术上一个深层话题，亦是一个难题。齐白石了解后，据说经过几天的认真思考，创作出这幅著名的水墨画。"

《蛙声十里出山泉》中齐白石老人用简略的笔墨在一远山的映衬下，从山涧的乱石中泻出一道急流，六只蝌蚪在急流中摇曳着小尾巴顺流而下，它们不知道已离开了青蛙妈妈，还活泼地戏水玩耍。人们可以从那稚嫩的蝌蚪联想到画外的蛙妈妈，因为失去蝌蚪，它们还在大声鸣叫。虽然画面上不见一只青蛙，却使人隐隐如闻远处的蛙声正和着奔腾的泉水声，演奏出一首悦耳的乐章，产生蛙声一片的效果。

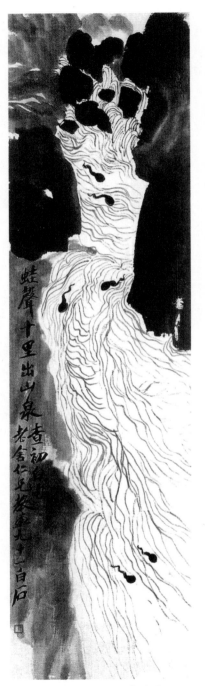

蛙声十里出山泉／齐白石

名画欣赏《缠毛线》

这段时间孕妈妈的心情会因为孕激素的影响时好时坏，所以这个时候可以通过欣赏一些名画来平静心情。推荐一幅世界名画《缠毛线》。

《缠毛线》是英国画家弗雷德里克·莱顿的作品。弗雷德里克·莱顿是19世纪末英国最有声望的学院派画家。画家描绘了缠毛线的母女两人，年轻的母亲坐在凳子上，姿态优美地绕着毛线，小女孩则全神贯注地配合着母亲，扭动着身体。整个画面安静、祥和，让观赏者感到温馨与安宁。

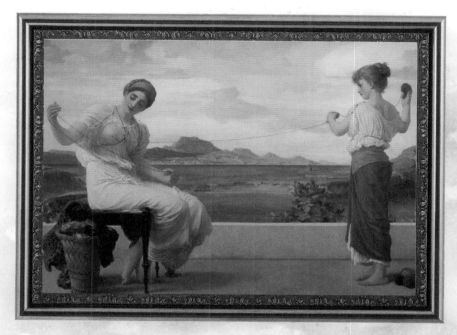

缠毛线／（英）弗雷德里克·莱顿

·小贴士·

本周的胎教重点还是从舒缓孕妈妈自身的情绪出发。适当的运动对你的身体也有好处。工作时的孕妈妈不要一直坐在电脑前，半小时左右就起身走动一下，不仅活动了身体，也能舒缓一下工作带来的紧张感。

动物儿歌

制作一些彩色动物卡片，拿着卡片，一边抚摸着胎儿一边告诉胎儿动物的名字，然后再给胎儿模仿动物的叫声。可以给胎儿唱一些有关小动物的儿歌，如：

小蜻蜓
河面上，蜻蜓飞，
小小蜻蜓爱点水，
我问蜻蜓在干啥？
"我在这里生宝宝"。

小青蛙
小青蛙，学游泳，
头儿高抬两腿儿蹬，
蝉儿唱歌把它夸，
荷叶为它把伞撑。

大奶牛
大奶牛呀真叫棒，
走起路来晃呀晃，
吃进青草啊变出奶，
娃娃喝了长得壮。

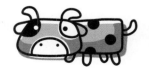

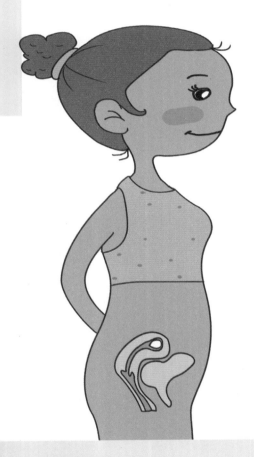

怀孕8周
Huaiyun 8 Zhou

孕妈妈身体的变化

怀孕8周　情绪波动很大

现在孕妈妈情绪波动很大。孕6～10周是胚胎腭部发育的关键时期，如果孕妈妈的情绪过分不安，会影响胚胎的发育并导致腭裂或唇裂。在怀孕3个月之内，一定坚持补充含有叶酸和微量元素的食物。

胎儿的变化

怀孕8周　与上周相比长大了2倍以上

胎儿的双手放在腹部上面，向外弯曲双膝，姿势就像在游泳。此时已经完全可以区分手臂和腿，而且长度也有很大变化，手指和脚趾也成形了。胎儿的皮肤薄而透明，能清晰地看到血管。

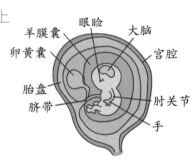

本周大事提醒

生活计划	执行方案
避免流产	不要做激烈运动，不要登高，也不要将手直接浸入冷水中，这些刺激均有诱发流产的危险
注意外阴清洁	即使没有条件每天洗澡，也应保证每天清洗外阴部位
不要穿紧绷的服装	不要勉强穿着过紧的衣服，以免导致下半身水肿，影响胎儿的发育
注意补充营养	避开敏感食物，对于想吃的食物，要少食多餐，并注意营养

安全保障计划

有必要正确认识维生素

本周已经进入到孕期第八周了，相信很多孕妈妈都在按照医嘱补充叶酸和其他必要的维生素。但是关于这些维生素我们所了解的程度却很有限，尤其是在孕期需要特别考虑的维生素A、维生素D以及B族维生素。维生素分为水溶性维生素和脂溶性维生素，其中水溶性维生素包括B族维生素（维生素B_1、维生素B_2、维生素B_6、叶酸、维生素B_{12}、维生素PP等）和维生素C，脂溶性维生素包括维生素A、维生素D、维生素E、维生素K等，它们是维持正常生理功能和细胞内特异代谢反应所必需的微量元素。但是，维生素并不是多多益善的，尤其是孕妈妈在服用时，建议慎重阅读说明书或经医生开单据才可以服用，否则有可能对胎儿造成不良后果。下面我们将分成两大块介绍各种维生素缺乏以及摄入过量的危害，给孕妈妈们做一个有利的参考。

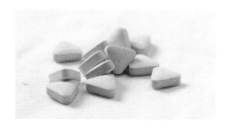

· 各种维生素摄入不足的危害

名称	危害
维生素A	首先，维生素A具有维持机体正常免疫功能的作用。一些研究结果表明，维生素A缺乏可影响抗体的生成从而使机体抵抗力下降。其次，维生素A能维持上皮的正常生长与分化，如果缺乏，会导致不同组织上皮干燥、增生及角化以致出现各种症状，如皮肤干燥、毛束丘疹、毛发脱落。另外，消化道、泌尿道、生殖道、呼吸道会由于上皮细胞角化而遭受细菌入侵，引起感染。再次，维生素A具有促进生长发育的功能，如果缺乏，有可能引起流产、胚胎发育不良、幼儿生长停滞及骨骼、牙齿形成不良等。此外，维生素A能维持正常视觉，如果缺乏，易导致夜盲症
维生素D	维生素D被称为"太阳维生素"，是因为在正常的饮食情况下，一个成年人只要能保证经常接受日光照射，就不会缺乏维生素D。需要注意的是，如果孕期缺乏维生素D，可影响胎儿的骨骼发育，也会导致新生儿的低钙血症、婴儿牙釉质发育不良，以及导致母体骨质软化症
维生素E	缺乏维生素E对于女性在生殖方面的不良后果是影响胎盘和胎儿的发育，可以导致胎盘萎缩，致使胎儿死亡。因此在临床上常用这种维生素治疗习惯性流产和先兆性流产。在生理功能上维生素E可以促进蛋白质的合成与更新，具有抗氧化的功能，可以维护心肌、平滑肌、骨骼肌、心血管系统的正常功能和结构
维生素C	如果怀孕期间的女性体内缺乏维生素C，那么有可能出现牙龈肿胀、皮下出血等症状。由于维生素C还具有促进体内干扰素形成的作用，因此，孕妇如果长期缺乏维生素C，就容易发生感冒，增加胎儿致畸的危险。维生素C还能预防孕妇缺铁性贫血，维持胎儿正常的造血功能和骨骼牙齿的正常发育等
维生素B_1	维生素B_1这是人类最早发现的维生素之一，又称硫胺素和抗脚气病维生素（缺乏维生素B_1易患脚气病）。人体缺乏这种维生素的主要表现是食欲缺乏、恶心、呕吐、头痛、便秘、疲倦、烦躁、腿无力、感觉麻木、工作能力下降等。若孕妇缺乏维生素B_1，可出现心跳过速、小腿酸痛等现象
维生素B_2	维生素B_2还叫核黄素，参与体内物质代谢，对促进胎儿的发育具有重要作用。孕妇在孕期缺乏维生素B_2可能会加重妊娠反应。维生素B_2缺乏的主要表现有口腔溃疡、地图舌、口角裂纹、睑缘炎、角膜毛细血管增生、脂溢性皮炎、女性外阴炎等

名称	危害
维生素B$_6$	这种维生素是人体糖和色氨酸代谢所需要的物质，对于孕妇来说，在临床上常被用来治疗孕吐。人体缺乏维生素B$_6$的表现是口唇干裂、口炎、舌炎、易激动、抑郁以及人格改变等
维生素B$_{12}$	这种维生素又称抗恶性贫血维生素，是一种含钴的维生素。如果孕妇缺乏这种维生素可导致巨幼红细胞性贫血，致使胎儿发生畸形的概率增加，且容易导致新生儿贫血

· 各种维生素摄入过量的危害

名称	危害
维生素A	相关的医学研究指出，如果女性在孕期过量服用维生素A，那么会增加腭裂、兔唇、中枢神经系统异常和先天性心脏病等的发病率。然而，如果孕妇孕期日摄取量超过1万国际单位，胎儿的缺陷概率将被持续提高，如果每日的摄取量超过了2万国际单位，胎儿发生缺陷的危险概率就会上升到4倍。维生素A每日摄取量在2000国际单位就可以了
维生素D	这种维生素如果在孕期服用过量有可能导致母亲和胎儿的高钙血症。如果孕期每日的摄取量超过4000单位，就有可能导致新生儿主动脉瓣闭锁、脸形怪异和生长迟缓等问题。维生素D每日的推荐摄入量是400单位，可以通过饮食、维生素D营养加强型食品和接受紫外线照射中获取。因此，女性在孕期一般不需要特别补充
维生素E	这种维生素在食物中普遍存在，很少出现摄入不足的现象，人体每日建议的摄取量是10～20国际单位。有研究表明，女性在孕期若大量服用维生素E，有可能导致低体重儿的出生和增加发生新生儿其他并发症的危险。在孕期，母体只需要维持正常的维生素E水平就可以了，不建议特别补充
维生素C	如果孕期的女性每日过量摄入维生素C有可能影响胚胎的发育。因为过量地摄入维生素C容易形成酸性体质，这种体内环境对生殖细胞的发育不利。维生素C每日的推荐摄入量为30～60国际单位
维生素B$_6$	虽然这种维生素可以用来缓解早孕反应，但是如果孕期过量或长期服用容易使胎儿对其产生依赖，从而致使孩子在出生后有可能出现哭闹不安、容易惊吓、反复惊厥、眼球震颤等问题，还有可能在出生后的1～6个月内出现不增加体重的现象。一旦发生类似情况，诊断治疗若不及时，有可能导致婴儿智力低下

·小贴士·

烹调过程中，如洗菜、淘米次数不能过多，不能切后洗菜、泡菜，不能用热水淘米。又比如蔬菜在烹调过程中应急火快炒，与动物性食物混合烹调时应加少量淀粉，因淀粉中有还原型谷胱甘肽，对维生素C有保护作用。

饮食营养

营养重点

重点补充	适量补充
叶酸	蛋白质、维生素D

营养需求

因妊娠反应，许多孕妈妈会很倦怠，懒得活动，再加上吃得比较精细，极容易引起便秘。一旦发生便秘，孕妈妈切记不要使用泻药，而应采取饮食调理。

本周如果孕妈妈实在不愿意吃脂肪类食物，也不必勉强自己，人体可以动用自身储备的脂肪提供给胎儿。孕妈妈每天的蛋白质供给量以80克为宜。怀孕8周内，对于蛋白质的摄入，不必刻意追求数量，顺其自然就好。

吃什么、怎么吃

本周呕吐剧烈的孕妈妈可以尝试用水果入菜，如利用柠檬、脐橙等烹煮食物来增加食欲，也可以使用少量的醋来增加菜色美味。还可以尝试一下酸梅汤、橙汁、甘蔗汁来缓解孕吐。

如果早孕反应比较严重，孕妈妈更应该抓住任何可以进食的机会，尽量多吃一些饼干、糖果。平时不敢问津的巧克力、果脯、干果，现在都可以适当吃一些。

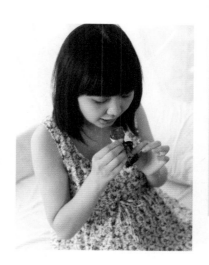

孕8周参考餐单

用餐时间	食物名称
早餐	豆浆1杯，五谷粥1碗，青菜1碟，鸡蛋1个
加餐	巧克力1块，饼干2片
午餐	米饭1碗，麻辣鳕鱼，鹌鹑蛋炖肉
加餐	核桃仁2个，橙子1个
晚餐	小米粥1碗，花卷1个，木耳炒肉，蒜蓉油麦菜

孕8周推荐菜肴

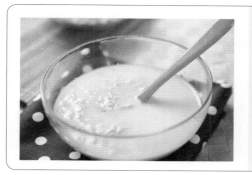

牛奶麦片羹

免煮麦片50克，牛奶200毫升。

1.将免煮麦片放在带盖杯子中，以适量开水冲入，加盖焖5分钟。
2.喝的时候加入牛奶，还可加入1大匙炒熟打碎的黑芝麻。

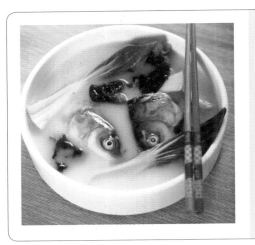

鲫鱼豆腐汤

鲫鱼500克，豆腐150克，植物油适量，盐4克，鸡精3克，料酒10克，姜片5克，葱末10克。

1.将鲫鱼去鳞、鳃、内脏，洗净备用。
2.将豆腐切成长条片备用。
3.锅中放油烧热，放入鲫鱼煎至两面微黄，放入料酒、姜片、豆腐、清水1000克，大火烧开，撇去浮沫，再用小火煮20分钟，加入盐、鸡精，撒上葱末，盛入汤盆中即可。

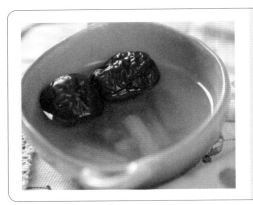

红枣芹菜汤

红枣6粒，芹菜500克，水2碗，方糖1/2块。

1.芹菜摘除根、叶，将茎切成每段2厘米长。
2.将芹菜、红枣和水放入煲内煮。
3.放入方糖调味，饮用时去渣只饮汤汁。

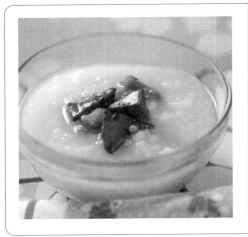

猪肝粥

大米200克，猪肝100克，干贝20克，盐、葱花、姜丝、料酒、香油各适量。

1.将猪肝洗净，切片；干贝洗净，用温水泡发后加入少许料酒蒸软，撕碎备用。
2.锅内加水放入大米煮粥，待粥快煮好时放入姜丝、干贝和猪肝同煮，猪肝熟时熄火，再放入盐调味，食用前加香油和葱花。

同步胎教

欣赏一幅国画

　　孕妈妈在心情不佳时，可以仔细地去欣赏一幅工笔画，去体会画家是如何细致地在勾画。这样孕妈妈细密的心思可以在欣赏工笔画中得到抒发，转移孕妈妈情绪上的不适。

　　工笔画有一套严整的技法体系，从而形成了这一画体的独特风格面貌，其特点归纳如下：1.线条。以线造型是中国画技法的特点，也是工笔画的基础和骨干。工笔画对线的要求是工整、细腻、严谨。2.色彩。以固有色为主，一般设色艳丽、沉着、明快、高雅，有统一的色调。3.装饰性与平面感。从构图、线描、设色到细部处理都带有一定的平面感和装饰性。

　　这幅《红荷图》是明末清初金陵八家之一谢荪的作品。《红荷图》工笔勾勒工整、渲染细腻，荷盖水珠也凸现无遗，在墨绿色的荷叶映衬下，粉红的荷瓣与嫩黄的蕊珠，相得益彰，艳而不俗，沉而不腻。就连穿插其间的小草，也勾勒得异常细整，整个画面淡恬宁静。

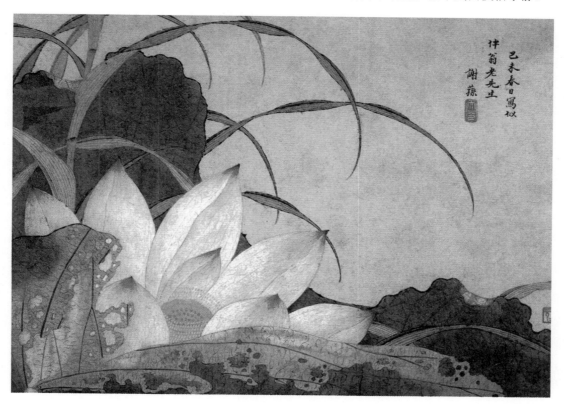

红荷图 /（清）谢荪

怀孕9周

Huaiyun 9 Zhou

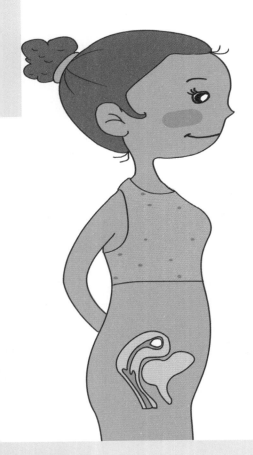

孕妈妈身体的变化

怀孕9周 乳房变大

孕妈妈从怀孕9周开始乳房会明显变大，有时还会伴随疼痛，偶尔能摸到肿块。这也是怀孕时激素导致的结果，所以不用过于担心。下腹部和肋部开始出现疼痛，双腿麻木，同时又紧绷得发痛，腰部也会逐渐酸痛。

胎儿的变化

怀孕9周 尾巴开始消失

胎儿的尾巴开始消失，背部挺直。手臂逐渐变长，同时形成了手臂关节，所以可以随意弯曲，而且形成了手指和指纹。腿部开始区分为大腿、小腿和脚，同时形成脚趾。

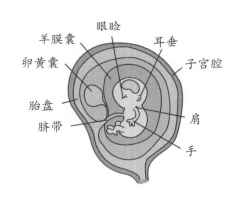

本周大事提醒

生活计划	执行方案
注意口腔护理	从本周起，口腔会出现一些变化，如牙龈充血、水肿以及牙龈增生，触之极易出血，孕妈妈要坚持早、晚认真刷牙，防止细菌在口腔内繁殖
注意营养	注意均衡饮食，保证充足的蛋白质、多种维生素、钙、铁等营养素的供给，多补充水分
预防胸部胀痛	使用新的孕期乳罩，并及时更换
预防水肿	需要减少盐的摄入量，控制钠的吸收

安全保障计划

孕妈妈衣服的选择

·上衣

孕妈妈上衣的质料应该是柔软的纯棉面料或丝织品、麻织品等，式样宜简单宽松，穿着后双臂可以自如地活动。并且注意别束缚胸部，也不能压迫腹部,否则对胎儿的生长不利。

鉴于这些衣服在孕期结束后就没有用处了，所以最好不要盲目添置或买太昂贵的服装。

新买来的衣服尤其是内衣一定要清洗并经阳光暴晒之后再穿用，这样可以减少接触有害染料的机会，被细菌侵害的可能性也会低得多。

·风衣

随时准备一件风衣,这比较合适，以备必须外出时穿着。另外，在孕妇装"难登大雅之堂"时，一件合身的宽敞的米色风衣，就是绝佳的外出服了。

·背带裤

背带裤是现在孕妈妈较为喜欢的一种裤装。春夏时节，长裙较为合适，而秋冬季节最好穿长裤。但要注意，紧身裤不论什么季节都不适合孕妈妈穿着。

·袜子

孕妈妈的袜子，无论是长袜还是短袜，袜口都不要太紧，尤其是在孕晚期。并且还要选择舒适透气的棉质袜子！

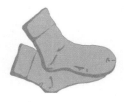

·文胸

文胸的选择应选择前开扣式的,这样在孕期检查时、产后喂奶时都比较方便。也可以选择有伸缩性的布料，从下向上戴的，以及肩带式或比较肥大的乳罩。

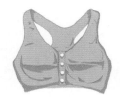

前开扣式文胸

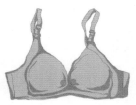

上开扣式文胸

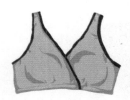

无开扣式文胸

·内裤

内裤的选择，最好选择能把腹部完全遮住、易于穿脱的内裤。孕妈妈在孕期容易出汗，阴道分泌物也会增多，所以要选择透气性好、吸湿性强、容易洗涤的面料。冬季时，考虑到保温，最好选用纯棉的。并且内裤不要用松紧带勒紧腹部和大腿根，否则对孕妈妈和胎儿都不利。

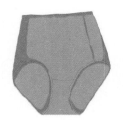

覆盖式内裤

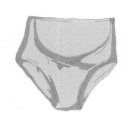

固定式内裤

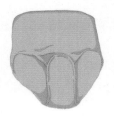

下开口式内裤

· 睡衣

最好选用棉制品，并且要考虑吸湿性、保暖性和穿着舒适。若是套式睡衣，裤子应比较宽松，腹部的带子应能够调节的比较好，如果是穿着和服式的睡衣，比一般尺寸稍大一点比较合适。长袍式的睡衣，一定要选择尺寸比较长的，并考虑其式样及颜色，也要便于清洗。

总之，无论孕妈妈选择怎样的衣服，都一定要选择那种宽大的、简单的、穿脱方便以及舒服的为好。所以，选择孕妇装，一定要注意这些。另外，也建议在孕妇装上搭配耳环、项链、丝巾、胸针等饰物，可使孕妇装不致太显眼，整个人看起来更有朝气。

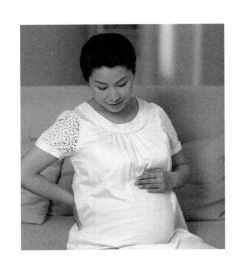

· 鞋子的选择

首先要考虑安全性，选择鞋子时应注意以下几点：

序号	注意事项
1	脚背部分能与鞋子紧密结合
2	有能牢牢支撑身体的宽大的后跟
3	鞋后跟的高度在2～3厘米
4	鞋底上带有防滑纹
5	能正确保持脚底的弓形部位

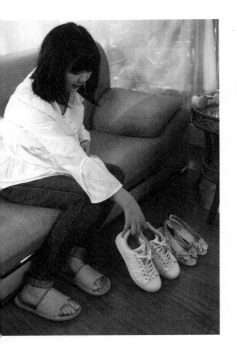

按照上述条件，高跟鞋、容易脱落的凉鞋等都不适宜。后跟太低的鞋子也不好，震动会直接传到脚上。随着怀孕时间的增加，脚心受力加重，会形成扁平足状态，这是造成脚部疲劳、肌肉疼痛、抽筋的原因。可用2～3厘米厚的棉花团垫在脚心部位作为支撑，这样就不容易疲劳。到了孕晚期，如果脚部水肿，还要穿稍大一些的鞋子。

早孕反应一般持续多长时间

这种反应持续的时间有长有短。一般来说，早孕反应多在停经40天左右出现，到怀孕3个月（12周）时逐渐消失。当然，早孕反应因人而异，有的人可能一点反应没有，有的人可能一直反应到怀孕5～6个月，甚至到分娩。

饮食营养

营养重点

重点补充	适量补充
叶酸	蛋白质、水

营养需求

孕妈妈的体重没有增加太多，但是乳房更加膨胀，乳头和乳晕色素加深。从现在开始你需要减少盐的摄入量。此时你应该多吃一些健脑的食品，核桃糕、面包都可以作为加餐。香草薯泥等小点心可以提供丰富的叶酸。

孕9周推荐菜肴

吃什么、怎么吃

一般来讲，由于担心吃得太多而应避免边看电视边吃东西，但是你现在可以不必遵守这个规定。看电视或者浏览网页的时候，孕妈妈都可以准备一杯果汁或牛奶、面包、坚果类的零食，边看边吃，这些食物的味道可以转移你的注意力，从而减轻早孕反应。

孕9周参考餐单

用餐时间	食物名称
早餐	蔬菜粥1碗，虾仁炒鸡蛋，葱油饼1/2张，酱牛肉1片
加餐	核桃糕1片，面包1片
午餐	小窝头，豆芽炒肉丝，海米拌芹菜，糖醋黄鱼
加餐	香草薯泥适量，松子10个
晚餐	鱼肉水饺，蛋黄菜花汤，鱼香肝片

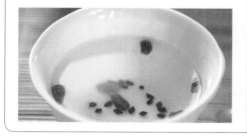

决明枸杞茶

决明子10克，枸杞子10克。

1. 决明子倒入热水中，煮到水开。
2. 再加入枸杞子，改小火煮10分钟，滤出茶汁即可饮用。

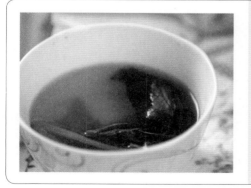

菠菜猪肝汤

菠菜250克，猪肝100克，盐、酱油、香油、胡椒粉、生粉、植物油各适量。

1. 将菠菜洗净，去根，切成小段；猪肝洗净，切薄片，用酱油、香油、胡椒粉、生粉拌匀，腌制10分钟。
2. 锅内放清水1小碗，煮沸，放入菠菜、植物油、盐，煮至菠菜刚熟，再放入猪肝煮至熟透即可，随量饮用。

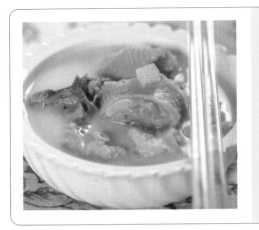

牛奶炖鸡

母鸡1只，鲜牛奶500克，姜片、盐各适量。

1.将母鸡宰杀，去毛、去内脏，洗净切块。
2.把鸡肉放入滚水氽烫，待鸡肉变色后，即可捞出；将氽烫好的鸡肉浸泡在冷水后取出，去除鸡皮及鸡油。
3.将处理好的鸡肉放入砂锅中，加入适量的清水、姜片及鲜牛奶煮滚后，转小火炖3小时，加盐调味后即可食用。

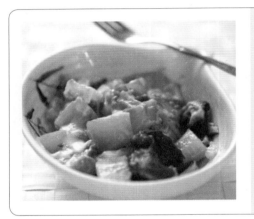

果蔬沙拉

百合2个，芒果1个，黄瓜1根，紫甘蓝1/4个，沙拉酱、原味番茄酱各适量。

1.百合剥去外层的枯瓣，洗净；芒果去皮、去核切成2厘米见方的小块；黄瓜去皮，切成与芒果同等大小的块；紫甘蓝撕成圆片状。
2.将加工好的所有材料混合，装入密封盒中，放入冰箱冷藏30分钟。
3.取一个小碗，将适量的沙拉酱与番茄酱，倒入混合的果蔬中，充分拌匀。

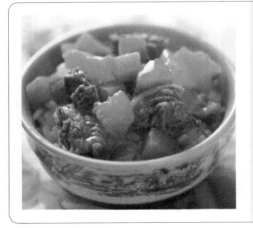

胡萝卜牛腩饭

米饭100克，牛肉100克，胡萝卜50克，南瓜50克，高汤、盐各适量。

1.胡萝卜洗净，切块；南瓜洗净去皮，切块待用。
2.将牛肉洗净，切块，焯水。
3.倒入高汤，加入牛肉，烧至牛肉八分熟时，下胡萝卜块和南瓜块，调味，至南瓜块和胡萝卜块酥烂即可。
4.将饭装盆打底，浇上烧好的牛肉即可。

同步胎教

进行美学胎教

设计符合胎儿和孕妈妈需要的家居环境。简单的布置就可以改变心情。布置的原则是色调简单、典雅优美，建议在居室放上一束鲜花，给人生机盎然之感觉。也可以布置几幅小的风景，放上几个色彩淡雅的靠垫。建议不要选择太浓烈或太晦暗的色彩。

做自己喜欢的事情

在孕妈妈情绪不好时，可以考虑做一些自己喜欢做的事情。比如听音乐、做手工、唱歌等。不要勉强自己做不喜欢的事情，这样不利于坏情绪的排解。

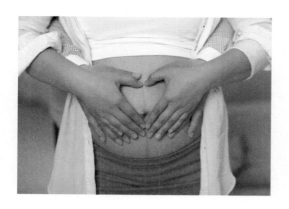

阅读一篇散文故事

当孕妈妈心情不佳时不妨读读下面这篇散文，体会生活在的的喀喀湖的人们宁静的生活。的的喀喀湖位于玻利维亚和秘鲁交界的科亚奥高原上，是南美洲地势最高、面积最大的淡水湖。湖上有51个岛屿，是印加文化的发源地之一。它以秀丽迤逦的自然风光和深厚的历史底蕴，被称为"高原上的明珠"。

秋天是的的喀喀湖最美的季节，天空与湖泊蔚蓝，芦苇如雪，充满了宁静的诱惑。

的的喀喀湖长190千米，宽80千米，岛零散地嵌在湖中。2月下旬，高原之上的的的喀喀湖暑期消退，秋风降临。秋日的天气刚刚好，暖暖的太阳恰好冲淡了高原的寒冷。看秋水与远处逐渐泛白的天相连接，在这里，似乎没有秋高气爽的说法，总觉得天空很低很低，似乎天空也经不住这一池深邃湖水的诱惑，在慢慢地向下靠。

在的的喀喀湖的芦苇丛里，繁衍生息着乌鲁斯人，他们就如同芦苇梢头的一只翠鸟，或者芦苇根底的一条小鱼，与这片水域融合在一起，不离不弃……据说很久以前，乌鲁斯人为了逃避印加帝国的迫害和大部族的残杀，来到了的的喀喀湖，隐藏在深长的芦苇丛中，靠吃芦苇的嫩芽生存。乌鲁斯人割下大量芦苇，编织成大块大块的芦苇垫，放进水中做成浮岛，上面建起了芦苇屋，在这里世代繁衍。

如今仍有不少乌鲁斯人住在浮岛上，保持着纯正原始的风貌。岛上到处都是芦苇制品：芦苇船、芦苇房子、芦苇家具、芦苇饰品……这些手艺都是1000多年来口耳相传下来的，他们编一艘芦苇船需要12000千克芦苇，却只要8小时就能完成。秋天收获的芦苇韧度最好，乌鲁斯妇人穿着红色、绿色、蓝色的鲜艳衣裙，坐在芦苇岛上，手指如飞地编制着小饰品。那些银色的芦苇，在她们的指尖，如同飞舞的雪花，不消片刻一只迷你版的芦苇船便跃然手中……

怀孕10周

Huaiyun 10 Zhou

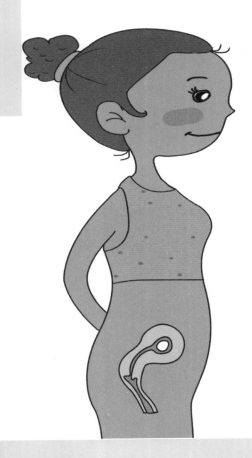

孕妈妈身体的变化

怀孕10周　腰围越来越粗

乳房进一步肿胀，腰围也增大了。乳头乳晕色素加深，有时感觉腹痛，同时阴道有乳白色的分泌物流出。孕妈妈可能会发现在腹部出现了一条淡淡的妊娠纹。此时孕妈妈可以进行染色体检查了。

胎儿的变化

怀孕10周　头部到臀部长30～40毫米

此时胎儿已全面进入胎儿期。在接下来的时间里，胎儿会不断地进行细胞分裂，逐渐拥有人的形状。进入胎儿期以后，怀孕初期先天性畸形的发生概率会降低。此时，胎儿生殖器官开始形成。

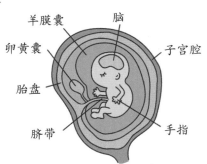

本周大事提醒

生活计划	执行方案
警惕异常妊娠	阴道少量流血并伴有下腹疼痛时，要尽早去医院检查，以免因宫外孕破裂危及生命
安胎	有见红但无腹痛或腹痛轻微，可以先卧床休息；如没有好转，应立即去医院检查，可以吃一些有安胎养血作用的食物
细心照顾自己	不要过度劳累或做过量的体力活，尤其是增加腹压的负重劳动

安全保障计划

避免噪声污染

噪声可影响孕妈妈中枢神经系统的功能活动。孕妈妈受噪声影响还可使胎心加快，胎动增加，对胎儿极为不利。高分贝噪声可损害胎儿的听觉器官，并使孕妈妈内分泌功能紊乱，诱发子宫收缩而引起流产、新生儿体重轻及先天性畸形。流产是孕妈妈不愿面对的事情，却又往往是不得不面对的现实，几乎每个女性都会在育龄期有过至少一次的流产经历。因此，孕妈妈应该学会保护自己，避免不必要的伤害。

看似卫生的不卫生习惯

我们在日常生活中经常会犯一些看似卫生、实际却不卫生的错误。由于孕期是一个比较敏感的时期，虽然不提倡洁癖，但是在平常的生活中确实存在被我们遗漏的卫生死角，建议孕妈妈将这些问题重视起来，这将对整个孕期的顺利度过起到一定的正面作用。

这样吃鱼更健康

孕妈妈怀孕后会引来很多人的关心，大家会让她多吃东西，尤其长辈会大力推荐增加食补。鱼就是怀孕期间常见的食补良药，可是吃鱼是有讲究的。

序号	注意事项
1	多吃深海鱼类，如鲑鱼、鲭鱼等
2	烹调的时候尽量用水煮，清淡饮食比较好
3	对鱼类过敏的孕妈妈，不妨改吃孕妈妈专用的营养配方食品，以减少胎儿过敏体质的产生
4	孕妈妈最好不要吃鱼油，因为鱼油会影响凝血功能，吃多了可能会增加出血概率

· 用看似洁白干净的纸包裹食品

这样做的危害是：有些白纸在生产过程中加入了漂白剂，食品与漂白剂接触后发生的一系列化学反应会产生有害物质，这些物质很容易污染食品。

· 用毛巾擦拭餐具

我们平时用来饮用、洗涤的自来水都是经过严格净化处理的，冲洗过的水果或餐具不会被水污染，而毛巾上面却是容易滋生细菌的地方，所以洗过的水果和餐具不建议用毛巾擦干。

· 将水果腐烂的地方挖掉一样吃

这一点已经引起了很多人的重视，吃腐烂的水果有导致人体细胞突变而致癌的危险。这里提醒孕妈妈即便再昂贵的水果，只要有腐烂的地方，无论坏了多少，整个水果都不能再吃了。再者，水果储存到这种程度已无营养可言，吃了不但等于没吃，里面大量繁殖的细菌和微生物反而会对人体造成威胁。

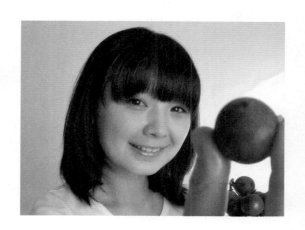

饮食营养

营养重点

重点补充	适量补充
叶酸	碘、维生素A

营养需求

怀孕10周时，孕妈妈的情绪波动很大，不必担心，这都是孕激素作用的结果。怀孕3～6个月是胎儿脑细胞迅速增殖的第一阶段，因此现在开始应在食物里增加碘的含量，胎儿脑的发育必须依赖母体内充足的甲状腺素，甲状腺素是促进大脑和骨骼发育的重要原料。因此孕妈妈每天需碘量应在0.115毫克左右，最好食用加碘盐。

吃什么、怎么吃

孕早期需有限的进食，维生素虽可补充，但不代表要多吃。孕妈妈若是吃得太胖不仅行动不方便，更有并发妊娠糖尿病、妊娠高血压综合征的可能，提高难产概率。因此孕妈妈在食物上要避免摄入高淀粉、高脂肪及加工食品。一般在整个孕期，孕妈妈体重增加12千克以内是最为理想的。

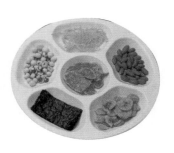

孕10周参考餐单

用餐时间	食物名称
早餐	鸡蛋饼1张，玉米面粥1碗，海带丝1碟
加餐	胡萝卜汁1杯，饼干2块
午餐	米饭1碗，口蘑烧茄子，五香豆腐干
加餐	水果沙拉
晚餐	发糕1块，酸辣鱿鱼卷，虾皮粉丝汤

孕10周推荐菜肴

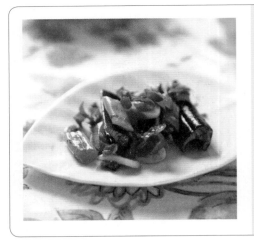

炒鳝鱼

鳝鱼750克，洋葱50克，猪油40克，酱油50克，大蒜5克，料酒、淀粉各25克，干红椒、姜、香油、胡椒粉各5克，鲜汤适量。

1. 将鳝鱼片成3厘米的长片；洋葱去老皮、洗净，切成片。
2. 干红椒切成小片，姜、大蒜洗净，均切成末。
3. 炒锅上火烧热，用油稍烫一下，再放入猪油烧热，将鳝鱼片入锅爆炒；当鳝鱼爆炒起卷时，放入酱油、姜末、洋葱、干红椒、料酒，加盖焖；焖片刻后，放入鲜汤再焖。
4. 焖片刻用淀粉勾芡，撒上蒜末，淋上香油装盘，撒上胡椒粉即成。

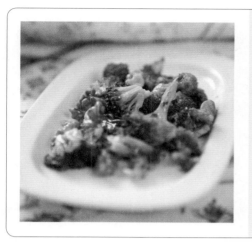

核桃仁炒西蓝花

西蓝花200克，核桃仁50克，植物油、蒜片、盐、鸡精各适量。

1.将西蓝花洗净后掰成小朵。
2.锅中水开后，放入少许盐和植物油，再放入西蓝花，水开后再焯几秒钟，捞出西蓝花放入凉水中过凉。
3.凉锅凉油放入核桃仁，慢慢炒熟，盛出备用。
4.锅中放油，油六成热时，放入蒜片、西蓝花、核桃仁，翻炒两分钟，加盐、鸡精调味即可。

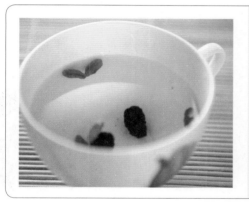

枸杞红枣茶

红枣40克，枸杞子20克。

1.将红枣、枸杞子倒入热水中，煮到水开。
2.改小火煮10分钟，滤出茶汁即可饮用。
3.红枣性温味甘，可补中益气，养血安神；枸杞子性味甘平，可滋补肝肾，消除孕妈妈疲劳。

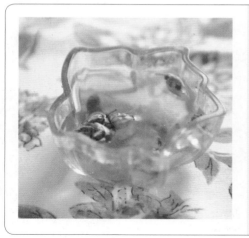

玫瑰参片茶

玫瑰花、西洋参、冰糖各适量。

1.取热水冲洗茶壶。
2.加入西洋参、玫瑰花、冰糖，冲入开水浸泡5分钟即可。
3.西洋参含有各种氨基酸，可以增强孕妈妈的免疫力，玫瑰花有疏肝解郁的作用。

同步胎教

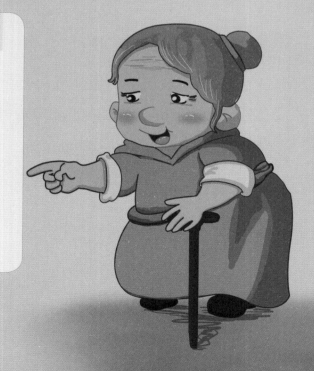

从前，有个牧羊人急于娶个老婆。他一下子认识了三姐妹，发现个个貌美，哪个也不差。这下他可为难了，一时不知该选哪一个好。

他只好去问母亲，母亲说：请她们三个一块儿来我们家，在她们面前摆些奶饼，看看她们怎么个吃法，年轻人照做了。第一个连皮把奶饼一口吞了下去；第二个想先削皮，但一时匆忙，削去的皮上还留有许多奶酪，就把皮给扔了；第三个去皮时很仔细，切得不多也不少。

牧羊人把这一切都看在眼里，然后告诉了母亲。母亲说："就挑第三个做你的媳妇吧！"牧羊人照办了，从此他俩过着幸福美满的生活。

• 宝贝，妈妈对你说 •

宝贝，这个小故事想说的是：生活中有很多事情都取决于细心和良好的习惯，也许在不经意间就帮了你的大忙。生活中的点点滴滴都是我们不能忽视的，一个小小的动作，一个小小的问候，都能使我们改变许多。所以，我们要注重生活中的每一个细节，养成良好的习惯。

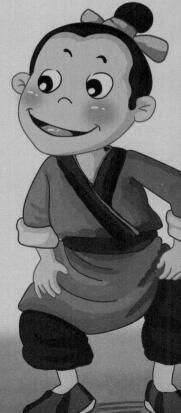

名画欣赏《维纳斯的诞生》

当孕妈妈看到名画《维纳斯的诞生》时，会不会想到自己的宝宝诞生时会长得像谁呢？也许宝宝的大眼睛像妈妈，高鼻梁和小嘴巴像爸爸，如果是男孩儿那么一定很帅气，如果是女孩儿一定和维纳斯一样美丽。

一个爱与美的生命诞生了

艺术大师桑德罗·波提切利创作的《维纳斯的诞生》描绘的是爱与美的女神诞生时的情景：少女维纳斯刚浮出水面，赤裸着身子踩在一只荷叶般的贝壳之上。风神齐菲尔用微风轻轻地把她送到了岸边；粉红色的玫瑰花在她身边飘落；时辰女神为她披上了美丽的锦衣；蔚蓝的天空、平静的海洋，营造出一个美好的氛围，一个爱与美的生命就此诞生了！

关于爱神的小故事

维纳斯是古希腊神界最美丽的女神，她专管天上人间的爱情和美丽。然而正因为她的美貌，搅乱了神界所有男子的心，包括神界最高统治者宙斯。恼怒的宙斯将维纳斯许配给自己的儿子——火神。但是维纳斯深深爱上火神的弟弟——战神，经常和他幽会，并生下带着双翼的盲童爱神丘比特。丘比特是个永远长不大、手执弓箭、专向有情人射箭的顽皮孩子。

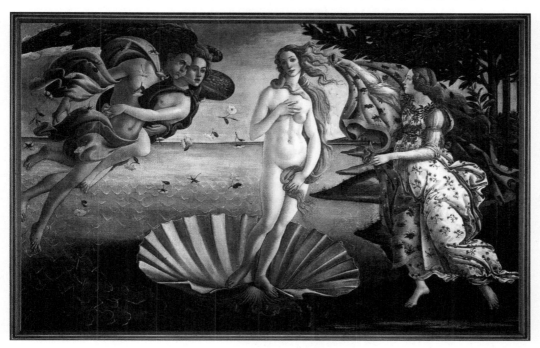

维纳斯的诞生 /（意大利）桑德罗·波提切利

怀孕11周

Huaiyun 11 Zhou

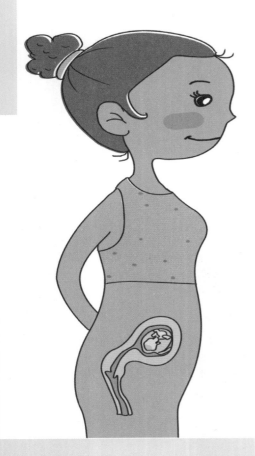

孕妈妈身体的变化

怀孕11周 皮肤变得没有以前好了

孕妈妈的皮肤发生了很大变化，很多人会长粉刺，也有一些人皮肤变得特别干燥，身上的痣和雀斑颜色也加深了。这些现象主要是因为孕期血流量增加导致的，随着孕期的结束这些症状都会得到缓解。

胎儿的变化

怀孕11周 头部到臀部长44～60毫米

此时的胎儿虽小，但成长迅速。从脊髓伸展的脊椎神经特别发达，能清晰地看到脊柱轮廓，而且头部占全身长度的一半左右。额头向前突出，头部变长，已形成了下颌。同时，脸部还能大致区分出眼睛、鼻子和嘴巴。

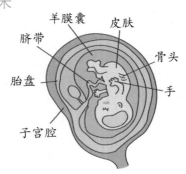

本周大事提醒

生活计划	执行方案
产前检查	重点是产科检查，通过B超检查，确认胎儿的大小和成长速度，以便及早发现胎盘的异常症状
适当增加一些运动	随着胎盘的形成，流产概率降低，此时可适当增加一些运动量
做好皮肤护理	要保持面部清洁，经常洗脸

安全保障计划

怀孕后做家务要注意

孕妈妈在妊娠期间坚持适宜的家务劳动，对母子健康都有益。适度的家务劳动能增强孕妈妈体质，提高免疫功能，有效预防多种疾病的发生。

一般来说，孕妈妈从事一般的擦、抹家具，扫地、拖地等劳作是可以的，但不能登高，不能搬抬笨重家具，更不可以蹲着压迫肚子。

尽量不用手直接浸入冷水中，因为有可能受寒引起宫缩，而引发流产。早孕反应较重时，不要到厨房里去，因油烟和其他气味可加重恶心、呕吐。厨房最好安装抽油烟机，因油烟对孕妈妈尤为不利，可危害腹中胎儿。

同样不要使用冷水，不宜用洗衣粉，更不可用搓板顶着腹部，以免胎儿受压。晾晒衣服时不要向上伸腰，晾衣绳可放置得低一些。

出去购物对孕妈妈有许多好处，比如可以使孕妈妈心胸开阔，也可以锻炼身体，因为购物走路，相当于散步。但也要注意，不宜行走过多，速度不宜快，不要穿高跟鞋，购物不宜过多，不能太重，一般不超过5千克为宜。避免在人流高峰时间去挤公共汽车，不宜到人群过于拥挤的市场去。另外在寒潮、大风等天气时不宜外出。特别是在流感和其他传染病流行时，更不要到人群密集的地方去。

总之，孕妈妈不能什么也不做，而是要做适宜的家务，但需对危险因素加以避免，这样就能保证孕妈妈的孕期生活健康而丰富了。

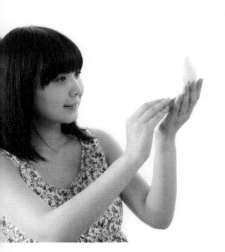

孕妈妈化妆注意了

孕早期，皮肤变油性，容易长粉刺或疙瘩，这时如果随便使用化妆品反而会适得其反，日后留下痕迹。孕中期，有的孕妈妈皮肤会变得粗糙，这时改变化妆品不太好，应该在饮食方面加以注意，多吃含蛋白质和维生素丰富的食品，保证充足的营养和休息。气色不好时，为了不致让人感觉到自己憔悴，可以薄薄地施些胭脂，但禁止浓妆。

饮食要定时定量

吃饭应该定量，对于孕妈妈来说，定量饮食更为重要。想想，孕妈妈吃饭不知道控制，饥一顿，饱一顿，对胎儿的营养供给也会随之出现不正常状况，这难道不会影响胎儿的均衡、正常发育吗？

所以，孕妈妈在怀胎10个月内的饮食，最好定量。但定量不是要求不分各种情况始终保持一个固定的量，而是指给自己的饭量规定一个范围，一般维持在这个范围内，也要随着胎儿的发育逐渐地、微量地增加。饭量变动的范围应该尽量小些，加倍的食量，是绝对不应该出现的现象。尤其是有些人对自己的饮食很难控制，比如遇到过年过节、遇上自己爱吃的饭菜都会比平时多吃一些，这可是不应该的，尤其是孕妈妈，更不应该，所以作为丈夫应该提醒孕期的妻子，注意定量饮食。

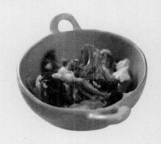

饮食营养

营养重点

重点补充	适量补充
叶酸、钙	锌、维生素B_6、维生素B_{12}

营养需求

怀孕3～6个月是胎儿的脑迅速增长期。主要是脑细胞体积增大和神经纤维增长，使脑的重量不断增加。维生素B_6、维生素B_{12}、叶酸、锌的补充继续持续。

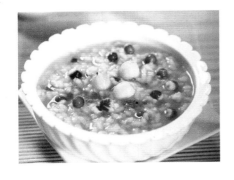

吃什么、怎么吃

喜吃酸食的孕妈妈，最好选择既有酸味又营养丰富的番茄、樱桃、杨梅、石榴、海棠、橘子、酸枣、葡萄、青苹果等新鲜水果，这样既能改善胃肠道不适症状，也可增进食欲，增加营养。有利于胎儿的生长，一举多得。

另外，对于酸酸的山楂，虽然其富含维生素C，但是无论是鲜果还是干片，孕妈妈都不能多吃。因为山楂或山楂片有刺激子宫收缩的成分，有可能引发流产和早产，尤其是怀孕3个月以内的孕妈妈，既往有流产、早产史的孕妈妈更不可贪食山楂。

还要记住不要吃腌制的酸菜或者醋制品，因为这类食品不仅营养丧失殆尽，而且还容易致癌，因此要少吃或不吃。

孕11周参考餐单

用餐时间	食物名称
早餐	牛奶1杯，煮鸡蛋1个，蔬菜沙拉1碟，主食面包1片
加餐	核桃仁2个，花生10个
午餐	玉米1个，米饭1两，清蒸鲈鱼，虾仁鸡蛋羹
加餐	蛋黄派，各种水果
晚餐	米饭1碗，白菜鸡杂肉片汤，西芹虾仁腰果

孕11周推荐菜肴

木耳豆腐虾丸汤

虾200克，豆腐400克，肥猪肉300克，空心菜、木耳、酒、盐各适量。

1.虾剥壳去肠洗净，豆腐搅碎，肥猪肉煮熟切碎，挤捏成丸子，煮熟。
2.锅中加清水烧开，放入丸子、空心菜和木耳，再滚片刻，用酒和盐调味即可。

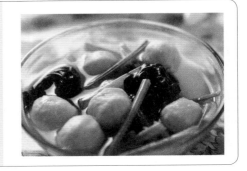

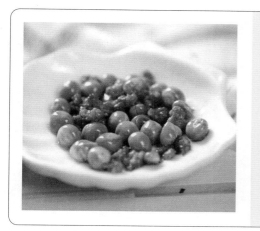

肉末炒豌豆

豌豆粒300克，猪肉150克，植物油、酱油、盐、葱末、姜末各适量。

1.将猪肉剁成末，豌豆粒洗净，控干水分。

2.将植物油放入锅内，热后下入葱末、姜末略煸，下入猪肉末并加入酱油煸炒，然后把豌豆粒和其余的酱油、盐放入，用大火快炒，熟后出锅即成。

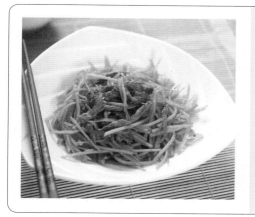

咖喱牛肉土豆丝

牛肉300克，土豆400克，淀粉、酱油、料酒、葱、姜、盐、咖喱粉、植物油各适量。

1.将牛肉自横断面切成丝，将淀粉、酱油、料酒调汁浸泡牛肉丝；土豆洗净去皮，切成丝。

2.将油热好，先干炒葱姜丝，再将牛肉丝下锅干炒后，将土豆丝放入，再加入酱油、盐及咖喱粉，用大火炒几下即成。

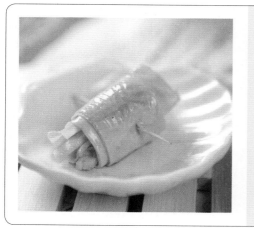

蔬菜豆皮卷

豆皮1张，绿豆芽50克，胡萝卜丝20克，甘蓝菜丝40克，豆干50克，盐、香油各适量。

1.先将甘蓝菜洗净、切丝；胡萝卜洗净、去皮、切丝；绿豆芽洗净，豆干洗净，切丝备用。

2.将所有准备好的原料用热水烫熟，然后加盐和香油拌匀。

3.将拌好的原料均匀地放在豆皮上，卷起，用中小火煎至表皮金黄；待放凉后切成小卷，摆入盘中即可食用。

同步胎教

在大自然中进行芳香胎教

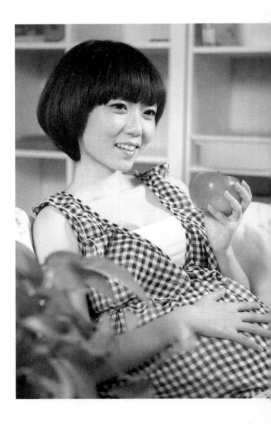

　　孕妈妈的情绪波动没有前几周大了，身体也逐渐适应了，可以抓住这个时机让胎儿多接触大自然的声音和味道，做一下芳香胎教。芳香能给人一种良好刺激，使人心情松弛、情绪高涨，增强听觉与嗅觉及思维的灵敏度，进一步提高智商。孕妈妈可以在大自然中，一边散步一边进行芳香胎教。自然界中的鸟鸣蝉歌可以对大脑神经起到调节作用，使孕妈妈精神放松，修身养性。大自然的清新空气和一草一木，使孕妈妈心情舒畅，孕妈妈可以将这种自然美的感受描述给胎儿听，让胎儿也感受到宜人的环境和妈妈的愉悦，一定会受益无穷。

　　在大自然中进行芳香胎教，芳香还可以刺激胎儿的嗅觉，促进胎儿的脑部发育。芳香胎教的方法很简单，只要孕妈妈闻一闻香气就可以了，孕妈妈也可以在家里各处放点自己喜欢的精油，想起来时自然而然地闻一下。既简单又有效。同时，要记得不是只有精油薰香才是芳香胎教。芳香胎教无处不在，每当你闻到香味，大吸一口气，把这种嗅觉快乐带给宝宝，这就是芳香胎教！但是，某些香味太浓郁甚至有微毒的花香，并不适宜用来进行芳香胎教，比如：夹竹桃、水仙等。

欣赏摄影作品

　　一幅好的摄影作品也可以给我们带来美的享受，孕妈妈可以去看摄影展，也可以找一些摄影作品进行美学胎教。那么，一幅好的摄影作品应该从哪些方面来欣赏？

序号	执行方案
1	构图要美、要新颖。一幅好的照片，首先吸引你的一定是它的构图。好的构图应该是有个性的、独特的
2	对于彩色照片，应该色彩丰富、鲜艳、冷暖搭配得当；而黑白照片则应该对比明显、柔和
3	主题突出。每一幅照片都有它的主题和主体，不是主体的部分都应该虚掉或暗淡下去
4	要有感染力。一幅好的照片出现在你的面前，应该使你感到非常震撼。它不仅反映出画面有时代气息，而且很有独特的个性
5	光源运用恰当。逆光、侧光、顺光、顶光、底光、自然光、反射光等光源，如果运用得当，就能反映主体和整个画面的内容
6	照片的层次要丰富、分明。前景、中景、远景都要清晰明朗
7	恰到好处地运用特殊效果。如黑白效果、油画效果、水彩画效果、版画效果、雕塑效果、水纹效果等

胎教故事《三个和尚》

从前有一座山，山上有座小庙，庙里有个小和尚。他每天挑水、念经、敲木鱼，给案桌上观音菩萨的净水瓶添水，夜里不让老鼠来偷东西，生活过得安稳自在。

不久，庙里来了个高和尚。他一到庙里，就把半缸水喝光了。小和尚叫他去挑水，高和尚心想一个人去挑水太吃亏了，便要小和尚和他一起去抬水，两个人只能抬一只水桶，而且水桶必须放在扁担的中央，两人才心安理得。这样总算还有水喝。

后来，庙里又来了个胖和尚。他也想喝水，但缸里没水。小和尚和高和尚叫他自己去挑，胖和尚挑来一担水，立刻独自喝光了。从此谁也不挑水，三个和尚就没水喝了。

大家各念各的经，各敲各的木鱼，观音菩萨面前的净水瓶没人添水，花草也枯萎了，夜里老鼠出来偷东西，谁也不管，结果老鼠猖獗，打翻了烛台，燃起了大火。三个和尚这才一起奋力救火，大火被扑灭了，他们也觉醒了。

从此三个和尚齐心协力，水自然就更多了。

• 宝贝，妈妈对你说 •

宝贝，这是一个既简单又有趣的小故事，故事中为什么一个小和尚有水喝，两个和尚抬水喝，而三个和尚没水喝呢？因为每个和尚都很自私，他们都不想付出的比别人多，宁可大家都没水喝，也不肯去挑水。但是一场大火使他们觉醒了，他们终于肯团结起来，互相合作，这样自然就都有水喝了。我的宝贝，我们每个人都生活在集体中，不能只考虑自己的得失，而忽略了集体的力量。只有集体中的每个成员都发挥自己的能量，才能使整个集体强大起来。

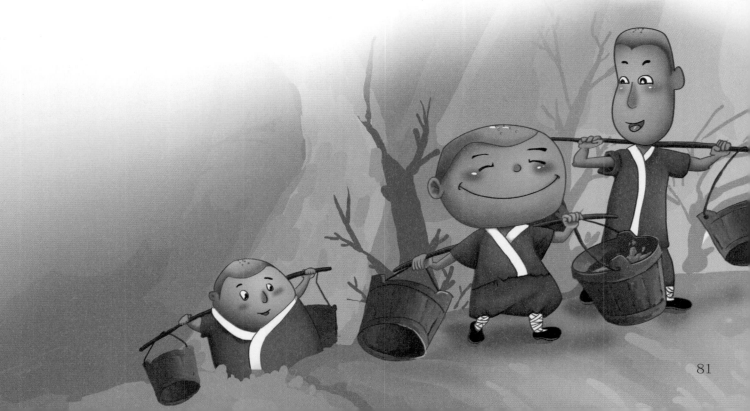

怀孕12周

Huaiyun 12 Zhou

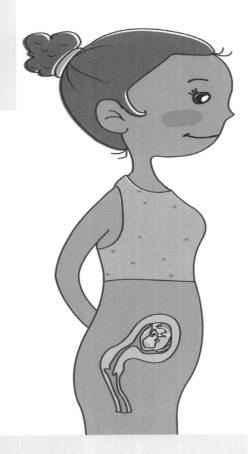

孕妈妈身体的变化

怀孕12周 偶尔会出现晕眩症状

随着子宫上移到腹部，膀胱的压迫会减轻，但是支撑子宫的韧带会收缩，因此容易导致腰痛。此时，由于提供给大脑的血液不足而引起的暂时缺血，孕妈妈容易出现晕眩症状。

胎儿的变化

怀孕12周 头部到臀部长约61毫米，体重9～13克

怀孕10～12周，胎儿会迅速成长，其身体会长大两倍左右，而脸部结构已基本形成。虽然没有生成新的器官，但是巩固了几周前初长成的身体器官。胎儿的肌肉已非常发达，可以在羊水中自由地活动。

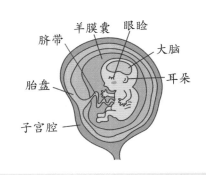

本周大事提醒

生活计划	执行方案
关心牙齿	坚持早、晚认真刷牙，用牙线清洁牙缝，餐后漱口
防止眼睛疲劳	把办公室的椅子调到舒服的高度，头和身体要同电脑屏幕保持一定的距离，保持正确的坐姿
制订规律的生活计划	此时，孕妈妈的身体状态和心情会有所好转，要早睡早起，规律用餐时间

安全保障计划

孕妈妈应注意晒太阳

要经常开窗通风，以保持室内空气新鲜，但应避免大风吹。孕妈妈还应经常晒太阳，以便身体对钙、磷等重要元素的吸收和利用。天气好时，可到室外去走动，接触阳光，天气不好时，也可在室内有阳光的地方接受日光照射。冬季每天至少应晒太阳半小时以上。

营养不是越多越好

孕妈妈和家属大都认为孕期应该多吃多补。只要是对胎儿有帮助的东西，家人都会买来给孕妈妈吃，作为营养补充。不仅如此，孕妈妈还会通过多吃来弥补，有时一天吃上好几顿，饭后还吃大量的水果。这样会导致超重，不仅在孕期会造成孕妈妈并发症增加，不利于胎儿成长；在分娩时，也会有困难；产后还难以恢复身材。

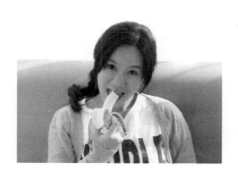

异常妊娠早发现

· 畸形儿发生的原因

通常是在胚胎发育阶段受到各种有害因素的影响使细胞染色体发生畸变，或有害物质抑制细胞的有丝分裂，妨碍了胎儿器官的正常分化与发育而产生畸形。

因为胚胎细胞的生物合成很活跃，细胞分化、生长发育均先于这种快速分化增殖的细胞本身，所以就比较脆弱，再加以胚胎对毒物的分解代谢和排泄很不完善，极易受到有害因素的损害以致引起畸形。

常见的致畸因素包括微生物（如病毒）、药物和某些化学制剂、某些金属和放射性物质等。

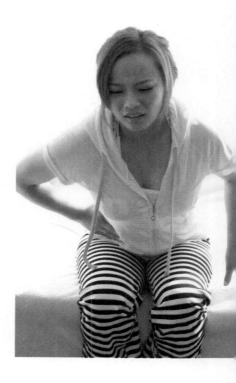

· 易生出畸形儿的孕妈妈

孕妈妈若在孕早期发生高热，会对胎儿产生极大的不利影响。孕早期有过高热的孕妈妈，孩子即便不出现明显外观畸形，但脑组织发育有可能受到不良影响，表现为智力低下、学习和反应能力较差。

这种智力低下是由于高热造成胎儿脑神经细胞死亡，使脑神经细胞数减少所致，而且这种智力低下是不能恢复的。

当然，高热造成胎儿畸形还与孕妈妈对高热的敏感性和其他因素有关。

分类	原因
爱接近猫狗的孕妈妈	很少人知道带菌的猫也是一种对导致胎儿畸形威胁很大的传染病源，而猫的粪便则是这种恶性传染病传播的主要途径
吃了真菌类食物的孕妈妈	孕妈妈若食入被真菌素污染了的食品，真菌毒素可通过胎盘祸及胎儿，引起胎儿体内细胞染色体断裂

饮食营养

营养重点

重点补充	适量补充
叶酸、镁	蛋白质、维生素E

营养需求

镁不仅对胎儿肌肉的健康至关重要，而且也有助于骨骼的正常发育。近期研究表明，怀孕头三个月摄取的镁的数量关系到新生儿身高、体重和头围大小。在植物油、绿叶蔬菜、坚果、大豆、南瓜、甜瓜、香蕉、草莓、葵花子和全麦食品中都很容易找到镁。另外，镁对孕妈妈的子宫肌肉恢复也很有好处。镁的摄入还可预防妊娠抽搐、早产等并发症。

吃什么、怎么吃

孕妈妈对各种营养的需求量会增大，同时更需要合理、充分、均衡的饮食。孕妈妈在孕期要保证蛋白质的充足摄入，同时还要摄入一定量的矿物质、维生素、碳水化合物、脂肪等营养素。

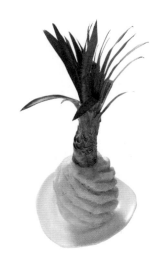

孕12周参考餐单

用餐时间	食物名称
早餐	葱花鸡蛋饼，薏仁牛奶红枣粥，拌黄瓜
加餐	橙子1个，栗子5个
午餐	韩式泡菜炒饭，腐竹白果煲猪肚，孜然椒盐小土豆
加餐	苹果1个，香蕉1个
晚餐	糙米饭1碗，肉末烧豆腐，山药鸽子汤，酸甜柿子椒

孕12周推荐菜肴

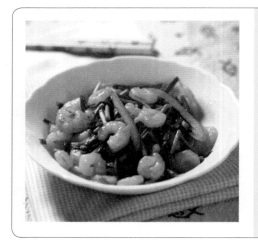

虾仁炒韭菜

韭菜250克，虾仁200克，葱、姜、植物油、黄酒、盐各适量。

1.将韭菜洗净，切成3厘米长；虾仁剥去壳，洗净；葱切成段；姜切成片。
2.将锅烧热，放入植物油烧至七成热，先将葱段下锅煸香，再放虾仁和韭菜段，烹黄酒，连续翻炒，至虾仁熟透，放盐起锅装盘即可。

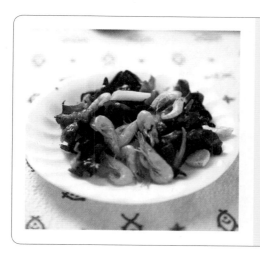

木耳香葱炒河虾

小河虾150克，干木耳50克，香葱2棵，盐1小匙，香油少许，植物油2大匙。

1.小河虾用清水洗干净，除去泥沙杂质，用沸水焯熟，捞出控水。木耳用清水泡发，去蒂洗净。香葱洗净，切成段。
2.炒锅烧热，加植物油，六成热时放入香葱段爆香，再加入小河虾、木耳翻炒，加入盐翻炒入味，出锅前淋香油即可。

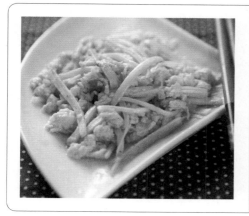

茭白炒鸡蛋

鸡蛋100克，茭白200克，核桃油10克，盐、葱花、高汤各适量。

1.将茭白去皮，洗净，切成丝。
2.鸡蛋磕入碗内，加入盐调匀。将核桃油放入锅中烧热，葱花爆锅，放入茭白丝翻炒几下，加入盐及高汤，炒干汤汁，待熟后盛入盘内。
3.另起锅放入核桃油烧热，倒入鸡蛋液、炒过的茭白同炒，待鸡蛋熟后装盘即可。

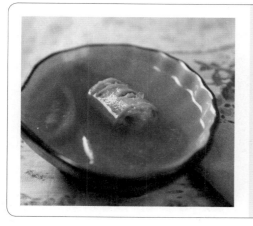

番茄牛尾汤

番茄250克，牛尾300克，卷心菜150克，料酒、精盐各适量。

1.把番茄、卷心菜、牛尾分别洗净，番茄切成方块；卷心菜切成薄片。
2.将牛尾放入锅内，加入清水至能淹过牛肉为度，大火烧开，将浮沫撇去，放入料酒，烧至牛尾快熟时，再将番茄、卷心菜倒入锅中，炖至皆熟。加入精盐，略炖片刻，即可装盘食用。

同步胎教

胎教故事《狐狸和葡萄》

夏天来了，熊伯伯开的水果店里挤满了动物，大家都来买水果解暑。

一只小狐狸也来到了水果店，它挤了半天才挤了进去。挤进去后的小狐狸大喊："熊伯伯，我要买葡萄。"但是熊伯伯回答说："不好意思，店里的葡萄已经卖完了！"小狐狸只好垂头丧气地走出了水果店。

小狐狸走在回家的路上，它边走边想："怎么办？妈妈还等我买葡萄回去呢！"突然，小狐狸停下脚步，它看到长颈鹿大婶家的后院种满了葡萄树，藤架上的葡萄一串串向下垂着。"哇，要是把这些大串的葡萄带回家，而且又不用花钱，妈妈一定要夸奖我了。"于是，小狐狸偷偷地从长颈鹿大婶家的后门溜了进去。

小狐狸伸出手去摘葡萄，可藤架太高了，小狐狸根本够不着。"怎么办？"小狐狸四处看了看，它发现了几只水桶。于是，小狐狸就把其中的三只水桶摞了起来，它想站在水桶上摘葡萄。可是问题又来了，这么高的桶，该怎样上去呢？小狐狸想："让我站远点，跳上去吧！"一、二、三，跳！小狐狸试了好几次，终于跳上去了，当它正要伸手去摘葡萄时，却听见一阵脚步声。"是谁在外面啊？"原来是长颈鹿大婶回来了。小狐狸吓得从水桶上摔了下来，连滚带爬地从后门逃走了。小狐狸跑了很久，确定没人追上来才停下。它越想越气："吃不到葡萄，还把腿给摔了，真倒霉，回去该怎么跟妈妈说呢？"小狐狸发愁了。

"对了！我就跟妈妈说，葡萄是酸的，所以才没带葡萄回来给你吃。"这样想着，小狐狸一瘸一拐地回家去了。

· 宝贝，妈妈对你说 ·

小狐狸犯了两个错误：第一，它不应该在没有得到主人允许的情况下偷东西；第二，它明明是因为能力不足，没有得到葡萄，却偏偏说因为葡萄酸才没带回家来。亲爱的宝贝，你说，如果你是小狐狸，你会怎么做呢？你的行为会获得妈妈的赞许吗？

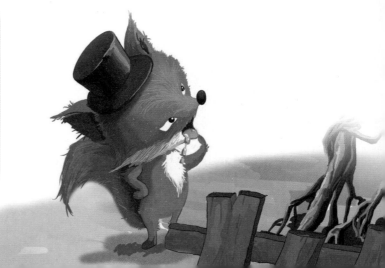

欣赏《花之圆舞曲》

《花之圆舞曲》是柴可夫斯基芭蕾舞剧代表作品之一《胡桃夹子》中最为著名的一曲。圣诞节，玛丽得到一只胡桃夹子。夜晚，她梦见这胡桃夹子变成了一位王子，领着她的一群玩具同老鼠兵作战，后来又把她带到果酱山，受到糖果仙子的欢迎。

《花之圆舞曲》选自舞剧第二幕中糖果仙子与众仙女群舞时的音乐。竖琴华丽流畅的序奏之后，圆号以重奏形式奏出圆舞曲主题，旋律如歌，表现出糖果仙子与仙女们轻盈婀娜的舞姿，整首乐曲抒情而优美。

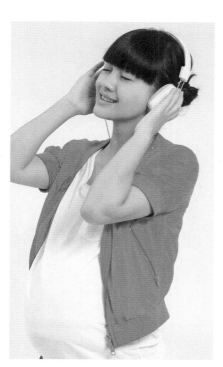

胎教名曲《开心的笑》

《开心的笑》是一首快乐的胎教音乐，选自经典胎教音乐《天使宝贝》专辑。

临近分娩，虽然孕妈妈顶着巨大的压力，但一定要对自己有信心，也要对你的胎儿有信心。听到这首《开心的笑》，你仿佛已看到了自己的小宝贝来到面前，他是那么粉嫩、那么聪明、那么可爱，他是一个逗人喜爱的小宝宝！胎教中的"音乐形象"，将使你和胎儿沉浸在无限美好的艺术享受之中。

胎教名曲《奇妙的仙境》

《奇妙的仙境》是一首非常好听的胎教曲目，它的旋律能够配合孕妈妈的生理节律，以宁静、优美、典雅的基调，创造一个充满母爱又没有压力的温馨空间，既能调节孕妈妈紧张和焦虑的情绪，又能为胎儿的大脑发育开启大门。

《奇妙的仙境》这首曲子从头到尾听下来都觉得十分舒适，它强调一种轻柔的绝对性，没有艰涩难懂的曲风，也没有生硬的个人风格，不落俗套的编曲、精简的配乐，呈现出清新的自然气息，完整忠实地呈现给孕妈妈一个美轮美奂的人间仙境。

欣赏《莫扎特A大调单簧管协奏曲》

这是莫扎特所谱写的最后一首协奏曲，也是唯一的单簧管协奏曲。它是为当时举世无双的单簧管高手史达德勒而写的。当时这种新乐器尚未成为管弦乐队的编制内乐器，莫扎特凭着自己的先见之明，尽量利用其最低音附近的音域，以此与高音域对比而产生巧妙的效果。

A大调与g小调一样，一向是适合莫扎特音乐特质的调性，莫扎特借此在这首协奏曲中营造出生机勃勃的气氛，再将这种气氛揉进平静澄澈的创作情境里，显得优美无比。

怀孕13周

Huaiyun 13 Zhou

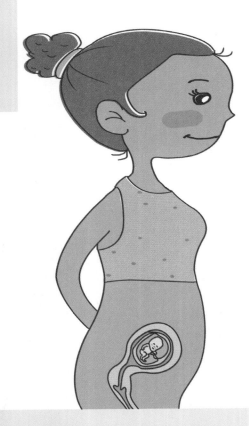

孕妈妈身体的变化

怀孕13周　晨吐即将停止

　　晨吐很快就会停止，焦虑的情绪开始舒缓，流产的危险也减少了。由于孕妈妈乳腺日渐发达，到孕中期的时候还能触摸到肿块，甚至还伴随着疼痛。

胎儿的变化

怀孕13周　脸部和身体各器官开始呈现完整的形态

　　从头部到臀部长65～79毫米。此时的胎儿具备完整的脸部形态了，鼻子完全成型，脖子能支撑头部运动。如果触摸到胎儿的手，胎儿的手就会握拳，碰到双脚，脚就能缩回去。

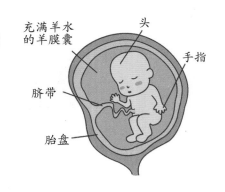

充满羊水的羊膜囊　头　手指　脐带　胎盘

本周大事提醒

生活计划	执行方案
预防阴道炎	应注意保持外阴部的清洁，内裤应选用纯棉织品，并每天用温和的皂液清洗，洗后最好在日光下晒干
控制体重	在补充营养的同时也要注意避免体重增加过快或过多
计划去旅游	度过前3个月的紧张期后，可以计划去旅游，选择真正轻松休闲的旅游方式，逗留期为2～3天的旅行比较理想，以放松身心为目的
加强头发护理	要经常洗头，洗后不要用强风吹干

安全保障计划

预防妊娠纹产生的诀窍

人的一生会经历许多惊喜，也会经历许多无奈。大约有70%的孕妈妈在怀孕6个月左右的时候，日渐隆起的腹部会出现一条条弯弯曲曲的带状花纹，开始呈粉红色或紫红色，产后变成银白色。这就是妊娠纹。除腹部外，它会出现在乳房四周、大腿内侧及臀部。妊娠纹一旦形成，一生都不会完全消失，给年轻爱美的女性带来了极大的烦恼。因此我们要充分了解妊娠纹成因，采取强有力的措施，减轻和避免妊娠纹。

孕妈妈皮肤内的胶原纤维因激素紊乱而变得很脆弱，当女性怀孕超过三个月时，增大的子宫突出于盆腔，向腹部发展，腹部开始膨隆，皮肤组织过度牵拉，胶原纤维逐渐断裂，在腹部的皮肤上出现了粉红色或紫红色的不规则纵行裂纹。产后，断裂的胶原纤维逐渐得以修复，但难以恢复到怀孕前的状态，皮肤上的裂纹逐渐退色，最后变成银白色，即妊娠纹。妊娠纹与遗传因素有关，如果母亲留下了很深的妊娠纹，自己一定要注意预防。

· 做一些轻便的家务

轻便的家务活有助于产后身体康复，在床上做仰卧位的腹肌运动和俯卧位的腰肌运动，对减少腹部、腰部、臀部脂肪有明显效果。

· 注意控制糖分摄入

饮用脱脂奶，常吃富含纤维和维生素C的食物，以增加细胞膜的通透性和皮肤的新陈代谢功能，从而促进皮肤的修复，减少妊娠纹的发生。

· 亲自哺乳

蓄积在臀部的脂肪几乎是专为哺乳准备的，产后哺乳能促进子宫的复原，消耗臀部多余的脂肪，有助于恢复体形，且母乳喂养对宝宝的发育大有益处，真乃"一举三得"。

· 使用专业抗妊娠纹乳液

从怀孕13周开始到产后一个月，每天早晚取适量抗妊娠纹乳液涂于腹部、髋部、大腿根部和乳房部位，并用于做圆形按摩，使乳液完全被皮肤吸收，可减少皮肤的张力，增加皮肤表层和真皮层的弹性，让皮肤较为舒展，可减少妊娠纹的出现。

注意口腔卫生

妊娠期的孕妈妈如果有口腔疾病，不仅容易引发并发症，而且还会影响胎儿发育。因此，为了孕妈妈和胎儿的健康，请孕妈妈注意口腔护理。

在怀孕1～3个月，因胎儿发育易受药物影响而导致畸形儿，这段时间尽量不要使用药物。一般的口腔手术，手术前后都须服用治疗药剂，长时间并刺激的口腔手术，易致流产。

在孕晚期，接近临盆前，时间长的手术，也可能会造成早产。

因此，孕妈妈在怀孕4～6个月最适宜做拔牙手术。

为了预防孕期口腔疾病，孕妈妈须比平时更加注意口腔的护理与保健，应从以下几点做起：

序号	执行方案
1	早晚必须各刷一次牙，餐后及时用漱口水漱口
2	刷牙可根据自己的情况来选择牙膏，如果有龋齿，要选用含氟或含锶的牙膏
3	齿龈出血、水肿者，宜选用能消炎止血的药物牙膏
4	若是由于吃酸性零食过多而引起牙齿过敏，可以选用脱敏牙膏
5	在孕期经常去口腔科进行检查，彻底洗牙
6	如果牙齿有龋、牙龈炎、牙周炎，应及早进行治疗

· 牙周炎

牙周炎最常发生在20～35岁，因此，孕妈妈患有口腔疾病的病例，不胜枚举。牙周炎是指未完全长出的智齿周围的牙根发炎。女性应该在准备怀孕之前，即做口腔检查，及时将有问题的智齿拔除，因为在怀孕初期及末期不适于做口腔手术，就算是在怀孕4～6个月的较安全期，要孕妈妈坚持可能费时数十分钟的智齿拔除过程，也是一件大苦差事。

· 牙龈病

怀孕期间，孕激素及黄体酮的增加，会促使牙龈中的微小血管丛扩张、扭曲及循环滞留，使牙龈对机械刺激较为敏感，而且这种激素的增加，会破坏牙龈肥大细胞，放出组织胺及溶蛋白酶等，都会使牙龈对外来刺激的反应更激烈。

虽然一些轻微刺激的存在（如只有少数的牙菌斑）在未怀孕前都不会引起不适的症状，但是怀孕后会出现严重牙龈发炎、肿胀现象。通常在怀孕第八个月前，变得更加严重。因此，怀孕前，及早将此类牙菌斑、牙结石等局部刺激因素去除是迫切需要的。

· 蛀牙

一般女性会有"怀孕时一定会坏牙"的错误观念，而任由牙齿蛀虫发展，实在非常不幸。其实，怀孕不一定会坏牙，而是因为怀孕时，孕妈妈生理及生活饮食习惯的改变，常会疏忽，全身倦怠，并且常有激烈呕吐的现象，一刷牙就会呕吐，因此很容易停止或荒废刷牙。胃酸滞留口中，或常喜欢吃酸性食物，致使唾液pH值改变，也是造成孕妈妈容易蛀牙的原因。因此，孕妈妈首先要早晚使用含氟牙膏刷牙，能有效去除黏附在牙齿表面的牙菌斑。此外，孕妈妈还是应该尽量减少进食含糖食品和饮料的次数，不要长时间含着甜食在口腔内，吃过含糖食品或饮料应立即漱口。

科学饮水

喝水本身是一件很简单的事，但对孕妈妈来说，喝水却是能够使母体健康和胎儿正常发育的有力保障。

怀有胎儿的孕妈妈，每天喝水时都应注意，在早饭前喝一大杯水，促进胃肠道的蠕动，方便排便，防止痔疮形成。每天要及时补充水分，平均两个小时喝一大杯水，切忌口渴时才想起喝水。当人感到口渴时，说明体内已经有水分流失，脑细胞脱水达到了一定程度。孕妈妈如果感到口渴时才喝水容易造成胎儿的水分供给不足。

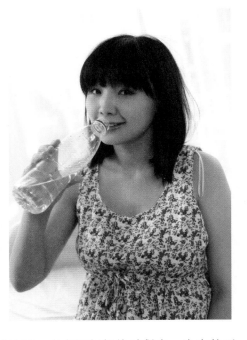

另外，长时间煮开的水不应该饮用。水在反复加热过程中，当中的亚硝酸银、亚硝酸根离子等有害物质的浓度会不断提升，如果这些有害物质进入体内，会降低血液中低铁血红蛋白的含量，影响血液输送氧气，从而引起血液中毒，这会对孕妈妈和胎儿的安全造成致命的威胁。

饮食营养

营养重点

重点补充	适量补充
锌、钙	叶酸、碘

营养需求

　　孕13周，孕妈妈需要增加锌的摄入量，缺锌会造成孕妈妈味觉、嗅觉异常，食欲减退，消化和吸收功能不良，免疫力降低。富含锌的食物有生蚝、牡蛎、动物肝脏、口蘑、芝麻、赤贝等，尤其在生蚝中含量最丰富。14周左右，胎儿的甲状腺开始起作用，如母体摄入碘不足，新生儿出生后甲状腺功能低下，会影响孩子的中枢神经系统，尤其大脑的发育。鱼类、贝类和海藻等海鲜是碘最丰富的食物来源，每周至少要吃两次。

吃什么、怎么吃

　　1.孕妈妈到了这周变得胃口大开，胎儿的营养需求也加大了。孕妈妈可以放心地吃各种喜欢吃的东西了。

　　2.再好吃、再有营养的食物都不要一次吃得过多、过饱，或一连几天大量食用同一种食物。

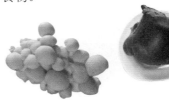

孕13周参考餐单

用餐时间	食物名称
早餐	火腿时蔬小丸子，香煎藕饼，牛奶1杯
加餐	饼干2片，苹果1个
午餐	咖喱鸡饭，蛤蜊菌菇汤，子姜鸡汁蒸排骨
加餐	大枣5个，牛奶1杯
晚餐	牡蛎煎饼，熘肝尖，蒜蓉红椒蒸扇贝

孕13周推荐菜肴

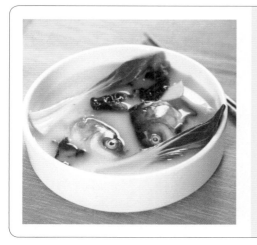

鱼头木耳汤

鱼头1个，冬瓜300克，油菜200克，木耳100克，料酒、白糖、盐、葱段、姜片、鸡精、胡椒粉、植物油各适量。

1.将鱼头刮净鳞，去鳃片，洗净，在颈肉两面划两刀，放入盆内，抹上盐。冬瓜切片，油菜片成薄片，木耳择洗干净。

2.炒锅上火，倒油少许滑锅，把鱼头沿锅边放入，煎至两面呈黄色时，烹入料酒，加盖略焖，加白糖、盐、葱段、姜片、清水，用大火烧沸，盖上锅盖，用小火炖20分钟，待鱼眼凸起，鱼皮起皱，汤汁呈乳白色而浓稠时，放入冬瓜、木耳、油菜，加入鸡精、胡椒粉，烧沸出锅装盘即可。

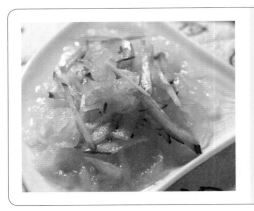

黄瓜海蜇丝

黄瓜2根，海蜇100克，红椒、葱、姜、盐、香油各适量。

1.黄瓜切成丝；海蜇泡洗干净切成丝；红椒、葱、姜洗净分别切成丝备用。
2.锅内倒水烧开，放入海蜇丝，用大火快速焯透，捞出沥干水分备用。
3.把黄瓜丝、葱丝、姜丝、红椒丝放入小碗中，加入盐、香油拌匀腌5分钟，再放入海蜇丝即可。

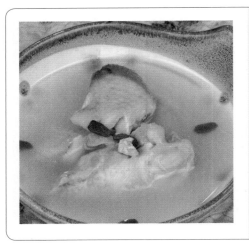

老母鸡汤

老母鸡1只（约重1500克），猪排骨2块，葱段、姜片、料酒、精盐、味精各适量。

1.老母鸡和排骨洗干净，分别放入沸水锅内焯一下捞出，再用水洗净。
2.将母鸡和猪排骨放入锅内，加水，下葱段、姜片、料酒、精盐，上火烧开后，用小火焖煮约3小时（以水不沸腾为宜，使鸡肉和排骨中的蛋白质、脂肪等营养物质充分溶于汤中），直至鸡肉脱骨，加入味精，即可食用。

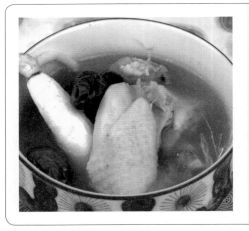

人参当归鸡汤

鲜鸡1/2只（重约600克），当归25克，姜2片，人参1支，枸杞子、盐各适量。

1.将鲜鸡剖好，洗净，去皮，沸水焯后斩成大块，待用。
2.当归用清水洗净，切片待用。
3.把鸡块、姜片、当归、枸杞子及人参一同放入炖盅内，注入适量水至八成满，用大火隔水炖2～2.5小时，取出，以适量盐调味，即可趁热食用。

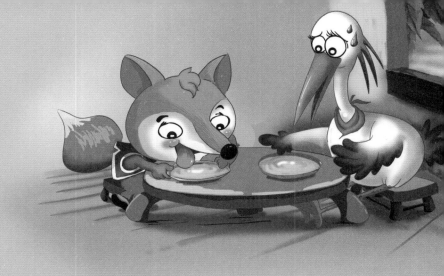

同步胎教

胎教故事《狐狸请客》

从前有一只狐狸，十分狡猾。

有一天，狐狸邀请仙鹤到家中吃晚饭，然而，狐狸并没有真心真意地准备什么饭菜来款待客人，仅仅用豆子做了一点汤，又故意把汤盛在一个很平很平的盘子中。仙鹤的嘴又细又长，每喝一口汤，汤便从它的长嘴中流出来，怎么也吃不到。仙鹤十分气恼，觉得自己被戏弄了，狐狸却十分开心。

第二天，仙鹤决定报复一下狐狸，于是回请狐狸吃晚饭。它同样做了一些狐狸爱喝的汤，并把汤盛在一只长颈小口的瓶子里。晚餐开始了，仙鹤很容易地把头颈伸进去，悠闲地品尝着美味，而狐狸却一口都尝不到，害得它口水直流。

狐狸受到了仙鹤的报复，鼻子都气歪了。但由于自己戏弄仙鹤在先，没办法，只好灰溜溜地回家去了。

• 宝贝，妈妈对你说 •

这是个有趣的小故事，这个故事告诉我们两个道理：一是狐狸对待朋友缺乏诚意，恶有恶报；二是仙鹤很聪明，懂得以其人之道，还治其人之身。我的宝贝，我们做人不可以像狐狸那样虚情假意，一定要真心真意地对待朋友，把好东西留给朋友，因为，朋友是你一生中最大的财富。

怀孕14周

Huaiyun 14 Zhou

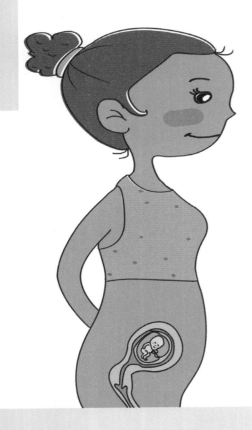

孕妈妈身体的变化

怀孕14周 早孕反应完全消失，食欲开始增加

　　由于孕激素水平的升高，小肠的平滑肌运动减慢，使孕妈妈遭受便秘的痛苦。同时，扩大的子宫也压迫肠道，影响其正常功能。解决便秘的最好方法就是多喝水，多吃纤维素丰富的水果和蔬菜。

胎儿的变化

怀孕14周　头部到臀部的长度80～90毫米

　　胎儿的脸部继续发育，逐渐形成面颊和鼻梁，耳朵和眼睛已经归位。胎儿的皮肤上开始长出螺旋形汗毛。这些汗毛会决定胎儿将来的肤色，同时也有保护皮肤的作用。

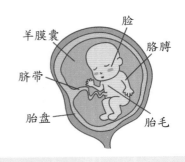

本周大事提醒

生活计划	执行方案
确保手脚暖和	为了舒张手脚的静脉和动脉，应确保孕妈妈的手脚一直保持温暖
适度运动	孕妈妈可以做快步走、慢跑等运动
产前检查	定期关注胎儿的发育情况

安全保障计划

洗澡时的注意事项

·洗澡的时间不宜太长

洗澡时，浴室大都通风不良，导致空气浑浊，而水蒸气又使得空气的湿度增加，所以空气中的含氧量会降低。若孕妈妈在浴室久待，不仅自身可能会出现恶心、头晕等症状，还有可能造成胎儿缺氧。

因此，孕妈妈在洗澡时一定要记得时间不能过长。专家建议以不超过15分钟为宜。

·洗澡的水温要注意调节

洗澡的水温不能过高，也不能过低。孕妈妈洗澡时水温应该与羊水的温度接近，保持在37℃～42℃最为理想。孕妈妈最忌寒凉，所以洗澡水的温度也不能太低，夏天就算再热也不能冲凉水澡，而是应该用温水冲洗身体。

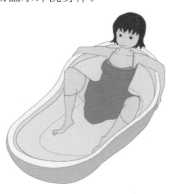

·最好采用淋浴

女性在怀孕时，尤其在孕晚期，孕激素的分泌量会大大增加，阴道环境内极容易滋生病菌。如果常进行坐浴，沐浴之后的脏水更容易进入到阴道内，引发宫颈炎、附件炎等妇科炎症，严重时甚至会导致早产。因此，孕妈妈还是用淋浴的方式更为安全。

孕中期常见的小症状

·头晕

有些女性怀孕后就会感觉头晕目眩，做事总是提不起精神。头晕是孕妈妈常见的症状。轻者头重脚轻，走路不稳；重者眼前发黑，突然晕厥。

头晕原因	症状表现
早孕反应	在停经6周左右出现，伴有嗜酸、食欲缺乏、偏食、恶心、头晕、呕吐等，多在妊娠12周左右自行消失
供血不足	妊娠的早中期，由于胎盘形成，血压会有一定程度的下降。本来就患有原发性高血压病的孕妈妈，血压下降幅度会更大。血压下降，流至大脑的血流量就会减少，造成脑血供应不足，使脑缺血、缺氧，从而引起头晕。这种脑供血不足，一般到怀孕7个月时即可恢复正常
进食过少	这类孕妈妈有时发作性头晕，伴有心悸、乏力、冷汗，一般多在进食少的情况下发生。进食少，使血糖偏低，从而导致身体不适
妊娠高血压综合征	由于该病易出现脑血管痉挛，影响局部血氧供应而发生头晕眼花，伴有头痛、水肿、蛋白尿等，多出现于妊娠中晚期。应立即到医院就诊
体位不妥	该类孕妈妈的头晕属于仰卧综合征，是妊娠晚期由于子宫增大压迫下腔静脉导致心脑供血减少引起的。只要避免仰卧或半躺坐体位，即可防止头晕发生。如发生头晕，应马上侧卧
贫血	贫血也是引起孕妈妈头晕的常见原因。孕妈妈平时应摄入富含铁元素的食物，如动物血、猪肝、瘦肉等。一旦发生贫血，应紧急补铁，纠正贫血

· 小腿抽搐

作为孕妈妈为满足胎儿或乳儿发育，需要较常人更多的钙。如果饮食中摄取钙不足，血钙浓度低，就容易发生小腿抽筋。多发生于怀孕七个多月后，或是在熟睡醒来后，或是在长时间坐着，伸懒腰伸直双腿时。

关于腿部抽筋	详细讲解
腿部抽筋的原因·	很多孕妈妈，在孕期尤其在晚上睡觉时会发生腿部抽筋。这是因为在孕期中体重逐渐增加，双腿负担加重，腿部的肌肉常处于疲劳状态；另外，孕妈妈对钙的需要量明显增加。在孕中、晚期，每天钙的需要量增为1200毫克。当体内缺钙时，肌肉的兴奋性增强，容易发生肌肉痉挛。如果膳食中钙及维生素D含量不足或缺乏日照，会加重钙的缺乏，从而增加了肌肉及神经的兴奋性。夜间血钙水平比日间要低，夜间是小腿抽筋发作的高峰期
腿部抽筋的治疗	一旦抽筋发生，立即站在地面上蹬直患肢；或是坐着，将患肢蹬在墙上，蹬直；或请身边亲友将患肢伸直。总之，使小腿蹬直、肌肉绷紧，再加上局部按摩小腿肌肉，即可以缓解疼痛甚至使疼痛立即消失
腿部抽筋的预防	为了避免腿部抽筋，应多吃含钙食物如牛奶、孕妇奶粉、鱼骨。另外，五谷、果蔬、肉类食物都要吃，并合理搭配。某些食物包含的维生素种类特别多，比如动物肝脏脂肪不多，除不含维生素C和维生素E外，几乎包含了所有的维生素，而且含铁丰富，搭配富含维生素C和维生素E的黄绿蔬菜一起食用，极为理想；维生素A含量高的食物如胡萝卜，与含动物油脂的荤食一起煮熟后吸收更好
腿部抽筋的注意事项	需注意不要使腿部的肌肉过度疲劳；不要穿高跟鞋；睡前可对腿和脚进行按摩；平时要多摄入一些含钙及维生素D丰富的食品；适当进行户外活动，接受日光照射；必要时可加服钙剂和维生素D。但需要指出的是，决不能以小腿是否抽筋作为需要补钙的指标，因为个体对缺钙的耐受值有所差异，所以有些人在钙缺乏时，并没有小腿抽筋的症状

· 皮肤瘙痒

孕期瘙痒症的发生原因很多，除了内脏所引发的疾病，例如肝脏病、血液疾病、尿毒症之外，也可因怀孕时血液中的雌性激素增加，导致肝脏中胆汁淤塞在胆管内，发生胆汁排泄障碍，胆汁只好被迫流向血液中，血液中胆汁含量过高会刺激皮肤而引起皮痒。另外，从生活上着手，避免在运动后吃辛辣食物，以免受刺激而发汗，否则，由于水分蒸发带动皮肤干燥，只会使症状更为强烈。不要用各种消毒水、药皂或热水处理瘙痒部位，否则将更刺激皮肤。衣服的质料以棉质柔软为佳。不可泡温泉。

饮食营养

营养重点

重点补充	适量补充
铁、钙	叶酸、维生素A

营养需求

1.从怀孕14周起为帮助胎儿骨骼发育，孕妈妈需要摄取充足的钙，多吃含钙食物，并多晒太阳。

2.孕妈妈应摄取足够的铁，以满足孕期的需求。

3.建议少量补充叶酸及维生素A。维生素A可以帮助细胞分化，对胎儿眼睛、皮肤、牙齿、黏膜的发育起重要作用，但是摄取过量也会导致唇腭裂、先天性心脏病等缺陷。建议多食用深绿色蔬菜、水果等食物。

吃什么、怎么吃

1.三餐定时：最理想的吃饭时间为早餐6～7点，午餐12点，晚餐18～19点；吃饭时间最好30～40分钟，用餐过程要从容，心情要愉快。

2.三餐定量：三餐都不宜被忽略或合并，且分量要足够，每餐各占一天所需热量的1/3，或呈倒金字塔形，早餐丰富、午餐适中、晚餐量少。

3.三餐定点：养成定点吃饭的习惯，如果你希望未来宝宝吃饭时能坐在餐桌旁专心进餐，那么你现在吃饭的时候就应该固定在一个气氛温馨的地点，且尽量不受外界影响或被打断用餐。

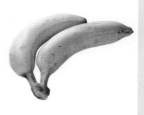

孕14周参考餐单

用餐时间	食物名称
早餐	牛奶麦片，煮鸡蛋1个，面包2片，凉拌金针菇
加餐	果汁1杯，花生10粒
午餐	奶香苹果煎饼，蒜蓉西蓝花，土豆烧茄子
加餐	苹果1个，酸奶1杯
晚餐	虾仁迷你饺，鸭肉白菜，奶香咖喱鸡

孕14周推荐菜肴

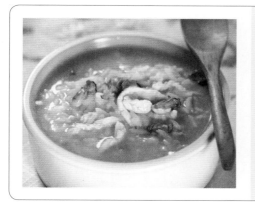

牡蛎粥

糯米30克，牡蛎肉50克，猪肉50克，料酒、盐、蒜末、葱末、胡椒粉各适量。

1.糯米淘洗干净备用，牡蛎肉清洗干净，猪肉切成细丝。

2.糯米下锅，加清水烧开，待米稍煮至开花时，加入猪肉丝、牡蛎肉、料酒、盐一同煮成粥，然后加入蒜末、葱末、胡椒粉调匀，即可食用。

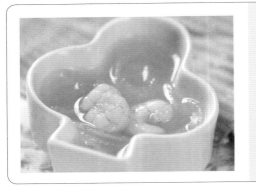

粉丝虾仁

粉丝200克，虾200克，蒜末、豆豉、植物油、酱油各适量。

1.虾剥皮，洗干净，粉丝用开水烫过。
2.放入蒜末、豆豉、植物油、酱油，搅拌均匀。
3.放入锅中隔水蒸15分钟。

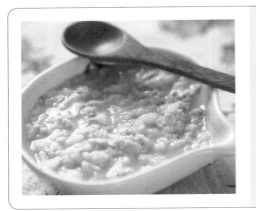

燕麦粥

燕麦100克，大米100克。

1.将燕麦去除杂质，在水中浸泡两个小时后再洗净放入锅中。
2.将大米洗净也放入锅中，加适量水烧沸后改用小火熬煮。
3.煮的过程中，要不停地搅拌，煮至熟烂即可。

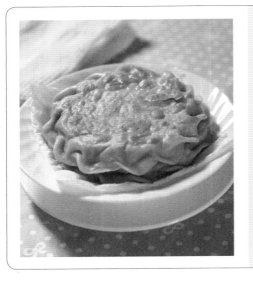

菜合

韭菜300克，鸡蛋2个，花生油1大匙，面粉500克，粉丝、海米、木耳、腐竹、姜、盐、香油、料酒各适量。

1.韭菜洗净沥水，切成末，放入盆内。
2.将鸡蛋用热油炒熟铲碎后，盛入盆内。
3.将发好的粉丝、海米、木耳、腐竹洗净，剁碎，放入盆内。
4.将姜切成末，再加盐、香油、料酒拌匀。
5.将面粉用温水和成面团，做成25克一个的面剂，擀成薄饼，两层饼中间夹一层馅，制成菜合。
6.将平底锅抹一层花生油，烧至七成热时将菜合放入，烙至两面金黄即成。

同步胎教

欣赏《月光奏鸣曲》

胎儿的听觉正在发展完善，舒缓的音乐利于胎儿接受音乐的熏陶。推荐妈妈欣赏贝多芬的《月光奏鸣曲》第一乐章。

贝多芬的《月光奏鸣曲》之所以被称为"月光"，是由于德国诗人路德维希（1799~1860）把此曲第一乐章比作"犹如在瑞士卢塞恩湖月光闪耀的湖面上荡漾的小舟一样"。"月光"这个名称使这首钢琴奏鸣曲成为家喻户晓的名曲。此曲写于1801年，是献给贝多芬的第一个恋人朱莉埃塔的。第一乐章，是持续的慢板，2/2拍子，徐缓的旋律中流露出一种淡淡的温柔和思念。

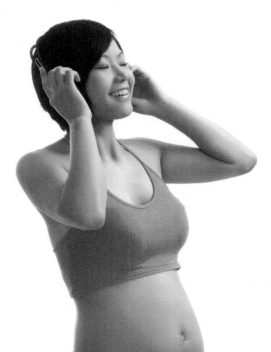

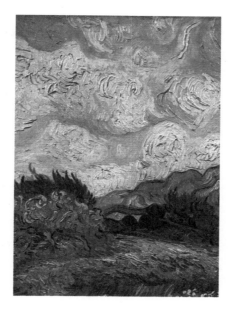

麦田与松柏（局部）
（荷兰）文森特·威廉·凡·高

欣赏《枫叶寒蝉》

推荐孕妈妈欣赏齐白石的《枫叶寒蝉》。

《枫叶寒蝉》是齐白石工笔兼写意风格的代表作之一。画面取枫叶一枝，以大写意手法画出，简约、传神。一只寒蝉伏于叶上，正感知着浓浓的秋意，蝉笔法工致，呼之欲出，境界新奇而充满诗意。写意的树叶与工笔的寒蝉相互对比，其格调超脱高妙，力显神韵，洋溢着健康、有趣、自足和蓬勃的生命力。画面构图简洁，流露着画家对日常生活情景的热爱和朴实深厚的人生体验，通过水墨和色彩表达出真挚的情感。

聆听《微风吹拂的方式》

《微风吹拂的方式》选自班得瑞第九张专辑《微风山谷》。坐看云起，聆听微风。旋律像微风一般，轻轻拂过寂静的心田，春天的乐章就这样轻盈地流淌着。

制作这张专辑，班得瑞乐团花费了三年的时间，埋首于瑞士南方的萨斯菲山谷之中，不仅实地撷取当地的自然原声为素材，并以音乐忠实呈现从白露冷冽的雪色，舒人胸怀的绿茵，到静观月升的静谧，沐浴温暖日落等不同时空的时节变化。孕妈妈仿佛在乐曲中乘风而行，跟着地形的起伏而滑行于山谷间各个角落，感受平原的辽阔，山峦的雄伟，赞叹造物者的鬼斧神工。

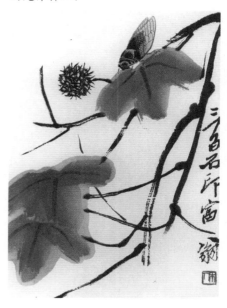

枫叶寒蝉／齐白石

怀孕15周

Huaiyun 15 Zhou

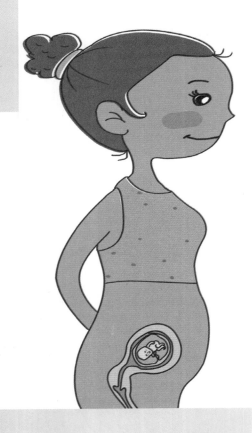

孕妈妈身体的变化

怀孕15周 更换孕妇装

此时可以考虑买孕妇装了，因为宽松的衣服会使你感觉更舒服。虽然离预产期还有很长一段时间，但是乳房内已经开始生成乳汁。分泌乳汁时可在胸部内垫上棉纱，并在洗澡时用温水轻轻地清洗乳头。

胎儿的变化

怀孕15周 头部到臀部的长度90～107毫米

孕15周，终于完成胎盘的形成。胎盘具有保护胎儿并提供营养和氧气的作用。此时羊水的量也开始增多，胎儿在羊水中可以自由自在地活动。此时的胎儿开始长眉毛，头发继续生长。

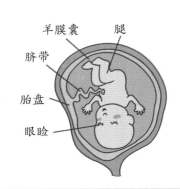

羊膜囊　腿
脐带
胎盘
眼睑

本周大事提醒

生活计划	执行方案
全面开展胎教	此时直接和间接的刺激都会对胎儿的生理、心理发育产生影响，是进行胎教的最佳时机
小心妊娠斑	外出时应戴遮阳帽，避免阳光的刺激
补充营养	保证充足的蛋白质、多种维生素、钙、铁等营养素的供给

安全保障计划

一起来做运动

　　孕中期，也就是怀孕4～7个月，胎盘已经形成，所以不太容易造成流产。这个时期，胎儿还不是很大，孕妈妈也不是很笨拙，所以在孕中期增加运动量是适合的时期。

　　孕中期，胎盘在逐渐形成，因此流产的可能性在降低，适当增加一些运动量还是很有必要的。但加大运动量，并非是增加运动强度，而是指提高运动频率、延长运动时间。需要注意的是，孕妈妈要根据自己的实际情况来选择运动，如果以前运动很少的话，可适当选择一些轻微的活动，如散散步、坐坐健身球等；如果以前坚持运动的话，可以选择游泳、打打乒乓球等，但最好事先征得医生的同意。切记不要做一些剧烈的运动，避免过高或过低的劳动。

　　对于不会游泳的孕妈妈，也可以选择早晚散散步，既促进肠胃蠕动，还能增加耐力，耐力对分娩是很有帮助的。而在走动的同时，胎儿也不闲着，可以刺激他的活动。其实，在阳光下散步是最好的，可以借助紫外线杀菌，还能使皮下脱氢胆固醇转变为维生素D_3，这种维生素能促进肠道对钙、磷的吸收，对胎儿的骨骼发育特别有利。

　　还有一些比如健身球等运动，对孕中期的女性也是很有好处的，孕妈妈可根据自身情况自由选择。

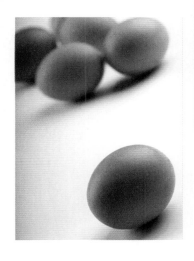

现在补钙很重要

　　钙对人体来说非常重要，它是骨骼的主要组成部分。孕期胎儿骨骼的生长发育需要大量的钙。孕晚期，胎儿体内约含钙25克，因而孕妈妈需补充足够的钙，才能保证母体本身代谢及胎儿骨骼的正常发育，孕中期每天需要补充1000毫克钙，孕晚期要供给1500毫克钙。缺钙对胎儿的生长发育，尤其是骨骼的发育也会产生障碍，使出生后的婴儿患有先天性佝偻病。

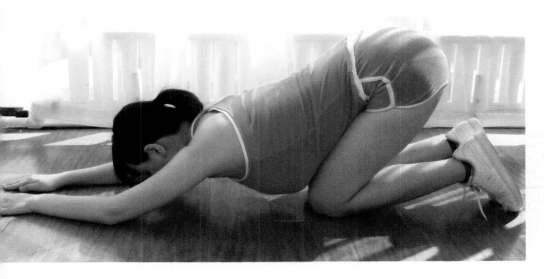

饮食营养

营养重点

重点补充	适量补充
锌、膳食纤维	维生素C、矿物质

营养需求

孕15周孕妈妈及胎儿对营养的需求大大增加，孕妈妈可通过喝孕妇奶粉来满足自身和胎儿的营养所需。孕妇奶粉营养全面、质量较好，所以怀孕期间的孕妈妈坚持食用有很多好处。

对于那些仍有孕吐的孕妈妈来说，并不用刻意让自己多吃什么，与其每天对着鸡鸭鱼肉发愁，不如选择自己喜欢的食物，以增进食欲。

吃什么、怎么吃

孕妈妈多吃一些芹菜、萝卜等含粗纤维的蔬菜或水果，对清洁口腔有利，而且充分地咀嚼可以起到锻炼牙齿、按摩牙龈的作用。含咖啡因的饮料和食物会影响胎儿大脑、心脏、肝脏等器官的发育；辛辣食物会引起便秘；一些含食品添加剂和防腐剂的食物易导致畸胎和流产，孕妈妈应少吃或不吃。

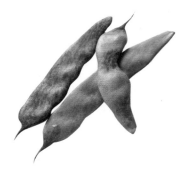

孕15周参考餐单

用餐时间	食物名称
早餐	小米粥，煮鸡蛋1个，炝拌小水萝卜，核桃蛋黄豆腐
加餐	苹果1个，香蕉1个
午餐	地瓜饼1张，排骨汤面，鲜虾百合芦笋，脆辣鸡胗
加餐	猕猴桃1个，葡萄10粒
晚餐	辣白菜炒饭1碗，白贝豆腐萝卜汤，蚝油黑椒炒牛肉

孕15周推荐菜肴

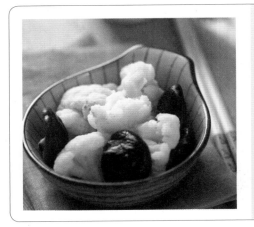

香菇炒菜花

菜花250克，香菇15克，花生油15克，鸡油10克，盐3克，鸡精2克，葱花2克，姜片2克，水淀粉10克，鸡汤200毫升。

1.菜花择洗干净，切成小块，放入沸水锅内焯一下捞出；香菇用温水泡发，去蒂，洗净。

2.炒锅上火，放花生油烧热，下葱花、姜片煸出香味，加鸡汤、盐、鸡精，烧开后捞出葱花、姜片不要，放入香菇、菜花，用小火稍煨入味后，用水淀粉勾芡，淋鸡油，盛入盘内即成。

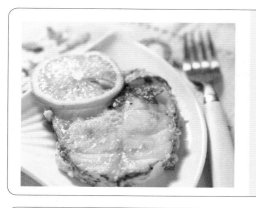

煎鳕鱼

鳕鱼400克，柠檬汁适量，鸡蛋1个，淀粉适量。

1. 将鳕鱼洗净，切块。
2. 鳕鱼内加入盐腌制片刻，挤入少许青柠檬汁。
3. 将备好的鳕鱼块裹上蛋清和淀粉。
4. 锅内放油烧热后，放入鳕鱼煎至金黄色，装盘时点缀青柠片即可。

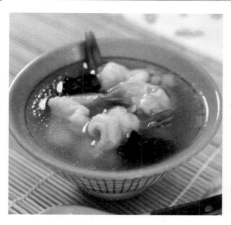

鱼白三鲜

水发鱼肚150克，木耳50克，鸡汤250毫升，大虾6只，鸡油20克，葱段、姜片、蛋清、干淀粉、盐、黄酒各适量。

1. 鱼肚剖开后用坡刀片成片，放在碗中，加10克鸡油、葱段、姜片、黄酒、盐，上笼蒸半小时取出。
2. 木耳洗净，加10克鸡油、鸡汤，上笼蒸10分钟取出。大虾去壳洗净，加盐、蛋清、干淀粉拌匀。案板上撒干淀粉，将大虾放在上面，用酒瓶轻轻捶成薄片，再将虾片放在开水中略焯，迅速捞起。
3. 将鱼肚、木耳、虾片一起下在鸡汤里，加盐，烧开后盛出即可。

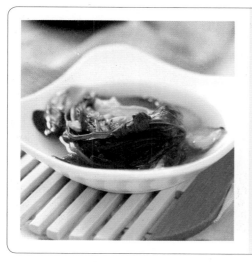

素什锦

花生米、香菇、金针菇、腐竹、莴笋、胡萝卜、马蹄、栗子、冬笋、银杏各30克，植物油、盐、生抽、白糖、鸡精、香油各适量。

1. 香菇、腐竹分别切小块；金针菇切段；马蹄、莴笋、胡萝卜、冬笋、栗子和银杏切小块；花生米用开水浸泡后去红衣。
2. 热油，放入花生米炸香。放入香菇块、金针菇、腐竹块、胡萝卜块、栗子块、冬笋块、银杏一起煸炒。
3. 加入盐、生抽、白糖、鸡精，再加入少许清水，盖上锅盖煮7～8分钟。放入莴笋块、马蹄块，稍微煸炒，炒匀后淋上香油即可盛盘食用。

同步胎教

欣赏《松林的早晨》

推荐孕妈妈欣赏俄国著名画家希施金的名作《松林的早晨》。希施金是19世纪俄国巡回展览画派最具代表性的风景画家，也是19世纪后期现实主义风景画的奠基人。

在松林的早晨，金色的阳光透过朝雾射向林间，清新潮湿的空气浸润着密林，巍然挺拔的松树枝叶繁茂，生机勃勃，表现了大自然无限的生机。在这大自然的怀抱中，你仿佛可以尽情地呼吸这甘美新鲜的空气，你几乎能兴奋得叫出声来，聆听自己那激荡于林间的回声。在这安谧寂静的环境中，几只活泼可爱的小熊在母熊的带领下，来到林中嬉戏玩耍，它们攀援在一根折断的树干上，相互引逗，似乎在练习独立生活的本领。这一生动细节的描绘，使整个画面产生了动静结合的艺术效果，同时，也增强了观者身临其境的真实感。

大片松林虽然布满整个画面，但是，由于安排得错落有致，主次分明，虚实相间，使画面显得多而不乱，密而不塞，给人以疏朗、开阔、深远的感觉。

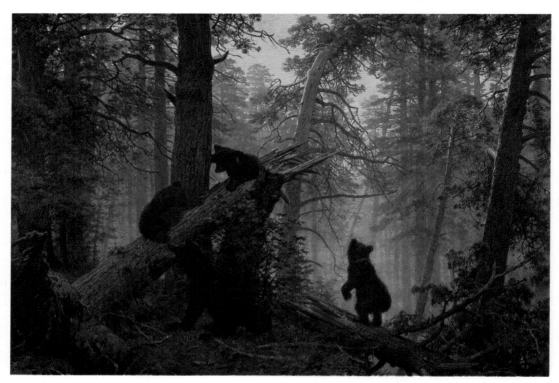

松林的早晨／（俄）伊凡·伊凡诺维奇·希施金

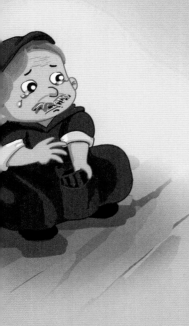

胎教故事《祖父和孙子》

　　从前有个很老很老的老人，眼睛花，耳朵也聋，双膝还不住地发抖。每当他坐在餐桌前吃饭时，汤匙也握不稳，常常把菜汤洒在桌布上，汤还会从嘴边流出来。儿子和儿媳都嫌弃他，老人只好躲到灶后的角落里吃饭。他们给他一只瓦盆，把饭菜盛到里面给他吃，而且每顿饭都不给老人吃饱。老人很伤心，常常眼泪汪汪地看着桌子。

　　有一天，老人的手颤抖得连那只瓦盆都端不稳了，瓦盆掉到地上打碎了。儿媳没完没了地训斥他，老人一声不吭，只是不住地叹气。儿子和儿媳又花了几分钱买来一只木碗给老人吃饭用。

　　后来有一天，老人的儿子和儿媳正在吃饭，四岁的小孙子把地上的碎木片拾掇到一起。

　　"你这是干什么呢？"父亲问。

　　"我要做一只木碗，等我长大了，让爸爸妈妈也用它吃饭。"

　　听到这话，儿子和儿媳对视了一会儿，最后哭了起来。他们立刻将老人请到桌边，从此让老人和他们一起吃饭，即使老人不小心洒出点什么，他们也不再说什么了。

· 宝贝，妈妈对你说 ·

　　亲爱的宝贝，孝敬父母、尊老爱幼是我们中华民族的传统美德。我们每个人都有老去的一天，如果你想将来你的孩子怎么对待你，那么你就怎样对待你的父母吧！这种美德一代一代传承下去，才是真正的好事。

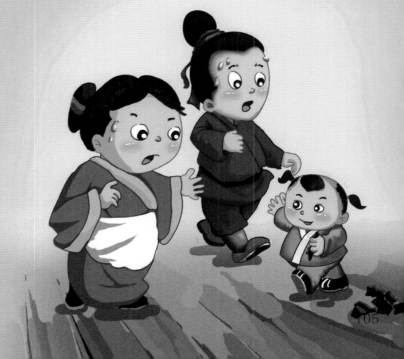

怀孕16周

Huaiyun 16 Zhou

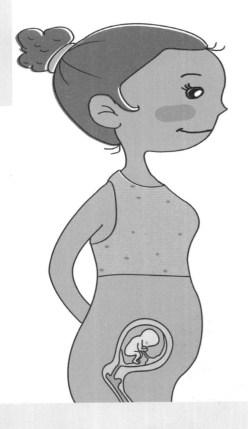

孕妈妈身体的变化

怀孕16周 下腹部明显变大

　　随着食欲的增强，孕妈妈的体重会迅速增加。此时，下腹部会明显变大，所以周围的人对其怀孕的事实一目了然。除了腹部外，臀部和全身都会长肉，所以要注意调整体重。一般情况下，怀孕18～20周能感受到第一次胎动。

胎儿的变化

怀孕16周 头到臀部的长度为108～116毫米，体重80克左右

　　胎儿的神经系统开始工作，肌肉对于来自脑的刺激有了反应，因此能够协调运动。现在能够通过超声波扫描分辨出胎儿的性别了。通过羊膜穿刺术，可以获得有关胎儿健康的重要信息。

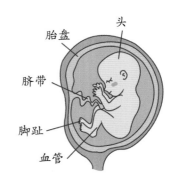

本周大事提醒

生活计划	执行方案
唐氏综合征筛检	如果孕妈妈年龄在35周岁以上，建议抽血做唐氏综合征筛检
慎重接种	在这一时期预防接种要慎重，以免造成感染，形成死胎或流产，接种前必须先与医生商量
关注体重	从本月起每隔15天空腹测一次体重，每周增长以350克为宜，增加过快或不增都应注意

安全保障计划

有必要做唐氏筛查

孕16周，孕妈妈十分有必要做唐氏筛查，以确定胎儿是否患有唐氏综合征。临床上把唐氏综合征又称为先天性痴呆症，是新生儿十分常见的一种染色体疾病。据统计，每750个新生儿中就有一个患有这种病症。

患有唐氏综合征的患儿不仅有严重的智力障碍，而且生活不能自理，还会伴有复杂的心血管疾病，给家庭带来巨大的经济负担与精神压力。从目前医疗发展水平来看，还没有有效的治疗方法。即便如此，孕妈妈也不用过度担心，因为唐氏综合征可以通过产前筛查、诊断等方式防止患儿出生。为此，建议每位怀孕16周的孕妈妈在孕期都要做唐氏筛查，从根本上防止唐氏综合征的患儿出生。

补充营养要因人而异

如果孕妈妈孕前的营养状态很好，孕早期不需特意加强营养。如果孕妈妈孕前营养状况欠佳，体质较弱，应该从受孕前几个月开始增加营养，怀孕后也要及早改善营养状况。进入孕中期也要因人而异，对于营养状况好、体质佳的孕妈妈，适当地加强营养即可；对于营养过剩、明显肥胖的孕妈妈，要定期检查胎儿发育状况，若发现胎儿偏大，减少高热量食品的摄入。

腹痛的治疗

·异常妊娠所致的腹痛

在妊娠12周以前（孕早期），只要孕妈妈有腹痛出现，就应该想到流产和异位妊娠。在孕中期以后出现腹痛，要考虑到早产及正常位的胎盘早期剥离。流产时的下腹痛，在先兆流产、完全流产、过期流产发生感染时，表现不尽相同。主要有少量的阴道出血，有时伴有轻微的下腹痛、腰痛及下坠感。进一步发展，阴道出血量增加或因宫腔内存在血液或血块，可刺激子宫收缩，导致下腹部阵发性剧痛，或痉挛痛，并有坠胀感。随着子宫体部的强烈收缩，子宫颈口逐渐开大，出现交替的反复性腹痛。

·输卵管妊娠

输卵管流产、破裂，首先感觉是患侧下腹部剧烈刺痛，在反复发生刺痛的同时或在其前后出现阴道出血。由于妊娠处破裂或输卵管流产可迅速发生腹腔内大量出血，因而引起全腹持续性疼痛、腹壁紧张，明显的腹膜刺激征和放射到会阴部、阴部及肩胛部的疼痛。

·卵巢妊娠

其症状与输卵管妊娠相似，有轻微的下腹痛及阴道出血。

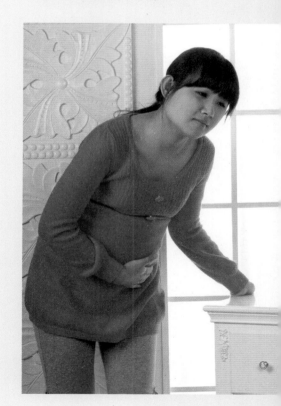

饮食营养

营养重点

重点补充	适量补充
锌	钙、复合维生素

营养需求

从孕16周开始，胎儿进入迅速生长阶段，每天需要大量营养素。恰好此时，孕妈妈的孕吐情况已经大有改善，早孕的不适反应已消失，流产的危险也变得很小，但是对于饮食营养的关注则丝毫不能放松。

此时孕妈妈应该增加各种营养素摄入量，尽量满足胎儿迅速生长及母体营养素存储的需要，避免因营养不良或缺乏对胎儿生长发育和母体健康的影响。

吃什么、怎么吃

增加主食摄入：应选用标准米、面，搭配一些杂粮，如小米、玉米、燕麦片等。一般来说，孕中期每日主粮摄入应在400～500克，这对保证热量供给、节省蛋白质有着重要意义。

增加动物性食物：动物性食物所提供的优质蛋白质是胎儿生长和孕妇组织增长的物质基础。此外，豆类以及豆制品所提供的蛋白质质量与动物性食物相仿。对于经济条件有限的家庭，可适当选食豆类及其制品以满足机体需要。但动物性食物提供的蛋白质应占蛋白质总量的1/3以上。由于孕妈妈要负担两个人的营养需要，因此需要比平时更多的营养。同时，尽量避免食用过分刺激的食物，如辣椒、大蒜等。

孕16周参考餐单

用餐时间	食物名称
早餐	珍珠汤，手抓饼，爽口瓜皮丁
加餐	牛奶1杯，橙子1个
午餐	米饭1碗，玉米笋烩鸡柳，浇汁香煎鱿鱼
加餐	樱桃10个，榛子10个
晚餐	馄饨1碗，香煎鱼肉饼，美味烧茄子

孕16周推荐菜肴

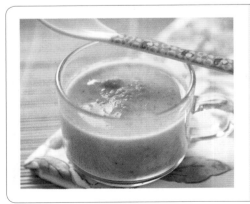

胡萝卜苹果奶

胡萝卜80克，苹果100克，熟蛋黄1/2个，牛奶80毫升，蜂蜜10毫升。

1.苹果去皮，去心；胡萝卜洗净。
2.将苹果、胡萝卜切块后与熟蛋黄、牛奶、蜂蜜一起放入搅拌机中，搅打均匀。

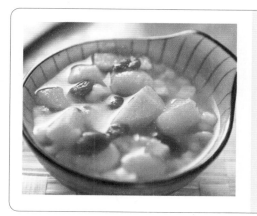

玉米蚕豆羹

玉米粒300克，鲜蚕豆30克，菠萝40克，枸杞子10克，植物油、盐各适量，生粉1小匙，骨头汤1碗。

1.玉米粒蒸熟；菠萝去外皮切成与玉米粒大小的颗粒；鲜蚕豆剖去外皮；枸杞子用水泡发。
2.锅里放入植物油烧热，加入骨头汤煮滚，再放入玉米粒、枸杞子、菠萝粒、鲜蚕豆同煮10分钟，入味后放盐，生粉用水勾芡出锅。

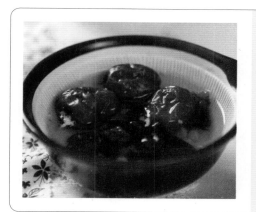

木耳枣豆

黑木耳100克，红枣4～5枚，黄豆50克，盐适量。

1.将黑木耳、黄豆、红枣分别洗净，加水泡涨。
2.然后一同置于锅内，加水适量，小火炖至熟烂，加盐调味即成。

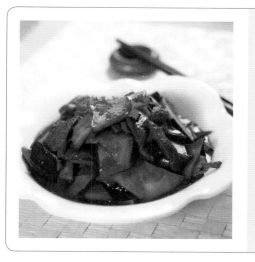

黄瓜炒猪肝

猪肝300克，黄瓜2根，葱末、姜末、蒜末、木耳、植物油、酱油、料酒、水淀粉、盐、白糖、鸡精、高汤各适量。

1.将猪肝洗净，切成薄片。用水淀粉、盐腌制，以八成热的油滑散后捞出待用。
2.将黄瓜洗净，切成菱形薄片；木耳洗净并撕成小碎块。
3.将油放入锅内，油烧至七成热时，放入葱末、姜末、蒜末、黄瓜片、木耳翻炒几下，放入猪肝，淋入料酒，再加酱油、盐、白糖、鸡精、高汤。
4.用水淀粉勾芡，出锅即成。

同步胎教

朗诵《雨巷》

　　为胎儿朗诵戴望舒的《雨巷》，同时配以英国名曲《绿袖子》。优美的曲子配上优美的诗，一定可以给胎儿美的享受。

　　《绿袖子》是一首英国民谣，在伊丽莎白女王时代就已经广为流传，相传是英皇亨利八世所作。这首民谣的旋律非常古典而优雅，是一首描写对爱情感到忧伤的歌曲。

　　《勃兰登堡协奏曲》是巴赫的管弦乐作品中最著名的乐曲。这部协奏曲一共有6首，是巴洛克风格的音乐。这部协奏曲主题非常轻松。整个作品基本都在小快板的节奏中完成。

　　在音乐声中我们仿佛回到了17世纪，回到了数百年历史的勃兰登堡。推荐孕妈妈听勃兰登堡巴洛克室内乐团演奏的版本。这个乐团成员比较年轻，但演奏时把对乐曲理解的自信和全身心地投入，展现给了听众。孕妈妈可以在清晨醒来后，一边欣赏这首活泼明快的乐曲，一边梳洗打扮，相信一定能为你带来一天的好心情！

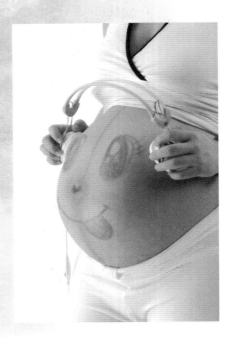

撑着油纸伞，独自
彷徨在悠长、悠长
又寂寥的雨巷
我希望逢着
一个丁香一样的
结着愁怨的姑娘

她是有
丁香一样的颜色
丁香一样的芬芳
丁香一样的忧愁
在雨中哀怨
哀怨又彷徨
她彷徨在这寂寥的雨巷
撑着油纸伞
像我一样
像我一样地
默默彳亍着
冷漠、凄清，又惆怅

她默默地走近
走近，又投出
太息一般的眼光

她飘过
像梦一般地
像梦一般地凄婉迷茫
像梦中飘过
一枝丁香
我身旁飘过这女郎
她静默地远了、远了
到了颓圮的篱墙
走尽这雨巷

在雨的哀曲里
消了她的颜色
散了她的芬芳
消散了，甚至她的
太息般的眼光
丁香般的惆怅

撑着油纸伞，独自
彷徨在悠长、悠长
又寂寥的雨巷
我希望飘过
一个丁香一样的
结着愁怨的姑娘

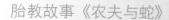

胎教故事《农夫与蛇》

　　从前，有一位农夫在寒冷的冬天里看见一条正在冬眠的蛇，误以为蛇冻僵了，就把它捡起来，小心翼翼地揣进怀里，用自己的体温温暖着它。

　　那蛇受了惊吓，被吵醒了。等到它彻底苏醒过来，便因为自卫的本能，用尖利的毒牙狠狠地咬了农夫一口，使农夫受了致命的创伤。

　　农夫临死的时候痛悔地说："我欲行善积德，但学识浅薄，结果害了自己，遭到这样的报应。"

• 宝贝，妈妈对你说 •

　　宝贝，这个故事给那些貌似"善良"的人一个教训。农夫虽然好心"救"了蛇，但他并不了解蛇有冬眠的习性，因此，农夫的救助反而使冬眠中的蛇受到惊吓，反咬农夫一口。这个故事告诉我们，善意不是随便施与的，能够真正了解别人的需求才是王道，帮助了并不需要帮助的人反而会伤到自己。

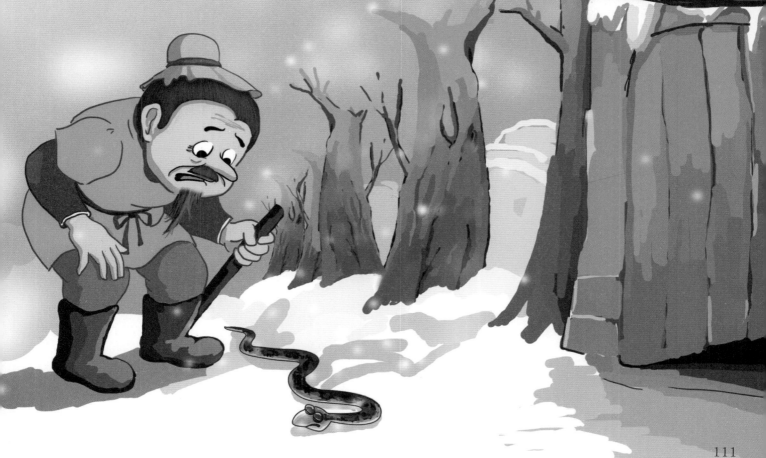

怀孕17周

Huaiyun 17 Zhou

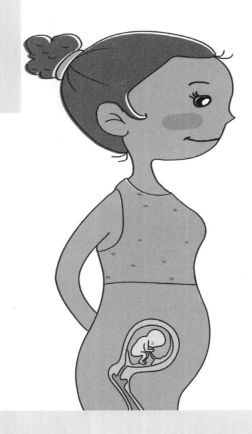

孕妈妈身体的变化

怀孕17周　有的孕妈妈会出现牙龈出血

　　由于子宫的增大，胃肠会向上移动，所以饭后总会感到胸闷、呼吸困难。开始在臀部、大腿、手臂等各部位都形成皮下脂肪，体重明显增加。

胎儿的变化

怀孕17周　　胎儿的身长有12厘米，体重会超过100克

　　胎儿的头虽然仍较大，但看起来已经开始和身体的其他部分成比例了。他的双眼更大了，但仍紧闭着，睫毛和眼眉长得更长。这时期胎儿迅速成长，脂肪开始在胎儿的皮下聚集，帮助保暖并提供能量。

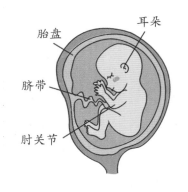

本周大事提醒

生活计划	执行方案
控制体重	给自己确定分娩前的目标体重，并每天记录体重
注意起居	在起居中一定要踩稳，这阶段睡眠时最好侧卧，以免压迫腹中胎儿，阻碍其血液循环。多去户外走走，晒晒太阳，促进钙的吸收
饮食营养	均衡地摄取所需的营养，减少碳水化合物的摄入量
穿上孕妇装	选择一身合体的孕妇装会把孕期装点得分外精神

安全保障计划

失眠了怎么办

人的睡眠是有一定规律可循的，根据不同时段，脑电波的状态可以分为慢波睡眠和快波睡眠。整个睡眠过程中人首先会从慢波睡眠进入快波睡眠，然后再次重复，整晚重复4～6次。而孕妈妈失眠则主要是因为难以从慢波睡眠状态正常进入到快波睡眠状态，进而导致入睡时间长，夜里多梦，凌晨早醒，总睡眠时间少于6个小时，甚至彻夜难眠。究其原因主要包括三点：

· 生理原因

主要是指孕妈妈妊娠期间由于子宫压迫膀胱导致尿频等症状，致使孕妈妈频繁起夜；同时由于身体负担加重，心跳加快，血压升高，又易导致呼吸不顺畅、心慌、气短等症状，也会导致失眠。

· 心理原因

女性怀孕期间对身体变化的恐慌，对周围环境的敏感以及对分娩的恐惧和焦虑，容易使情绪过于兴奋或者过于沮丧，如果不及时疏导就会造成失眠。

· 现实原因

早上有赖床的习惯，白天运动较少，只是待在家里不外出走动，平时接触的人较少，生活空虚无聊，对周围的一切都感觉乏味，打不起精神，往往容易导致失眠。

巧吃职场工作餐

孕妈妈吃工作餐时要精挑细选，降低对口味的要求，注重营养平衡。

序号	挑选工作餐的方法
1	工作餐里的菜往往不是咸了就是淡了，孕妈妈应少吃太咸的食物，以防止体内水钠潴留，引起血压上升或双足水肿。其他辛辣、调味重的食物也应该明智地拒绝
2	工作餐中的油炸食物，在制作过程中使用的食用油可能是反复使用的回锅油。这种反复沸腾过的油中有很多有害物质，孕妈妈最好不要食用工作餐里的油炸食物
3	为了弥补吃新鲜蔬菜的不足，孕妈妈在午饭前30分钟吃个水果，补充身体需要的维生素
4	孕妈妈要慎重选择饮料。健康饮料包括矿泉水和纯果汁，而含咖啡因或酒精的饮料应避免饮用

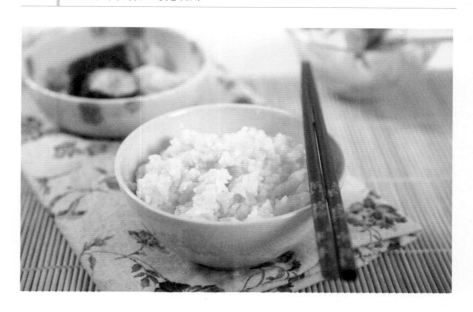

饮食营养

营养重点

重点补充	适量补充
钙、维生素D	维生素A、维生素C、维生素E

营养需求

本周孕妈妈要把钙供应给胎儿，促进胎儿骨骼的生长，因此一定要吃足够的含钙食品，尤其是乳制品。含钙多的食物包括杏仁、豆类、乳制品、带骨鱼类、芝麻酱、豆腐和菠菜等。

吃什么、怎么吃

孕17周是胎儿脑细胞和脂肪细胞增殖的"敏感期"。在这个时期，孕妈妈一定要注意增加蛋白质、磷脂和维生素的摄入，应多吃乳类、蛋类、瘦肉、肝、鱼、豆类和青菜，保证营养的充足供应。

孕17周参考餐单

用餐时间	食物名称
早餐	煮鸡蛋1个，小米粥1碗，老醋菠菜1碟
加餐	杏仁5粒，牛奶1杯
午餐	热汤面1碗，肉丁炒蟹味菇，虾仁豆腐
加餐	苹果1个，猕猴桃1个
晚餐	米饭1碗，草鱼炖豆腐，松仁玉米

孕17周推荐菜肴

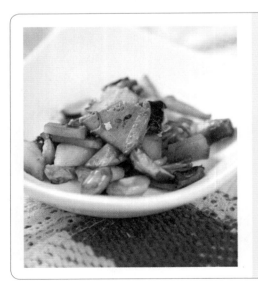

鱼香肝片

猪肝300克，水豆粉30克，葱、姜、蒜各少许，植物油、绍酒、酱油、醋、白糖、泡辣椒、味精各适量。

1.将猪肝切成长约4厘米、宽约3厘米、厚约0.3厘米的片，加盐及水豆粉（20克）码匀。姜、蒜去皮，切成米粒。葱切成葱花。泡辣椒剁成碎末。

2.用1碗水豆粉（10克）、绍酒、酱油、醋、白糖、味精及汤调成滋汁。

3.炒锅置大火上，下植物油，烧至七成热时，放进猪肝炒散后倒入泡辣椒、姜、蒜末。待猪肝炒伸展时，下葱花、烹滋汁，最后起锅入盘。

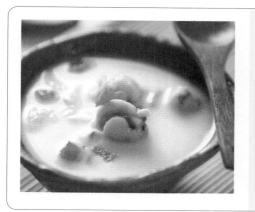

牛奶花蛤汤

花蛤400克，植物油10克，红椒、姜片、盐、鲜牛奶、鸡汤、鸡精、胡椒粉各适量。

1.将花蛤放入淡盐水中浸泡使其吐清污物，然后放入滚水中煮至开口，捞起后去掉无肉的壳。

2.红椒洗净切成细粒。

3.炒锅下油烧热，放入红椒、姜片爆香，加入鲜牛奶、鸡汤煮滚后，放入花蛤用猛火煮1分钟，最后加入盐、鸡精、胡椒粉即成。

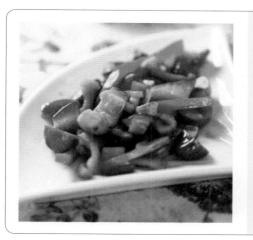

香菇炒栗子

香菇150克，栗子6个，葱花、姜末、蒜末、青辣椒丝、红辣椒丝、各适量，盐1/2小匙，蚝油1小匙，植物油1大匙。

1.香菇用清水洗净，切成块。栗子蒸熟，剥去外皮，栗子肉用刀切成两半。

2.将香菇和栗子分别用沸水焯一下，捞出控水。

3.炒锅烧热，加植物油，六七成热时放入葱花、姜末、蒜末爆香，放入香菇、栗子，再放入青辣椒丝、红辣椒丝、盐、蚝油翻炒均匀入味即可。

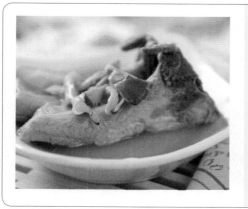

排骨蘑菇汤

排骨500克，蘑菇100克，番茄100克，料酒、盐各适量。

1.排骨用刀背拍松，再敲断骨髓，加适量盐、料酒腌约15分钟；番茄、蘑菇洗净切片备用。

2.锅中加适量水，烧开后放入排骨，撇去浮沫，加入适量料酒，用小火煮约30分钟。

3.倒入蘑菇片再煮10分钟，放盐调味后，加入番茄片，煮沸即可食用。

同步胎教

胎教故事《十二生肖的故事》

在中国的十二生肖里，有兔子、老虎、老鼠……那么，为什么没有猫呢？这里有个故事。

很久以前，有一天，人们说："我们要选十二种动物作为人的生肖，一年一种动物。"天下的动物有那么多，怎么个选法呢？这样吧，定好一个日子，这一天，动物们来报名，就选先到的十二种动物为十二生肖吧。

猫和老鼠是邻居，又是好朋友，它们都想去报名。猫说："咱们得一早起来去报名，可是我爱睡懒觉，怎么办呢？"老鼠说："别着急，别着急，你尽管睡你的大觉，我一醒来，就去叫你，咱们一块儿去。"猫听了很高兴，说："你真是我的好朋友，谢谢你了。"

到了报名那天早晨，老鼠早就醒来了，可是它光想着自己的事，把好朋友猫的事给忘了，就自己跑去报名了。

结果，老鼠被选上了。猫呢？猫因为睡懒觉，起床太迟了，等它赶到时，十二种动物已被选定了。

猫没有被选上，就生老鼠的气，怪老鼠没有叫它。从这以后，猫见了老鼠就要吃它，老鼠就只好拼命地逃，现在还是这样。

• 宝贝，妈妈对你说 •

宝贝，故事中的猫之所以没有入选十二生肖，是因为它过于懒惰，把自己的事情托付给别人，结果连参加选拔的资格都失去了。就算猫有理由责怪老鼠，但毕竟自己连自己的事情都不当回事，还能指望别人把你的事情当回事吗？所以，猫只能怪自己，因为太懒惰错失良机。宝贝，如果你想做成某件事，那就要认真对待，充分做好准备，尽自己最大的努力去争取。你要永远记住："机会只会降临到有准备的人身上。"

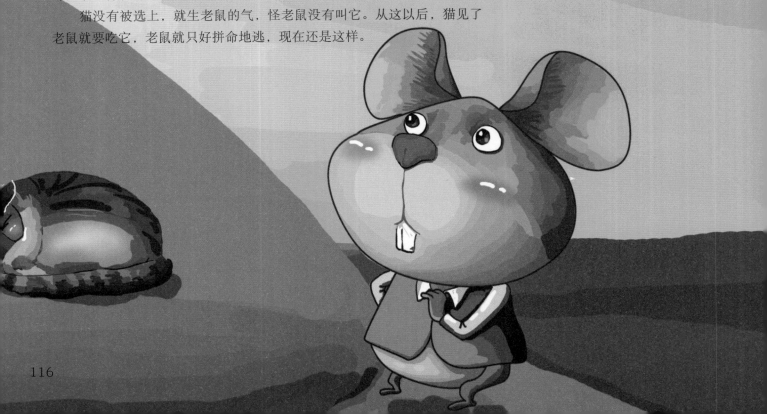

柴可夫斯基的《十一月：雪橇》

柴可夫斯基创作的钢琴套曲《四季》，描绘了一年四季十二个不同画面。这十二个小曲分别是：《一月：在篝火旁》、《二月：狂欢节》、《三月：云雀之歌》、《四月：松雪草》、《五月：五月之夜》、《六月：船歌》、《七月：收割机之歌》、《八月：收获》、《九月：狩猎》、《十月：秋之歌》、《十一月：雪橇》、《十二月：圣诞节》。

《十一月：雪橇》带有明显的俄罗斯民歌特征，我们似乎能感受到奔跑的马车和马车上快乐的人们正奔向远方……

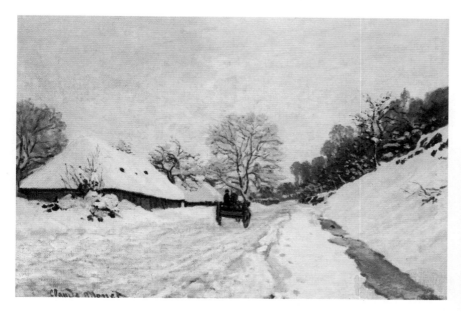

雪中道路／（法）克劳德·莫奈

欣赏《秋日私语》

《秋日私语》是钢琴王子理查德·克莱德曼的代表作之一，是一首非常浪漫抒情的钢琴曲，非常适合孕妈妈在散步时欣赏。

天空高远，飞鸟盘旋，青山隐隐。一片褪去夏日气息的树叶，摇曳在风中。微风吹拂，树叶在空中跳出了最美的舞蹈，带着新的希望与期待飘落……《秋日私语》的前半部像一首叙事诗，叙述着秋天的故事，悠扬婉转，随着思绪的深入，乐曲变得激昂，最后在高潮部分骤然收尾，留下无尽的想象空间。

欣赏《乘着歌声的翅膀》

推荐孕妈妈欣赏门德尔松的《乘着歌声的翅膀》。这首歌的歌词来自海涅的一首抒情诗。全曲以流畅的旋律和分解的和弦构成了柔美的伴奏，描绘了一幅温馨而富有浪漫主义色彩的景象——乘着歌声的翅膀，跟亲爱的人一起前往恒河岸旁，在开满红花、玉莲、玫瑰、紫罗兰的宁静月夜，听着远处圣河发出的潺潺涛声，在椰林中享受爱的欢悦、憧憬幸福的梦……

曲中不时出现的下行大跳音程，生动地渲染了这美丽动人的情景。

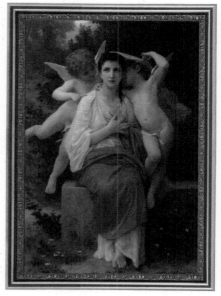

心的觉醒／（法）威廉·阿道夫·布格罗

怀孕18周

Huaiyun 18 Zhou

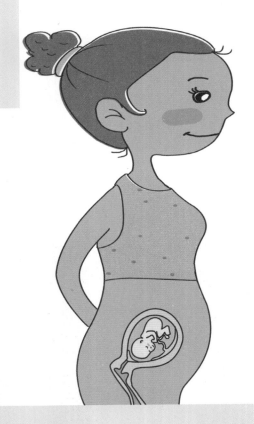

孕妈妈身体的变化

怀孕18周 大部分孕妈妈都会感觉到胎动

在这一时期，精力逐渐恢复，并发现性欲增强。在怀孕期间，动作温柔的性生活是相当安全的，如果有什么顾虑，可以向医生咨询。

胎儿的变化

怀孕18周 胎儿的身长为12.5～14厘米，体重约150克

随着心脏跳动的活跃，利用听诊器可以听到胎儿的心跳声音，而且利用超声波检查可以查出心脏是否有异常。这时是胎儿最活跃的阶段，胎儿不时地以脚踢妈妈肚子的方式来表达自己的存在。

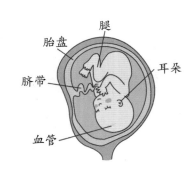

本周大事提醒

生活计划	执行方案
预防痔疮	适当食用莴笋、萝卜、豆类等产气食物，少食辛辣食物
参加培训班	与丈夫一起参加孕妇学习班，了解孕期可能出现的各种异常和妊娠并发症

安全保障计划

第一次胎动

胎动的强弱各不相同。最初孕妈妈感到在肚脐下边一带肠子转动，好像腹泻的感觉，可能就是胎动的前兆。初次怀孕的人往往不知道这就是胎动。最初的胎动不很活跃，不是每天都能感觉到。但是，随着怀孕周数的增加，在一天里能感觉到数次，觉得好像是胎儿在肚子里伸胳膊、伸腿。

胎动也是了解胎儿发育状况的一个标准，因此要记录首次胎动的日期，在做产前检查时，应告诉医生。

母子一体化胎教

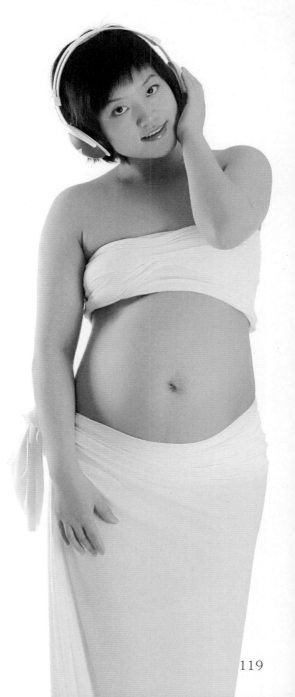

母亲与胎儿不仅肉体连成一体，而且思维也是一体的，正因为母子的思维也是一体的，为胎教的进行提供了可能。鉴于母子思维一体的原理，无数例证证实了母亲应该调整自己的情绪、思维，因为这些对胎教都是必要的。有人认为，胎儿既然孕育于母腹中，母子肉体连成一体是理所当然的，可是，应该还不用考虑到心灵联系那个阶段吧？其实不然。

如果母亲的想法和胎儿的想生长的想法完全相反的话，在这种状态下出生的婴儿，未来必然无法心存丰富的感情。有时候，因为婴儿洞悉母亲心里的这种想法，就会变得不想吸食母亲的奶水。因为，既然妈妈不希望我的到来，我也不要吸奶了。母奶是婴儿的命脉，这实在是相当严重的抗议。

以前的母亲虽然不知道胎儿脑部的发育与构造，也不知道所谓压力的影响，但是胎儿在树叶的摇曳声与鸟儿的呢喃声中成长，也没有化学肥料的污染，却在无形中自然地对胎儿进行了胎教。在现代社会这种大环境里生活，人际关系复杂，在都市中从早到晚与人、噪声、污染相处，导致母亲与胎儿独处的机会变得极少，所以只好人为地、有意识地给孩子创造最好的环境。良好的胎教是极其必要的。

饮食营养

营养重点

重点补充	适量补充
蛋白质	矿物质、复合维生素

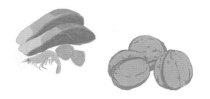

营养需求

孕18周孕妈妈需要每天喝水1～1.5升。也可以喝牛奶，牛奶中含有丰富的矿物质和蛋白质，对母胎都非常适宜。如果孕妈妈体胖，可喝脱脂奶。如果喝奶后出现腹胀、腹痛、腹泻等症状，可喝酸奶或脱脂酸奶。

吃什么、怎么吃

1.一瓶200～250毫升的牛奶：可补充优质的蛋白质和钙质。2.一个鸡蛋：鸡蛋的蛋白质最易被人体吸收，且富含卵磷脂。3.一份主食：250～400克，可给人体提供能量和B族维生素。4.500克蔬菜：其中绿色蔬菜250克，红黄蔬菜250克，可给人体提供维生素、矿物质和纤维素。5.两个水果：可给人体提供果糖、果胶、维生素、矿物质和纤维素。6.100克豆制品：可给人体提供优质的植物蛋白质。7.100克肉制品：可给人体提供优质的动物蛋白质。8.一份调味品：每天食用25克植物油，白糖尽量少放或不放，每天盐的摄入量少于6克。9.一份水：每天喝6～8杯水，约1200～1500毫升，可促进身体的新陈代谢。

孕18周参考餐单

用餐时间	食物名称
早餐	牛奶麦片粥1碗，鸡蛋1个，虾仁甜豆
加餐	花生10粒，橙子1个
午餐	馒头1个，酱焖鲫鱼，山竹笋焖鸡
加餐	桃子1个，葡萄10粒
晚餐	葱油饼1张，红酒醉牛肉，鸡蛋炒韭菜

孕18周推荐菜肴

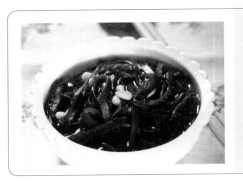

鸡汤煲松仁海带丝

松子仁100克，水发海带200克，鸡汤500克，盐1小匙。

1.松子仁用清水洗净，水发海带洗净切丝。
2.锅置火上，放入鸡汤、松子仁、海带丝用小火煨熟，加盐调味即可。

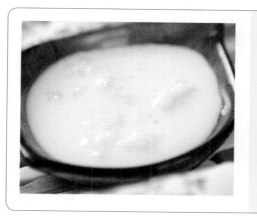

鲜奶炖蛋

鲜牛奶1杯，鸡蛋2只，姜汁、白糖各1小匙。

1.鸡蛋打散后，加入白糖搅匀，冲入鲜牛奶拌匀，待用。
2.将上述材料滤去泡沫及杂质，加入姜汁拌匀。
3.将处理好的蛋液倒入一深碗中，封上砂纸，上碟，隔水炖至凝固即成。

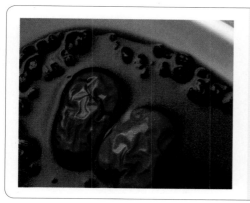

紫米粥

紫米100克，糯米100克，红枣5枚，白糖少许，清水适量。

1.将紫米、糯米分别淘洗干净；红枣洗净，剔枣核。
2.锅内放入清水、紫米和糯米，先用大火煮沸后，再改用小火熬煮至粥将成时，加入红枣略煮即成，以白糖调味即可。

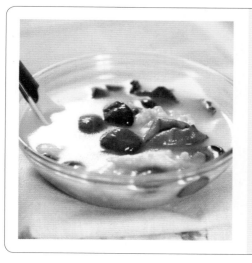

高汤鸡肉猴头菇

鸡肉400克，黄芪、白术、猴头菇各50克，冬笋1/2根，植物油1大匙，料酒、姜片、葱段、酱油、高汤、盐、鸡精、湿淀粉各适量。

1.黄芪和白术先煎取汁200毫升；猴头菇去掉针刺和老根，切成片；冬笋切片；鸡肉切块。
2.锅内放油烧至七成热，先炒鸡肉和猴头菇，变色后加料酒、姜片、葱段和酱油炒几下，加黄芪、白术汁和高汤，用小火焖至肉烂，拣去姜、葱，以盐、鸡精和湿淀粉勾芡即可。

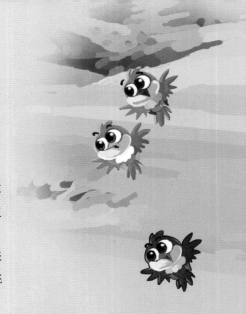

同步胎教

胎教故事《旺达和狗》

　　有个叫旺达的孩子，与猫、狗和鹰在大森林里相处得很快乐，并约定不论谁遇到了困难，其他三个都齐心协力帮忙。这天，旺达扛着猎枪，带上三个弟兄去打猎。当他们坐下来休息时，一只巨熊忽然从身后扑了过来。

　　猫见势不妙，"嗖"地窜上了树；鹰展开翅膀一下子飞上云霄。旺达来不及跑开，被巨熊从身后一掌拍倒在地。狗见旺达受伤，英勇地冲过来，跳起来猛地咬住熊的喉咙……

　　最后旺达得救了，而狗却死了，旺达流着眼泪安葬了它。

· 宝贝，妈妈对你说 ·

　　宝贝，这个故事中的狗是伟大的，猫和鹰是令人唾弃的。平常，猫和鹰很乖是因为它们有依靠，有旺达靠着，给它们吃，给它们喝，给它们睡。可是一旦和旺达一起遇到危险了，就逃之夭夭，离开旺达。而狗却在旺达最危难的时候挺身而出，这才是患难之交。所以，宝贝，我们交朋友，并不是看他们的外表怎么样，家境怎么样，而是看他们的品质，要交能跟我们同风雨、共患难的朋友，这样的朋友才是真正的朋友！

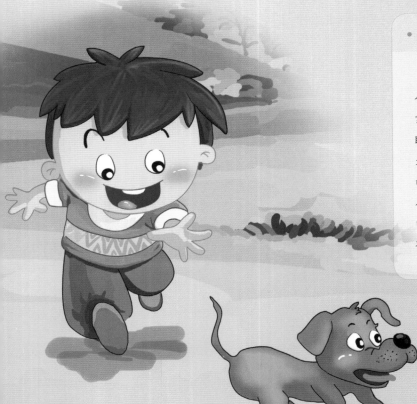

名画欣赏《农民的婚礼》

　　一看到这幅名画的名字——《农民的婚礼》，孕妈妈是不是马上就感觉到心里暖暖的，回想起自己的婚礼，那种甜蜜而又幸福的感觉必定油然而生。看看彼得·勃鲁盖尔的这幅《农民的婚礼》，再次感受一下农民结婚时那种喜筵的热闹场面。

　　孕妈妈可以先回忆一下自己的婚礼宴会上那种热闹、喜庆的场面，尽可能地将感觉充分地调动起来，再来欣赏这幅画，感受一下婚礼的气氛。

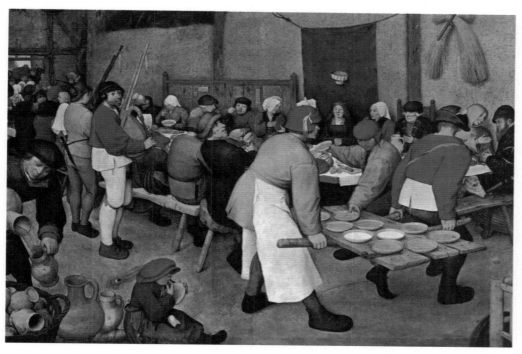

农民的婚礼／（荷兰）彼得·勃鲁盖尔

　　对于婚礼来说，新娘和新郎是主角。在这幅画中，墙上的一席绿色帘布我们发现了这场婚宴的主角——新娘。新娘满意地坐在一个纸糊的花冠下方，头上也戴了"宝冠"。即使坐在后排，也让人们一眼辨认出她的特殊身份。新娘幸福地闭着眼睛，双手交叠在一起，似乎脱离了喧闹的环境，独自陶醉在对婚姻的冥想和期待里。红扑扑的脸蛋并不漂亮，可是自有幸福的笑容挂在嘴角上。

怀孕19周

Huaiyun 19 Zhou

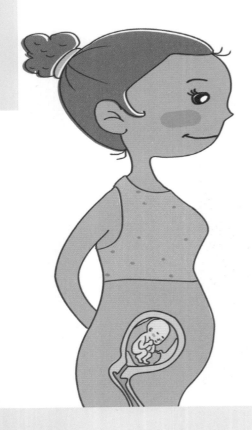

孕妈妈身体的变化

怀孕19周　在肚脐下方1厘米的位置能感觉到子宫

乳头会分泌出乳汁。这个时期，皮肤的色素变化会加剧，所以乳头的颜色会加深，偶尔会疼痛。由于流入阴道周围皮肤或肌肉的血液量增加，阴道内白色或淡黄色白带会增多。

胎儿的变化

怀孕19周　胎儿的身长为13～15厘米，体重约200克

胎儿皮肤的腺体分泌出一种黏稠的、白色的油脂样物质，称为胎儿皮脂，有防水屏障的作用，可防止皮肤在羊水中过度浸泡。

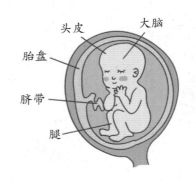

本周大事提醒

生活计划	执行方案
选择孕妇专用文胸	大小适宜的文胸能更好地支托不断加重的乳房，孕妈妈要随时更换文胸，以适应胸部的变化
保持心情愉快	由于体重的变化，孕妈妈感觉越来越辛苦，一定要适当缓解。通过自己感兴趣的事情来转移注意力
预防贫血和意外伤害	预防贫血和意外伤害，孕妈妈的饮食和起居要小心

安全保障计划

孕妈妈的靓丽肌肤

孕妈妈在怀孕期间，由于体内激素分泌不同于平常，所以皮肤会失去光泽，稍不注意还可能会变得越来越粗糙。所以孕妈妈千万不能忽视对皮肤的保养。那么怀孕期间应该怎样保养皮肤，使自己光鲜靓丽呢？

· 洗脸

这是怀孕女性美丽养肤的重中之重。早晚各洗一次脸，使用温和的洗面奶，尤其是T字形容易出油的区域更要仔细清洗，洗干净后均匀涂抹上必要的护肤品。在夏天时候容易出汗，洗脸的次数也应该相应增加。

· 防晒

由于激素分泌的作用，孕妈妈的皮肤上极容易生长雀斑，不过一般在分娩之后就会恢复，不必特别在意。但是，还是应该注意避免不要让阳光直射，因为紫外线能使雀斑加速滋长，不利于面部的美观。所以，孕妈妈在阳光灿烂的日子里外出工作或游玩，最好穿上长袖上衣，戴上遮阳帽，裸露在外的皮肤要涂抹防晒霜，防止紫外线对皮肤的伤害。

· 按摩

孕妈妈每天对脸部进行一定时间的按摩，也是保养皮肤非常有效的方法。按摩既可以促进面部皮肤的血液循环，加快新陈代谢，使皮肤细嫩光滑，还可以保持皮肤的紧绷细致，有利于分娩后尽早恢复年轻容颜。

按摩的时候要注意一些要领，按照步骤仔细进行，这样才会有事半功倍的效果：先使用洁面膏或洗面奶在脸上打圈清洗，用清水冲掉泡沫和污垢，擦干脸上皮肤；然后在脸上均匀地涂抹按摩膏，用双手的中指和无名指从脸的中部向外侧呈螺旋状按摩约50次；按摩完毕之后，清洗掉残留在脸上的按摩膏，再用干净的毛巾将脸擦干。在怀孕期间，如果能够坚持每天都按摩一次，对皮肤是十分有益的。在顺利生下胎儿之后，脸上会容光焕发，白皙细致，又恢复成之前的健康肌肤。

· 擦搓脸和手

这也是一种极为有效的护肤方法。闲暇时，可以将两只手互相擦搓，主要是双手的手心，摩擦20～30次，以手心发热为标准，然后再用双手的手心放在脸颊两侧，上下摩擦，使用的力量不要太大，否则容易挫伤面部皮肤，力度以脸颊不会感到疼痛为准，上下搓擦大约50次。擦搓时，手指的功能也要充分调动起来，手心摩擦脸颊的同时，手指带过眼窝、鼻翼、耳朵根部等，使整个面部都被擦过。这种方法可以促进双手和面部的血液循环，降低皮肤敏感性，增强皮肤的抵抗能力。

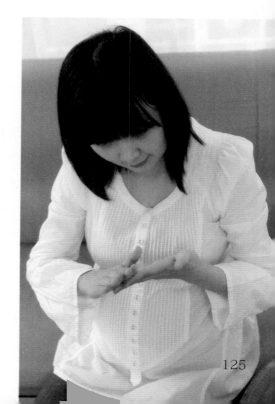

饮食营养

营养重点

重点补充	适量补充
维生素A、维生素D	钙、铁

营养需求

　　孕19周孕妈妈应加强对维生素A的补充。维生素A对维持正常视觉有重要作用，严重缺乏维生素A会导致色盲。不仅如此，维生素A也是正常骨骼发育所必需的，缺乏时会导致成骨与破骨之间的不平衡，并造成神经系统异常。

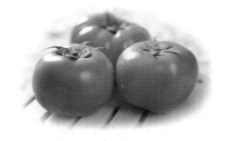

吃什么、怎么吃

重点补充	作用	建议食物
维生素A	可帮助细胞分化，对眼睛、皮肤、牙齿、黏膜的发育是不可缺少的。孕妈妈若平日饮食均衡，维生素A在日常饮食中摄取就足够	深绿色蔬菜、水果等
钙	怀孕时期为帮助胎儿及母体骨骼发育，必须多摄取钙；哺乳时期，为增加乳汁，最好也能多吃含钙的食品	小鱼干、黄豆制品、蛋、牛奶、绿色蔬菜、萝卜、花椰菜、鲑鱼、牡蛎、甘蓝、虾、蛤类等
铁	孕妈妈应摄取足够的铁，以满足孕期的需求及分娩时大量流失的血	蛋黄、肉类、动物的肝及其他内脏、蛋黄、谷类、深绿色蔬菜、桃子、杏仁、葡萄干、贝类等
钠	孕妈妈若为高危险妊娠，如妊娠高血压综合征、妊娠糖尿病等，应控制钠（盐分）的摄取量	避免的食物：盐渍品、卤制品、素食品、罐装加工食品等
维生素C	维生素C具有增强免疫力的功效；且素食孕妈妈可多补充维生素C，以利铁质被身体吸收	柑橘、番石榴、番茄、草莓、绿色蔬菜、花椰菜、白菜等
蛋白质	这是孕妇和产妇都非常需要的一种营养素，在一般的正常饮食中多能获取，所以不需太过担心	动物性蛋白质，如蛋、牛奶、肉类、鱼类等；植物性蛋白质，如豆浆、豆腐等大豆制品

孕19周参考餐单

用餐时间	食物名称
早餐	牛奶1杯，面包2片，鸡蛋1个，酱牛肉2片
加餐	胡萝卜汁1杯，核桃仁2个
午餐	米饭1碗，芝士大虾，菠菜枸杞熘猪肝
加餐	橘子1个，苹果1个
晚餐	南瓜粥1碗，小花卷1个，吉利鱼排，番茄烧豆腐

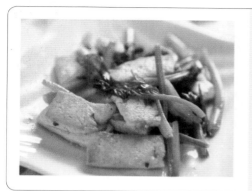

菠菜煎豆腐

豆腐400克，菠菜200克，植物油、盐各适量。

1. 将豆腐切片，菠菜切段。
2. 锅烧热加油，豆腐片放入油锅两面煎黄。
3. 加盐，烧1～2分钟后，再加菠菜段即可。

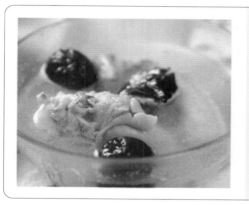

枣菇蒸鸡

肉鸡1只（约1000克），红枣15枚，香菇10克，黄酒、姜片、葱段、味精、盐各适量。

1. 鸡宰后去毛，剖腹去内脏，洗净。
2. 香菇、红枣水发，洗净，沥干水。
3. 将鸡肉外用盐擦抹一遍，把香菇、红枣置于鸡膛内，加上黄酒、姜片、葱段、味精，放入双层蒸锅中蒸2～2.5小时即可食用。

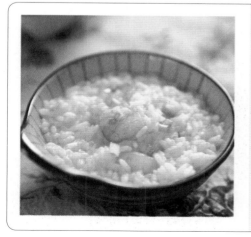

虾片粥

大米300克，大虾200克，盐、淀粉、花生油、料酒、酱油、白糖、葱花、胡椒粉各适量。

1. 将大米淘洗干净，放入盆内，加盐拌匀稍渍；将大虾去壳并挑出沙肠洗净，切成薄片，盛入碗内，放入淀粉、花生油、料酒、酱油、白糖和少许盐，拌匀上浆。
2. 锅置火上，放水烧开，倒入大米，再开后小火熬煮40～50分钟，至米粒开花，汤汁黏稠时，放入浆好的虾肉片，用大火烧滚即可。食用时，撒上葱花、胡椒粉即可。

同步胎教

欣赏海顿的弦乐四重奏

推荐孕妈妈欣赏海顿的弦乐四重奏《E大调弦乐四重奏——第一乐章》、《C大调弦乐四重奏——第二乐章》、《D大调弦乐四重奏——第三乐章》、《G小调弦乐四重奏——第四乐章》。

海顿是维也纳古典乐派的奠基人，他同莫扎特和贝多芬三人同为维也纳古典乐派的杰出代表，是世界音乐史上影响巨大的重要作曲家。海顿对古典音乐的主要贡献是交响曲和四重奏，由于他对于交响曲体裁的形成和完善作出了巨大贡献，因此海顿被人们称作"交响乐之父"。

海顿的音乐风格热情、典雅，充满了欢乐、幸福、和平的气氛。他的音乐就像优美的田园诗一样。他总是用这种笔调来歌颂大自然，歌颂生活。在他的作品中，还经常可以感受到鲜明的奥地利民歌风格。海顿作品的另一个特点是具有巧妙的幽默感，乐曲中充满了愉快而别致的情趣。为了达到既有清晰的旋律，又有复调的美感，海顿采用"说话的原则"，即各声部彼此像交谈般地呼应。莫扎特说："从海顿那里我才第一次学会了写作四重奏的真正方法。"在交响曲中，他"确立了以短小动机加以动力性展开的奏鸣性发展原则，废除了数字低音的传统，以及开始确立了近代管弦乐的编制和配器原则"。这些，都给予莫扎特和贝多芬很大的启迪。

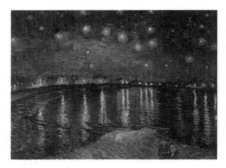

**罗纳河上的夜空／（法）
文森特·威廉·凡·高**

催眠曲《爱尔兰的星空》

《爱尔兰的星空》是一首融入了爱尔兰风情的摇篮曲，在八音盒的伴奏下，显得格外清澈如水。天空繁星点点，像钻石，更像孩子们的眼睛。

孕妈妈如果想快速入眠的话，那就一定要听这首《爱尔兰的星空》，歌声会把你带到轻轻摇摆的摇篮中，曲调温柔舒缓，孕妈妈想象自己在钻石般的星空下安然入睡。

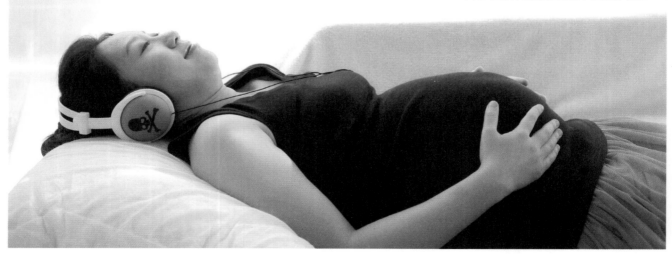

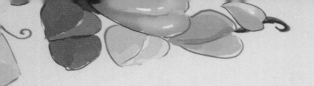

胎教故事《断尾的狐狸》

一只狐狸被猎人的捕猎器夹断了尾巴。没有了尾巴的狐狸真是难看极了，受了这种耻辱之后，它觉得脸上无光。狐狸怕被同伴们取笑，所以决定劝说其他狐狸也去掉尾巴，那样的话大家都一样了，谁也不会笑话谁。于是，它召集了所有的狐狸，劝说它们割去尾巴。它信口雌黄地说："尾巴既不雅观，又很笨重，我们拖着它，是多余的负担。我劝大家还是将没有什么用的尾巴去掉吧，就像我一样，多好啊！"

其他狐狸正在将信将疑地听着，断了尾巴的狐狸没注意到同伴的表情，说得更起劲了。这时，有一只狐狸站起来说："喂，朋友，如果这对你没利，你就不会这样煞费苦心地来劝说我们了。"

• 宝贝，妈妈对你说 •

宝贝，狐狸断尾后自觉丑陋，这时它的正确做法应该是：告诫它的同伴吸取它的教训，引以为戒。可是狐狸并没有这么做，为了让自己获得心理平衡，居然劝说同伴和它一样也断掉尾巴。宝贝，狐狸的这种做法是不是很不好？我们在日常生活中，千万不要为了自己的利益而损害他人利益，人与人之间交往要以诚相待，才能得到别人的尊重。

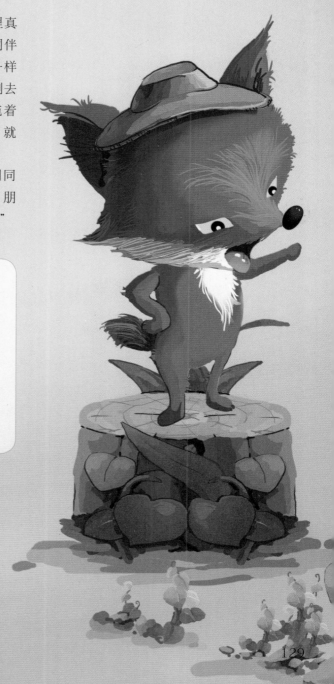

怀孕20周

Huaiyun 20 Zhou

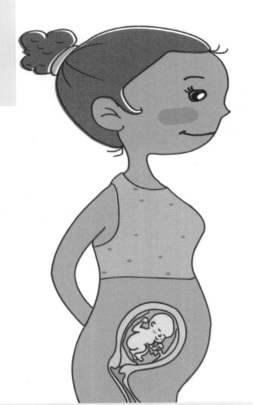

孕妈妈身体的变化

怀孕20周　孕妈妈出现尿频症状

　　子宫逐渐地往外挤，所以腹部会越来越大，而且腰部线条会完全消失。由于腹部的压力，肚脐会突出。随着子宫的增大，肺、胃、肾等器官会受到压迫，所以会出现呼吸困难、消化不良、尿频等症状，有时还会出现尿失禁的情况。

胎儿的变化

怀孕20周　胎儿身长为14～16厘米，体重260克左右

　　此时的胎儿完全具备了人体应有的神经系统，神经之间已经互相连接，而且肌肉比较发达，所以胎儿可以随意活动。有时伸懒腰，有时用手抓东西，有时还能转动身体。

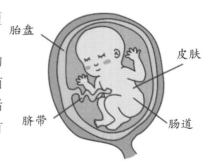

胎盘　皮肤　脐带　肠道

本周大事提醒

生活计划	执行方案
记录胎儿的心脏跳动	正常胎儿的心脏跳动次数为每分钟120～160次。如果胎儿的心脏跳动次数突然减少，便应该及时向产科医生咨询
预防水肿	在生活细节中远离水肿困扰

安全保障计划

小心预防阴道炎

随着阴道分泌物的增多，孕妈妈极容易感染上滴虫性阴道炎，不胜其扰。滴虫性阴道炎是一种女性常见的阴道炎症，它是由阴道毛滴虫感染而引起的。滴虫不仅在孕妈妈阴道内的皱襞上寄存，还可侵入到尿道，甚至上行到膀胱、肾盂，引起泌尿道的感染。

而且一旦孕妈妈患了阴道滴虫病，往往继发其他细菌感染，感染可由阴道上行蔓延到子宫腔，进一步引起宫腔感染。在孕早期感染容易引起流产、胎儿发育畸形，孕中期感染可引起人绒毛膜发炎，造成胎膜早破、胎盘早剥，同时通过胎盘直接引发胎儿感染。

序号	注意事项
1	孕妈妈一定要注意孕期卫生，不去不正规的游泳场所、洗浴场所，尽量去人少的地方
2	孕期检查要选正规的医院，避免去不正规的医疗单位做器械检查，以免发生间接感染
3	准爸爸患病，应严禁同房，积极治疗，以免引起滴虫的直接传播
4	用过的内裤、浴巾及洗浴用盆，应该采取5～10分钟的煮沸消毒
5	用0.5%～1%的乳酸或醋酸溶液进行阴道冲洗，每天晚上一次；也可在每晚睡前将甲硝唑栓剂塞入阴道，以10天为一疗程
6	千万不要自行服药。针对你的情况需要向医生咨询，根据药物的特性和服用时间的长短，由医生进行判断，以免对胎儿造成影响

缓解腰酸背痛的小方法

·腰酸背痛的原因

随着孕妈妈腹部一天天隆起，站立时身体的重心一定要往后移才能保持平衡。这种长期采用背部往后仰的姿势会使平常很难用得到的背部和腰部肌肉，因为突然加重的负担而疲累酸疼。除此之外，黄体酮使骨盆、关节、韧带软化松弛，也给腰背关节造成了负担。

怀孕期间，由于体重急剧增加，激素改变，孕妈妈多少都会有水肿、韧带松弛等现象发生。在怀孕初期，由于这些现象并不会对身体造成太大影响，因此，孕妈妈并不会感到腰酸背痛或行动不便。但是，到了怀孕中晚期，随着腹部逐渐变大、体重增加，孕妈妈开始感到行动不便，甚至经常出现腰酸背痛、小腿抽筋、双腿水肿等现象。其实，这些症状都属孕期的正常现象，孕妈妈不要每天忧心忡忡。

·维持良好的姿势

最重要的就是不要弯腰驼背，否则，压力往下时，脊柱就会不自主地弯曲，当然就容易造成腰酸背痛。所以孕妈妈要保持姿势正确、抬头挺胸，让重量平均放在骨骼上，是预防和减缓腰酸背痛的最有效方法。

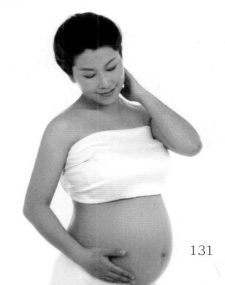

饮食营养

营养重点

重点补充	适量补充
蛋白质、钙	无机盐、复合维生素

营养需求

怀孕20周，为了保证胎儿的健康发育和孕妈妈的需要，要合理调配膳食以保证热能和营养素的供给。

孕妈妈在保证优质蛋白质的同时，还要确保无机盐和维生素的供给。无机盐、维生素具有建造身体、调节生理功能的作用，缺乏易影响胚胎的分化、细胞的分裂和神经系统的发育。

吃什么、怎么吃

怀孕20周孕妈妈应多吃蔬菜、水果，因为蔬菜、水果具有良好的感官性状，可增进食欲，帮助消化，对维持肠道正常功能及丰富膳食的多样化等方面具有重要意义。

在蔬菜、水果的选择上，还是有一定学问的。一般来说，颜色深的青椒、胡萝卜、韭菜、绿菜花等蔬菜富含叶绿素、叶酸、β—胡萝卜素以及维生素C等孕妈妈所需的重要营养素。

另外，在时间的选择上也有不同，一般来说，新鲜的水果和蔬菜比长期存放的营养丰富，比如新鲜大白菜与存放了许久的大白菜相比，不但口感更好，而且营养更丰富，水果、蔬菜在食用前要注意用果蔬专用清洗剂洗干净，以免残留在果蔬表面的农药对人体造成危害。

孕20周参考餐单

用餐时间	食物名称
早餐	鸡蛋1个，牛奶水果粥1碗，红枣玉米发糕，甜椒炒肉
加餐	番茄汁1杯，草莓5个
午餐	虾仁泡菜饼，双色豆干，茄汁黄豆
加餐	饼干2片，果汁1杯
晚餐	胡萝卜肉丁面，鹌鹑蛋蒸扇贝，虾仁炒茭白

孕20周推荐菜肴

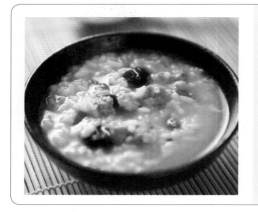

羊肉枸杞粥

羊肉100克，枸杞子30克，炙附片10克，大枣15枚，冰糖适量。

1.先将羊肉切细待用。
2.大米洗净与炙附片、枸杞子、大枣一同放入锅内，加水适量煮熟成粥。
3.待粥煮至熟烂时，再放入羊肉和冰糖煮至粥浓稠时即可。

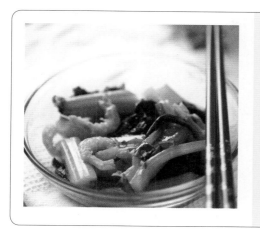

虾米炒芹菜

芹菜200克，虾米10克，植物油15克，酱油10克，鸡精3克，盐适量。

1.将虾米用温水浸泡；芹菜去老叶（保留大部分叶子）后洗净，切成短段，用开水烫过。
2.锅置火上，放油烧热，下芹菜快炒，并放入虾米、酱油，用大火快炒几下，出锅前撒些鸡精和盐（因为虾米已有咸味，盐需少放）即可。

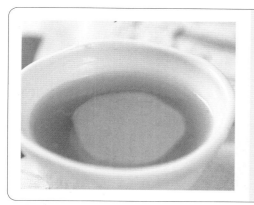

地瓜汤

地瓜200克，蜂蜜或冰糖适量。

1.将地瓜洗净、削皮、切块。
2.锅中加入适量水，将地瓜放入锅中煮。
3.水开后，用小火再慢煮约15分钟。
4.待地瓜变软后，关火，可根据自己的口味加入蜂蜜或冰糖调味。

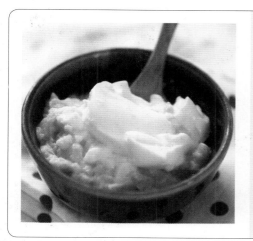

酸奶地瓜泥

地瓜1个，酸奶100克，鲜牛奶2大匙。

1.将地瓜洗净蒸熟。
2.将蒸熟的地瓜去皮压成泥。
3.加入鲜牛奶拌匀。
4.将地瓜泥放入盘中，整形。
5.将酸奶淋在地瓜泥上，还可以撒上喜欢吃的水果、干果之类的配料。

同步胎教

胎教故事《井底之蛙》

一只小青蛙生活在井底，自以为井底就是整个世界。无聊时，它就数数天上飘过的白云，一朵、两朵、三朵……累了，就躺在小床上舒舒服服睡个觉。

有一天，井沿上飞来一只鸟。青蛙很奇怪，就问："小鸟，你是从哪儿飞来的啊？"小鸟回答说："我是从天上飞来的啊，飞了一百多千米呢，口渴了，想下来找点水喝。"

青蛙听了哈哈大笑起来："哈哈，真好笑，你别吹牛了，天只有井口那么大，你还能飞一百多千米吗？"小鸟认真地说："天是无边无际的啊，可大了，你不知道吗？外面的大象大过我几千倍呢。"

青蛙说："我天天都看着天，怎么不知道呢？你就别吹牛了吧！"小鸟于是笑了："青蛙大哥，你天天待在井里，就只能看到这么大的天，你要是不信，就跳出井口来看看吧，我还要继续飞行呢！"

青蛙听了小鸟的话，整整想了好几天，终于下定决心跳出井口去看看。

青蛙抬头一看，天啊！天真的是无边无际的啊，天上还有很多白云。它们紧紧地靠在一起，太美了。大地一片片绿油油的庄稼，大树又高又壮，真是美不胜收啊。远处的大象真是比小鸟大几千倍！

青蛙这才知道小鸟说的是对的，要是自己听了小鸟的劝告，早点从井里出来就能早一点看到这么美丽的世界了。

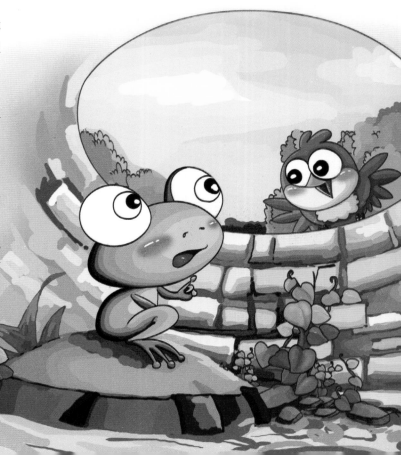

· 宝贝，妈妈对你说 ·

常年蹲在井底的青蛙，只能看到井口那么大的一块天，就以为是天的全部了。宝贝，世界是无限广阔的，就像知识的海洋永无止境一样。所以，我的宝贝，即使有一天你获得了很大的成功，也不要骄傲，因为那也只不过是沧海一粟而已。

朗诵《你是人间的四月天》

　　《你是人间的四月天》是林徽因的经典诗作，是她为爱子梁从诫所作的诗作。这首诗发表于1934年的《学文》上。这首诗是一篇极为优秀的作品。四月，一年中的春天，也是春天中的盛季。在这样的季节里，诗人要写下心中的爱。诗人将这样的春景比作心中的"你"。

　　这首诗的魅力和优秀并不仅仅在于意境的优美和内容的纯净，还在于形式的纯熟和语言的华美。诗中采用重重叠叠的比喻，意境美丽而无丝毫雕饰之嫌，更见清新自然的感情流露。

你是人间的四月天

我说你是人间的四月天，
笑响点亮了四面风，
轻灵在春的光艳中交舞着变。
你是四月早天里的云烟，
黄昏吹着风的软，
星子在无意中闪，
细雨点洒在花前。
那轻，那娉婷，你是，
鲜妍百花的冠冕你戴着，
你是天真，庄严，
你是夜夜的月圆。
雪化后那片鹅黄，你像；
新鲜初放芽的绿，你是；
柔嫩喜悦，
水光浮动着你梦期待中白莲。
你是一树一树的花开，
是燕在梁间呢喃，
——你是爱，是暖，是希望，
你是人间的四月天！

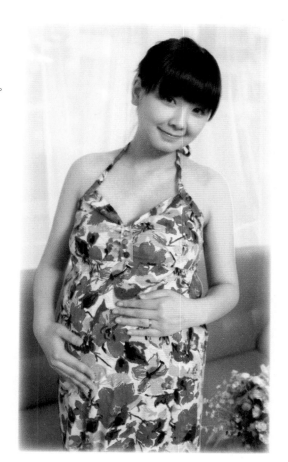

舒伯特《鳟鱼》五重奏

　　奥地利作曲家舒伯特在他短短的一生中，曾经创作完成了许多室内乐作品。在舒伯特的室内乐中，被认为艺术成就最高的是弦乐五重奏，而这首《鳟鱼》五重奏，则是他所有的室内乐作品中最著名、最受人喜爱的一首。由于作品的第四乐章是根据舒伯特创作的歌曲《鳟鱼》的主题而写成的变奏曲，所以这部作品被世人称为《鳟鱼》五重奏。

　　这首为钢琴、小提琴和低音提琴所做的作品共分为五个乐章，以第四乐章最为著名，是"鳟鱼"的主题变奏。在原作的歌曲中，作者先以愉快的心情，生动地描绘了清澈小溪中快活游动的鳟鱼的可爱形象；然后，鳟鱼被猎人捕获，作者深为不满。作者用分节歌的叙事方式，表达了他对鳟鱼的命运无限同情与惋惜的心情。推荐孕妈妈欣赏维也纳少年合唱团的《鳟鱼》，钢琴连音描绘着鱼儿畅游激起的水中波纹。歌声里充满喜悦和向往，有时候会叫人混淆，歌唱的究竟是鱼还是孩童。

怀孕21周

Huaiyun 21 Zhou

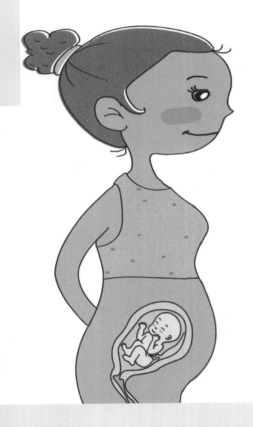

孕妈妈身体的变化

怀孕21周　子宫上移到肚脐上部1.27厘米的位置

　　这个时期孕妈妈最好避免剧烈运动，尽量抽时间多休息。此外，这个时期子宫已经上移20厘米左右，压迫静脉，孕妈妈容易出现水肿或静脉曲张。

胎儿的变化

怀孕21周　胎儿身长为18厘米，体重300克左右

　　此时胎儿的消化器官越来越发达，可以从羊水中吸取水和糖分。随着胎脂的增多，胎儿的身体处于滑润的状态。胎儿舌头上的味蕾已经形成，胎儿会不时地吮吸自己的拇指或摸脸蛋。

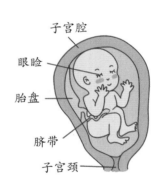

子宫腔
眼睑
胎盘
脐带
子宫颈

本周大事提醒

生活计划	执行方案
加强乳房保健	如果孕妈妈乳头扁平或凹陷，要用手指慢慢捏出来。但如果有早产史或出现子宫变硬症状，则应停止牵拉乳头
保证充足的睡眠	保证充足的休息和睡眠时间。餐后休息半小时，下午休息2小时，每晚保证9小时左右的睡眠
不要忘了产前检查	不要忘记去医院做产前检查，至少要在怀孕中、晚期检查两次血红素，以便及早发现是否贫血

安全保障计划

孕中期也能享受"性福"

妇产临床医学统计表明，到了孕中期，因对怀孕的适应以及本身生理的变化如子宫增大、骨盆充血、孕吐消失等因素，孕妈妈对性事的渴望会随之增加，有些平常不易达到高潮、对性事不是很有兴趣的女性，在孕中期这段时间里，反而能够享尽高潮的美妙，甚至因而常常采取主动态度，准爸爸事前如果能多了解这一点，并彼此配合，应该是最美的一件事。

但总的来说，现在妊娠要有全方位的观念，强调和谐，妊娠期是一段很长的时期，如果怀胎九月都不能有很愉快的性生活，那么夫妻的感情、家庭的和谐也会受影响。所以我们强调的是，孕期的性生活，如果是身体正常的夫妻，那么应该是没有害的，也是值得鼓励的。

摄取营养又不变胖的饮食

孕期的饮食管理最关键的要点是"重质不重量"。孕期既有需要增加的营养素，又有不需要增加的营养素。比如在外面吃饭时，要有意识地注意营养的均衡摄取。像蛋糕等含有过多糖分和脂肪的食物最好避开。水果和果汁等可以适量选用。

普通B超可以发现胎儿畸形

普通B超可以对胎儿的发育情况进行监测。但对于软组织和小骨骼的病变比如无眼球、少耳朵、兔唇、狼咽、腭裂、多指、并指等畸形则难以发现。因此普通B超仅能发现胎儿畸形的90%左右。而且，畸形的发现率常常取决于检查者的实践经验。B超检查即使未发现胎儿有畸形，也不能绝对肯定胎儿的发育完全正常。若B超检查怀疑胎儿存在某种畸形时，往往需要进一步动态观察，即反复进行B超检查后，方能确诊。严重的胎儿畸形往往需要人工终止妊娠——引产。

胎动的自行检查

通常情况下，孕妈妈在孕18～20周时，可以感到胎儿在子宫内的活动，如流动、蠕动、伸展、踢跳等动作，这种胎动于孕28～32周逐渐增多，近预产期时减少。孕妈妈学会数胎动进行自我监护，可以初步估计胎儿安危。

胎动计数方法是在妊娠28周以后，每天早、中、晚各数一小时胎动，将三个小时的胎动数相加后乘以4，就是12小时的胎动总数。每个孕妈妈的胎动计数有差别，孕妈妈要掌握自己的胎动规律，计数时最好左侧卧，精神集中，才能准确。

目前胎动标准多以胎动计数在12小时内大于或等于30次为胎儿情况良好，20～30次为警戒值，低于20次或1小时内少于3次为胎动减少，若在3天内胎动次数减少30%以上就要警惕，大约50%的胎动减少是由于胎儿宫内缺氧，容易发生于慢性胎盘功能不全，如妊娠高血压疾病、慢性高血压、过期妊娠等。遇到这种情况时，孕妈妈要立即告知医生，因为从胎动完全停止到胎心音消失（胎儿死亡）往往还有数小时的短暂时间，及时抢救可以挽回胎儿生命，避免不幸发生。

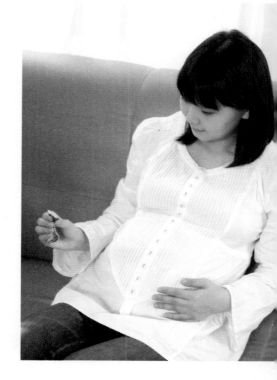

饮食营养

营养重点

重点补充	适量补充
蛋白质	铁、复合维生素

营养需求

蔬菜、水果中所含的重要维生素包括：胎儿的细胞和组织发育以及视力和免疫系统发育所需的β—胡萝卜素，胎儿骨骼和牙齿以及连接组织中的胶原必不可少的维生素C，还有用于预防神经管畸形的叶酸。

孕21周，建议孕妈妈每天吃500克水果、蔬菜。为确保你能获得最佳营养物质，一个实用的方法是吃不同颜色的水果和蔬菜。

吃什么、怎么吃

如果担心孕期血糖升高，最好采取以下方法进行日常饮食。

1.增加膳食纤维摄入。膳食纤维可延缓糖的吸收，建议每日膳食纤维摄入量以30克左右为宜。

2.适量补充微量营养素。适当补充维生素C、维生素E、β—胡萝卜素、维生素B_1、维生素B_2、维生素B_6、维生素B_{12}、锌、铬、钒、硒、镁等。

3.减少盐的摄入量。建议每天盐的摄入量应控制在6克以内。

4.合理分配餐次。每天早、中、晚餐摄入的能量按25%、40%、35%的比例分配。可酌情采用少食多餐、分散进食的方法。

孕21周参考餐单

用餐时间	食物名称
早餐	鸡蛋羹1碗，灌汤包8个，腰果银耳拌香芹
加餐	牛奶1杯，饼干2块
午餐	米饭1碗，茄汁牛腩，西蓝花油豆腐
加餐	柚子1/2个，葡萄10粒
晚餐	奶香玉米豌豆饼，海苔香酥虾，白灼西蓝花

孕21周推荐菜肴

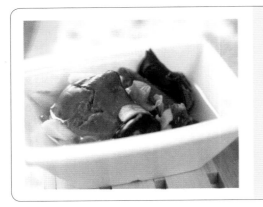

黄焖鸭肝

葱6克，姜片5克，鸭肝200克，鲜木耳10克，胡椒粉少许，花生油10克，盐5克，鸡精3克，绍酒、湿生粉适量，麻油1克。

1.锅内加水，待水开时下入鸭肝，用中火稍煮一会儿，倒出冲洗干净。将鸭肝切片，鲜木耳洗净切片，葱切段。

2.在锅内倒入适量食用油，炝锅并倒入少许清汤，用中火焖至快熟时，放入调味料，再用湿生粉勾芡，出锅前淋上麻油即可。

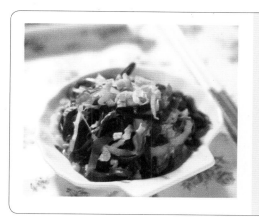

橘味海带丝

干海带250克，白菜400克，香菜段20克，橘皮50克，酱油、白糖、香油、醋各适量。

1.干海带入锅蒸25分钟，捞出，放热水中浸泡30分钟，捞出备用。把海带、白菜切成细丝，码放在盘内，加酱油、白糖和香油，撒入香菜段。
2.把橘皮用水泡软，捞出，剁成细碎末，放入碗内，加醋搅拌，把橘皮液倒入盘内拌匀，即可食用。

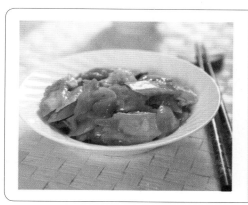

凉瓜酸菜瘦肉

凉瓜400克，酸菜梗200克，瘦猪肉200克，盐、鸡精各适量。

1.凉瓜洗净，去瓜核，切片；酸菜梗（选用咸酸菜梗）洗净，切片；瘦猪肉洗净，切片。
2.把凉瓜、瘦猪肉放进锅内，加清水适量，大火煮后，小火煲1小时，放酸菜梗，再煲20分钟，加盐、鸡精调味即可。

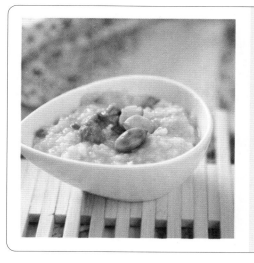

什锦甜粥

小米、大米、绿豆、花生米、核桃仁、红枣、葡萄干各适量。

1.将小米、大米淘洗干净。
2.绿豆淘洗干净，浸泡半小时。
3.花生米、核桃仁、红枣、葡萄干分别淘洗干净。
4.将绿豆放入锅内，加少量水，煮至七成熟时，向锅内加入开水，下入大米、小米、花生米、核桃仁、红枣、葡萄干，搅拌均匀，开锅后改用小火煮烂即可。

同步胎教

老公公种了个萝卜，他对萝卜说："萝卜、萝卜，快快长吧，长得甜啊；萝卜、萝卜，快快长吧，长得大啊！"萝卜越长越大，大得不得了。

老公公就去拔萝卜。他拉住萝卜的叶子，"嗨哟、嗨哟"拔呀拔，拔不动。

老公公喊："老婆婆、老婆婆，快来帮忙拔萝卜！""唉！来了、来了。"

老婆婆拉着老公公，老公公拉着萝卜叶子，一起拔萝卜。"嗨哟、嗨哟"拔呀拔，还是拔不动。老婆婆喊："小姑娘、小姑娘，快来帮忙拔萝卜！""唉！来了、来了。"

小姑娘拉着老婆婆，老婆婆拉着老公公，老公公拉着萝卜叶子，一起拔萝卜。"嗨哟、嗨哟"拔呀拔，还是拔不动。小姑娘喊："小狗儿、小狗儿，快来帮忙拔萝卜！""汪汪汪！来了、来了。"

小狗儿拉着小姑娘，小姑娘拉着老婆婆，老婆婆拉着老公公，老公公拉着萝卜叶子，一起拔萝卜。"嗨哟、嗨哟"拔呀拔，还是拔不动。小狗儿喊："小花猫、小花猫，快来帮忙拔萝卜！""喵喵喵！来了、来了。"

小花猫拉着小狗儿，小狗儿拉着小姑娘，小姑娘拉着老婆婆，老婆婆拉着老公公，老公公拉着萝卜叶子，一起拔萝卜。"嗨哟、嗨哟"拔呀拔，还是拔不动。小花猫喊："小耗子、小耗子，快来帮忙拔萝卜！""吱吱吱！来了、来了。"

小耗子拉着小花猫，小花猫拉着小狗儿，小狗儿拉着小姑娘，小姑娘拉着老婆婆，老婆婆拉着老公公，老公公拉着萝卜叶子，一起拔萝卜。"嗨哟、嗨哟"拔呀拔，大萝卜有点动了，再用力地拔呀拔，大萝卜拔出来啦！他们高高兴兴地把大萝卜抬回家去了。

• 宝贝，妈妈对你说 •

这个故事告诉我们一个简单的道理："团结就是力量！"宝贝，如果你留心，就会发现很多事情只靠一个人的力量是无法完成的，只有懂得与人合作，众人合力才能将事情办成。就像盖一座大楼，每个人分工不同，有投资者、有设计师、有建筑工人，大家都贡献出自己的一份力量，才能又快又好地建造出摩天大楼。宝贝，你若明白了这个道理，就一定能做成更大的事情。

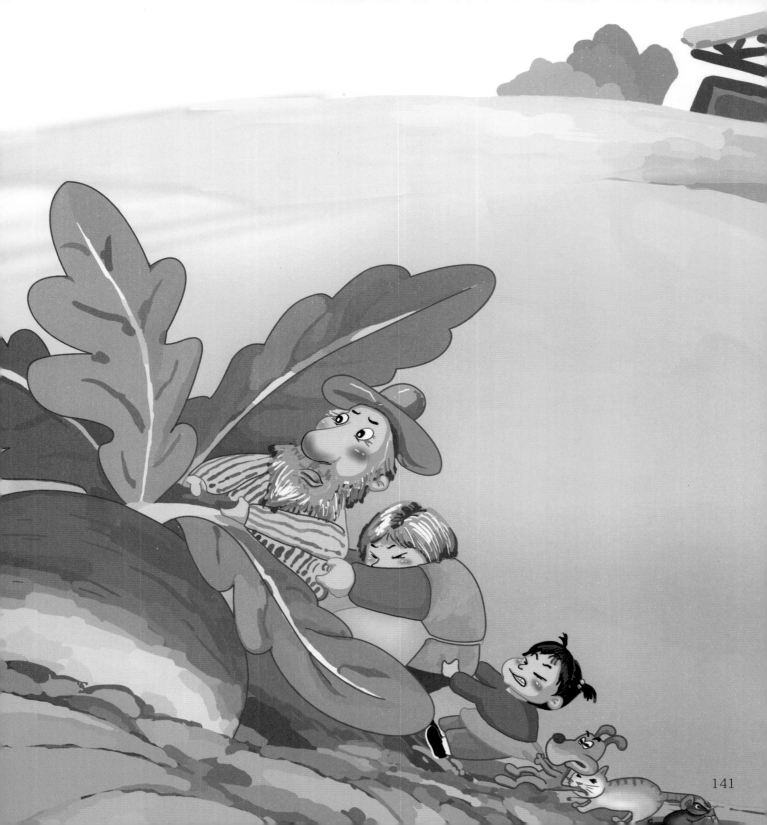

怀孕22周

Huaiyun 22 Zhou

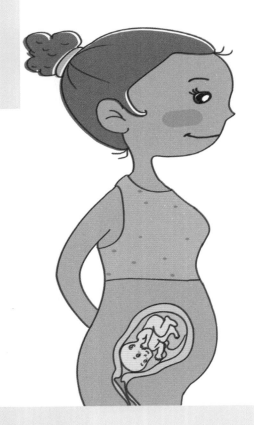

孕妈妈身体的变化

怀孕22周 体重的增加和腹部的增大使身体重心偏移

这个时期孕妈妈的血液量会大大增加，但因为需求量增加更大，因此孕妈妈在孕中期还是容易出现贫血和眩晕的症状。此时由于子宫增大，身体重心发生偏移，孕妈妈日常活动要注意安全。

胎儿的变化

怀孕22周 胎儿的身长为19厘米，体重为350克左右

胎儿现在有了汗腺，血管仍然可见，但皮肤不像以前那样透明了。他的指甲完全形成并继续生长。如果是个男孩，睾丸开始从骨盆向下降入阴囊内。原始精子在睾丸里已经形成。

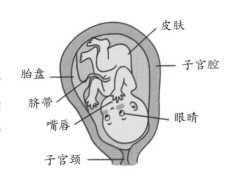

本周大事提醒

生活计划	执行方案
预防贫血	孕中期最好及时补充铁元素，这样能有效预防贫血
进行乳房按摩	开始为产后哺乳做准备，进行乳头护理及乳房按摩
保持皮肤的清洁	要经常沐浴，保持身体的清洁，尽量穿没有刺激性的棉质衣服
保持旺盛的求知欲	这一时期是胎儿大脑发育高峰时期，孕妈妈要保持高度的求知欲

安全保障计划

度过最初三个月的紧张期后，孕妈妈的不适已渐消失，准爸爸可以松一口气了。在孕妈妈身体沉重之前，不妨带着自己的"妻子"来一次快乐出游吧，要知道，怀孕4～6月是外出旅行的最佳时期！

· 合理的日程计划

不要忘了妻子的身体状况，那些和没有怀孕的人一样的比较劳累的日程计划还是尽量避免，要选择以轻松休闲为主的旅游方式，逗留期为2～3天的旅行比较理想，以放松身心为目的。

· 保持清洁

陪伴孕妈妈出游，一定要选卫生条件好的宾馆住宿，要勤洗、勤换衣物，以保证孕妈妈身体清洁。

· 选择交通工具

长途旅行，最好乘坐飞机，尽量减少长时间的颠簸，短途有条件的可以自驾车出游，避免拥挤碰撞孕妈妈的腹部。不论在火车、汽车，还是在飞机上，最好能使孕妈妈每15分钟站起来走动走动，以促进血液循环。

· 征求医生意见

在出发前应陪同妻子在进行产前检查的医院就诊一次，向医生介绍整个行程计划，征求医生意见，看是否能够出行。

· 保持饮食规律

在旅游期间，亦要保持孕妈妈的饮食有规律，尤其是去长线旅行，或需要坐长途车或飞机的旅程，要记得补充充足的纤维素，如多吃橙子或蔬菜，保证孕妈妈多喝水，防止出现脱水、便秘以及消化不良等现象。严禁食用不合格或过期食品，不随便饮用、食用没有生产厂家、没有商标、没有生产日期的食品、饮料。

· 怎样选择旅游地

在计划享受旅游的同时，一定要注意目的地的选择。外出旅行要尽量避开热线，选一些较冷的线路出行，感受大自然的恩赐。不过一定要选择有现代医疗条件的地区，对将去的地方进行了解，避免前往传染病流行地区，不要去医疗水平落后的地区，以免发生意外情况无法及时就医。

预防胎儿宫内发育迟缓

由于孕妈妈营养不良，尤其是蛋白质和能量不足，或因为胎儿本身发育缺陷、胎儿宫内感染或接受过放射线照射，都可能引起胎儿在子宫内生长发育迟缓，以致小于同等孕龄的胎儿，叫胎儿宫内发育迟缓。

另外，胎盘形成异常，子宫、胎盘血流减少，脐带过长、过细，也可导致胎儿发育迟缓。预防胎儿宫内发育迟缓应从孕早期做起，避免感冒等传染病，避免接触有毒物和放射性物质。妊娠期要加强营养，有内科疾病应在治疗的同时增加卧床休息的时间，以增加胎盘血流量。

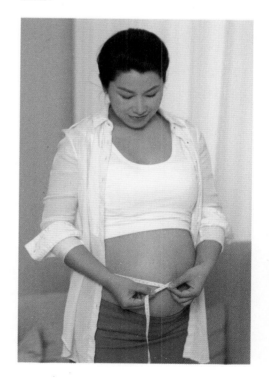

饮食营养

营养重点

重点补充	适量补充
铁	复合维生素

营养需求

由于孕妈妈牙龈出血的情况越来越频繁，因此要多吃蔬菜和水果。蔬菜、水果中的维生素可以帮助牙龈恢复健康，防止牙龈流血，排出口腔中过多的黏膜分泌物及废物。用餐后喝一些柠檬水或漱口，可令口腔保持湿润，还能刺激唾液分泌，减少因鼻塞、口干或口腔内残余食物引起的口臭。这个时期还要注意不要过多摄入简单的糖类食品（如蔗糖、果糖、葡萄糖等），以防引发妊娠糖尿病。

吃什么、怎么吃

为了帮助孕妈妈在夏天防晒，这里介绍4种具有防晒功效的食物。

1.番茄：这是很好的防晒食物。番茄富含抗氧化剂番茄红素，每天摄入16毫克番茄红素，可将晒伤的危险系数下降40%。

2.柠檬：含丰富维生素C的柠檬能够促进新陈代谢，延缓衰老，美白淡斑，收细毛孔，软化角质层及令肌肤有光泽。

3.坚果：坚果中含有的不饱和脂肪酸对皮肤很有好处，能够从内而外地软化皮肤，防止皱纹，同时保湿，让肌肤更年轻。

4.鱼类：科学研究发现，1周吃3次鱼可保护皮肤免受紫外线侵害。

孕22周参考餐单

用餐时间	食物名称
早餐	菠菜面1碗，鱼香茄子，鸡蛋1个
加餐	牛奶1杯，苹果1个
午餐	米饭1碗，孜然鸡胗，滑炒藕片
加餐	香蕉1个，板栗6个
晚餐	韭菜豆腐合子2个，小米粥1碗，荷塘小炒，火爆腰花

孕22周推荐菜肴

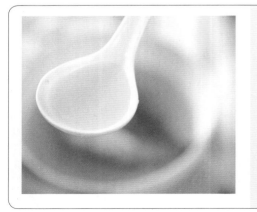

鲤鱼红豆汤

鲤鱼1条，红豆适量，姜丝、盐各少许。

1.将鲤鱼去内脏及鳞，洗净，切块。

2.红豆洗净。

3.鲤鱼切块和红豆一起入锅煮熟，加入少量盐，适量放姜丝调剂鱼腥。

4.用隔水电炖盅炖也挺好，1小时即可。若嫌红豆熟得慢，可事先用水煮一下。

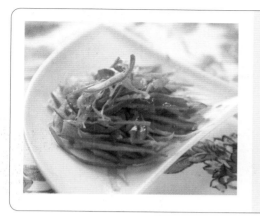

香脆三丝

白菜300克，胡萝卜200克，青椒200克，大料2～3瓣，红尖椒、姜末、蒜泥、鸡精、花椒粒、植物油、盐各适量。

1.将白菜、胡萝卜、青椒洗净沥水切成细丝，撒上盐腌渍5～10分钟，撒上姜末、蒜泥、鸡精，拌匀后装盘。
2.将红尖椒剪成细丝，与花椒粒、大料一同放在小碗内，将烧热的植物油倒入，晾凉后再淋到菜丝上。

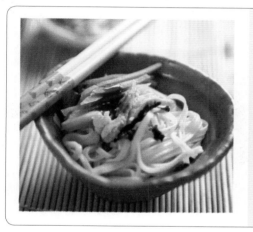

日式凉面

菠菜面100克，鸡蛋1个，小黄瓜1根，胡萝卜1/2根，海苔丝、酱汁各适量。

1.鸡蛋打散，以平锅煎成薄片并切细丝；小黄瓜洗净切丝；胡萝卜洗净去皮切成细丝。
2.锅中放水，水开后加入菠菜面至熟软，捞出泡冰水，待凉后捞出备用。
3.食用时，将黄瓜丝、海苔丝、蛋丝、胡萝卜丝等材料混合，蘸酱汁食用即可。

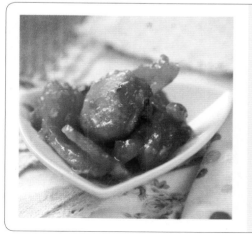

番茄汁茭白羹

茭白3根，番茄2个，植物油、盐、白糖、番茄酱、味精各适量。

1.茭白去皮洗净，在菜板上拍松，切成长条备用。番茄洗净，切瓣。
2.将植物油倒入锅中，大火烧至七成热，下茭白炸至淡黄色，捞出沥干。
3.锅中留少许油，烧热，放入番茄酱煸炒，加入鲜汤、盐、白糖，煮开。
4.放入番茄瓣和炸过的茭白，加盖用小火焖烧至汤汁浓稠，用味精调味。

同步胎教

一位农夫有三个能干的儿子。可是，他们之间却并不和睦。

有一天，农夫将一捆树枝递给大儿子，让他折断这捆树枝。老大接过来用力折了几下，树枝一根也没断。老二和老三也试着折，都折不断这捆树枝。农夫把那捆树枝解开，分给三个儿子每人一根，说："你们试试，现在会是什么结果，"三个儿子接过树枝，毫不费力地就把树枝全都折断了。

这时，农夫语重心长地对三个儿子说："树枝成捆时，谁都不能把它们折断，一旦分成一根一根的，谁都可以轻易地将它折断，这就是团结的力量。"三个兄弟明白了这个道理，从此以后，就变得非常团结了。

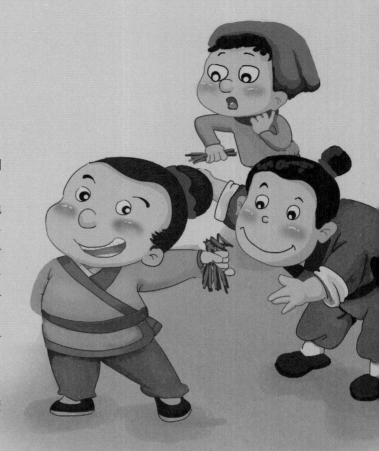

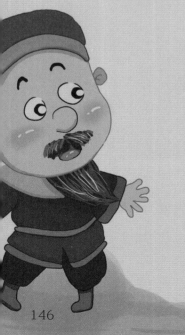

• 宝贝，妈妈对你说 •

宝贝，这个故事告诉我们，团结具有不可征服的力量。如果一个集体内部之间互相争斗，最易损耗自己，从而轻易被人征服。只有团结起来，大家齐心合力，才是不可战胜的。

一起来唱《铃儿响叮当》

    1857年，美国波士顿假日学校的学生在教堂有一场感恩节演出，学生们请邻居皮尔庞特写了一首新歌，轻快的旋律让孩子们马上就学会了。这首名为《One Horse Open Sleigh》的歌一经演唱就引起了轰动，并很快成为了一首脍炙人口的经典圣诞歌曲。两年后，这首歌再度公开发表，正式命名为《Jingle Bells》（《铃儿响叮当》）。

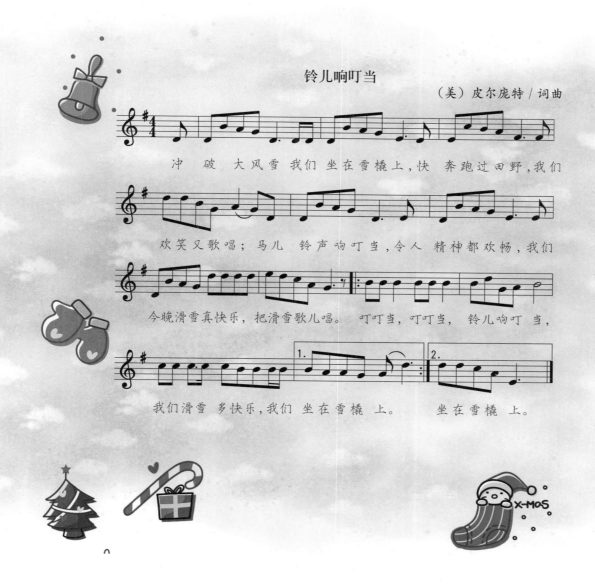

铃儿响叮当

（美）皮尔庞特/词曲

冲 破 大风雪 我们 坐在雪橇上，快 奔跑过田野，我们

欢笑又歌唱；马儿 铃声 响叮当，令人 精神都欢畅，我们

今晚滑雪真快乐，把滑雪歌儿唱。 叮叮当，叮叮当，铃儿响叮 当，

我们滑雪 多快乐，我们 坐在雪橇 上。 坐在雪橇 上。

怀孕23周

Huaiyun 23 Zhou

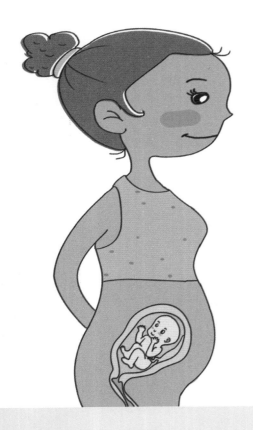

孕妈妈身体的变化

怀孕23周　腹部逐渐呈现出圆形，偶尔会发痒

　　由于腹部的隆起，影响了消化系统。某些孕妈妈可引起消化不良和胃有灼热感。少食多餐比1天吃2～3顿饭要好些，可减轻胃灼热感。饭后轻松地散散步将有助于消化。

胎儿的变化

怀孕23周　胎儿身长为20厘米，体重450克左右

　　由于胎儿内耳的骨头已经完全硬化，因此他的听觉更加敏锐。他能分辨出来自宫外和孕妈妈身体内部的不同声音。

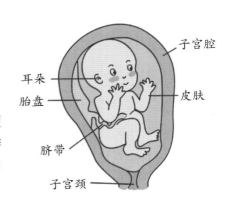

本周大事提醒

生活计划	执行方案
做好心理准备	孕妈妈可以通过书籍、录像或参加一些指导课，来了解分娩过程，在知识和精神上开始为分娩做准备
控制体重	继续关注自己的体重增加情况，如果体重增加较快，应控制高热量的饮食
注意休息	每天中午躺下休息一会儿，经常变换身体的体位和姿势，不要久坐或久站

安全保障计划

还是素面和短发好

　　专家认为孕妈妈不宜用化妆品。大部分化妆品都含有铅、汞、砷等对人体有害的元素，不少黑发乳和染发水一类的化妆品含有高量的铅，有一部分还含有高量的铜，而且大部分化妆品含有相当惊人数量的细菌。口红由各种油脂、蜡质、颜料和香料等成分组成，油脂通常采用羊毛脂，羊毛脂除了会吸附空气中各种对人体有害的重金属微量元素，还可能吸附大肠杆菌进入胎儿体内。孕妈妈涂抹口红以后，空气中的一些有害物质就容易被黏附在嘴唇上，

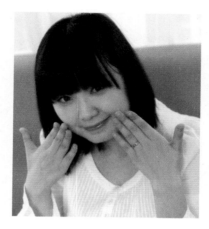

并随着唾液进入体内，使孕妈妈腹中的胎儿受害。怀孕时皮肤特别脆弱，会受到各种病菌袭击，如果孕妈妈每天打粉底，就不利于皮肤呼吸。怀孕期间素面朝天，洗干净就可以了。

　　孕妈妈也要注意保养头发，对孕妈妈来说，发型最好还是短发，梳洗方便简单。烫发不要在妊娠前期和后期，6个月时最好烫一次，烫得卷些，坐月子时会感觉舒畅。但孕妈妈不能染发和脱色。如果一定要染发和脱色时，必须要先进行皮肤试验，确认对皮肤没有影响，时间在怀孕第6～7个月为宜。妊娠期和产褥期都可以适当洗头，补充头油，保持头发的清洁。

每周工作不宜超过32小时

　　孕妈妈一周工作32小时以上给胎儿带来的风险几乎与吸烟一样大。专家建议，孕妈妈一周工作时间不要超过24小时。怀孕期间压力大的孕妈妈生下的胎儿容易不停地哭闹。

　　那些工作时间长、压力大的孕妈妈会在怀孕期间出现惊厥的症状，这种严重的妊娠并发症是由于胎盘缺陷导致的，这种缺陷会限制流向胎儿的供血量。压力会导致孕妈妈体内的激素水平提高，这种激素会进入胎盘，它会导致胎儿的发育减缓。

　　显然，孕妈妈如果感觉工作压力太大，就会对胎儿产生不良影响。

· 问答 ·

　　问：怀孕23周医生让做彩超，有影响吗？

　　答：一般在怀孕22～26周做四维彩超，进行排畸检查，以便了解胎儿的发育情况和有无畸形情况。

　　问：怀孕23周，需要补钙吗？

　　答：怀孕23周，如钙值低，需要补钙。建议你在医生的指导下补充，并做好孕期检查。

　　问：怀孕23周，经常口渴，腿肿，脚肿，怎么回事？

　　答：建议去正规医疗机构做进一步检查，要排除妊娠高血压综合征的可能，综合征的典型症状是高血压、水肿、蛋白尿，一般出现妊娠水肿就要做进一步检查。

饮食营养

营养重点

重点补充	适量补充
蛋白质	膳食纤维、复合维生素

营养需求

孕23周孕妈妈饮食需节制。这时孕妈妈会特别偏好某些食品，看到平时爱吃的冰激凌，碳酸饮料或者麻辣豆腐时是不是会非常眼馋？没关系，偶尔可以放松一下对自己的要求，但一定要有节制。由于孕中期基础代谢加强，对糖的利用增加，应在孕前基础上增加能量，每天主食摄入量应达到或高于400克，并且精细粮与粗杂粮搭配食用，食物增加的量可视孕妈妈体重的增长情况、劳动强度进行调整。

孕23周推荐菜肴

吃什么、怎么吃

孕23周孕妈妈的身体容易产生水肿现象，这时可以通过饮食来调整。

1.摄取高蛋白、低盐食物：每天都应摄取优质的蛋白质，例如家禽、家畜、肉、鱼、海鲜、贝类、蛋类、奶类及奶制品、大豆制品等。

2.进食足量的蔬菜水果：蔬菜和水果中含有人体必需的多种维生素和微量元素，它们可以提高机体抵抗力，还具有解毒利尿等作用。

3.少吃难消化和易胀气的食物：如油炸食品、糯米糕、地瓜、洋葱、土豆等，以免引起腹胀，使血液回流不畅，加重水肿。

4.由食物中摄取维生素B_1：富含维生素B_1的食物包括酵母、肝脏、全谷类、黄豆、荚豆类、小麦胚芽、土豆，其中以动物性来源利用率较高。

5.摄取具利尿作用的食物：被认为有利尿作用的食物包括芦笋、洋葱、大蒜、南瓜、冬瓜、菠萝、葡萄、绿豆、薏仁等。

孕23周参考餐单

用餐时间	食物名称
早餐	虾仁饺子，紫菜汤1碗，荷包蛋1个
加餐	牛奶1杯，草莓5个
午餐	蒸地瓜1个，干贝莴苣丝，橄榄油榨菜炒鸡蛋
加餐	橘子1个，大枣5枚
晚餐	米饭1碗，腰果虾仁，香辣鲜牛肚

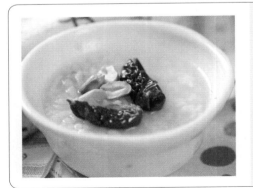

花生红枣粥

花生仁、红枣各50克，糯米100克，冰糖10克。

1.将花生仁浸泡两小时，红枣去核洗干净。
2.将花生仁、红枣和淘洗干净的糯米一起下锅熬成粥，等到粥黏稠后加入冰糖，稍微煮一下即可食用。

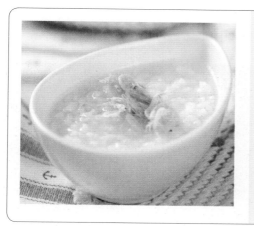

虾米粥

虾米30克，大米100克。

1. 虾米先用温水浸泡半小时。
2. 大米加水如常法煮粥。
3. 半熟时加入虾米，到米花粥稠时即可食用。

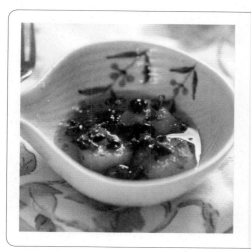

蜜烧地瓜

地瓜300克，红枣100克，植物油、冰糖、蜂蜜各适量。

1. 地瓜洗净，去皮，先切成长方块，再分别削成鸽蛋形。
2. 红枣洗净去核，切成碎末。
3. 炒锅上火，放油烧热，下地瓜炸熟，捞出沥油。炒锅去油置大火上，加入清水300克，放冰糖熬化，放入过油的地瓜，加入蜂蜜，撒入红枣末推匀，再煮5分钟即成。

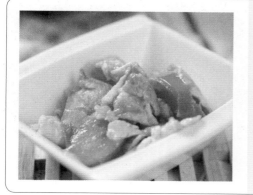

番茄煎蛋

番茄300克，鸡蛋150克，鸡精1克，盐2克，植物油20克。

1. 将鸡蛋打入碗内，略加盐，调成蛋液；番茄用开水烫后，撕皮切片。
2. 炒锅放油烧至六成热时，倒入蛋液，煎熟，加番茄片翻炒片刻，加盐及鸡精调味即可。

同步胎教

欣赏《小园丁》

推荐孕妈妈欣赏一幅油画《小园丁》。《小园丁》是俄国19世纪上半期最杰出的肖像画家吉普林斯基的作品，他毕业于彼得堡美术学院。从他的肖像画中可以看出他豪放的笔触和熟练的油画技法。他所画的肖像都力图刻画人物的精神世界并揭示出人物个性，具有一定的浪漫情调。他注重光和色彩的处理，画面明暗对比强烈，也对人物的眼神、表情以及所处的精神状态刻画得细致入微。

1816年吉普林斯基有机会去意大利留学，在罗马时创作了这幅《小园丁》。这是一位意大利小园丁，他手执弯刀趴在石头上歇息，睁大一双眼睛陷入深深的沉思之中，画中人物有着柔和的轮廓线和富有表现力的造型。看了这幅画后观者不禁会想，他在想什么呢？

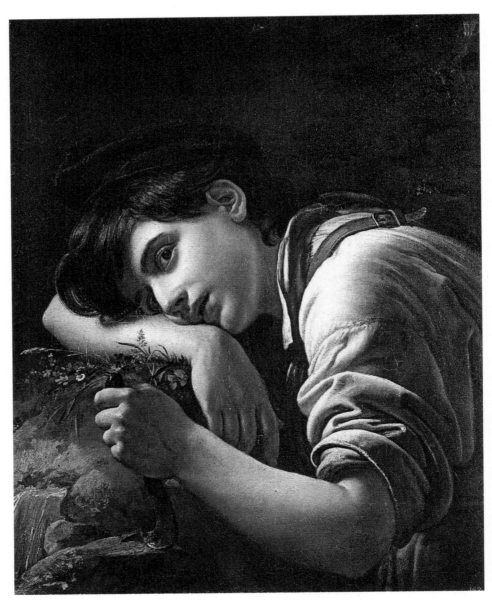

小园丁／（俄国）吉普林斯基

152

儿歌《数鸭子》

　　孕妈妈平和、愉快的情绪是胎儿得以健康成长的基石。焦虑的情绪会引起血液中有害物质增多，影响胎儿的神经发育。如果孕妈妈心情不好，学习儿歌是不错的转换情绪的方式。《数鸭子》是一首非常欢快的儿童歌曲，孕妈妈记得要常常给胎儿哼唱，孕妈妈的歌声是胎儿最爱听的声音。

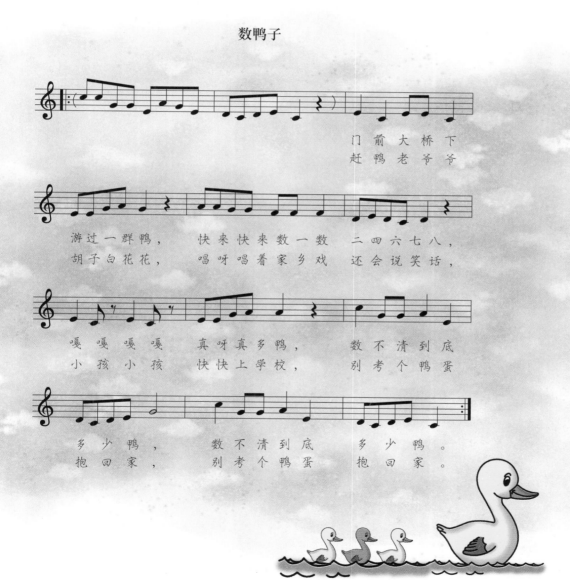

数鸭子

门 前 大 桥 下
赶 鸭 老 爷 爷

游过一群鸭，　　快来快来数一数　二四六七八，
胡子白花花，　　唱呀唱着家乡戏　还会说笑话，

嘎 嘎 嘎 嘎　　真呀真多鸭，　　数不清到底
小孩 小孩　　快快上学校，　　别考个鸭蛋

多 少 鸭，　　数不清到底　　多 少 鸭。
抱 回 家，　　别考个鸭蛋　　抱 回 家。

怀孕24周

Huaiyun 24 Zhou

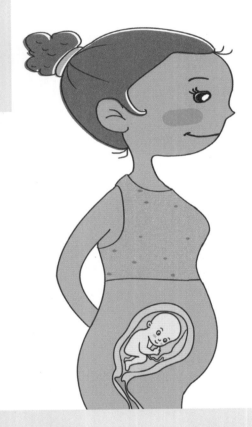

孕妈妈身体的变化

怀孕24周　子宫顶会上移到肚脐上方4～5厘米

　　孕妈妈体重增加过量时，支撑身体的腿部将承受很大的压力，所以腿部肌肉很容易疲劳。鼓起的腹部还会压迫大腿部位的静脉，因此腿部容易发酸或出现抽筋症状。这些症状经常在晚上睡觉时出现，孕妈妈会被突如其来的腿痛惊醒。

胎儿的变化

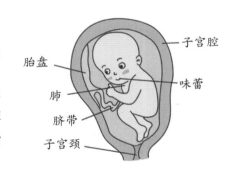

怀孕24周　胎儿从头部到臀部长约21厘米，体重约530克

　　如果胎儿现在就出生，成活的概率是1/5～1/4。此时的他仍然非常瘦，浑身覆盖着细细的胎毛。胎儿的体内开始生成白细胞以对抗感染。

本周大事提醒

生活计划	执行方案
开始做盆骨运动	轻度的柔软盆骨运动能增强骨盆肌肉的收缩力，改善腰背疼痛，使孕妈妈感到身心愉快
预防便秘	为防止便秘，孕妈妈可多吃含纤维素的蔬菜、水果，如芹菜、韭菜、香蕉、梨等；坚持每日做一些适量的运动，如散步、做广播体操；还要养成每天定时排便的习惯
少食多餐	少食多餐可减少胃灼热感，餐后散步也有助于消化

安全保障计划

测量宫高和腹围

从宫高和腹围的测量值可了解到胎儿宫内发育情况。宫高和腹围不是一个固定值，它随着妊娠月份的增加而不断增长。

据国内统计，孕16～36周，宫高平均每周增加0.8～0.9厘米，36周后减慢，每周增加0.4～0.5厘米。腹围因孕妈妈胖瘦不一，变化较大，宫高及腹围对照可靠性加大。

宫内胎儿发育迟缓、畸形、羊水过少、横位、子宫畸形、死胎等，均可使宫底低于正常值或增长速度减慢、停滞。多胎、羊水过多、巨大儿、畸胎、臀位等，可使宫高高于正常值或增长速度加快。如综合宫高、腹围分析，宫高增长慢而腹围增长快可能为横位、悬垂腹；宫高增长快而腹围增长慢可见于臀位；而羊水过多、双胎、巨大儿均可超出正常范围；两者增长均慢者，90%生出低体重儿。结合B超测量胎儿，对鉴别胎儿正常和异常发育更有帮助。

坚持锻炼

孕妈妈坚持进行适当的运动，既能控制体重又能提高免疫力，改善孕期不适，如腰疼、水肿、便秘及痔疮，并因骨盆和腰部肌肉的加强使胎儿容易娩出。如果有水温条件、卫生条件均合适的室内游泳馆，游泳不失为孕中期保健的最佳方法。在游泳时身体重量完全被浮力承受，对脊柱的压力有所减缓，不仅能大大减轻腰背酸痛，也使得胎盘、子宫的血液循环达到最佳状态，十分有利于给胎儿提供氧气。

·小贴士·

准爸爸不要害怕与胎儿交谈，胎儿最初先会识别低音，准爸爸男性深沉的嗓音非常适合胎儿。而且胎儿在出生前就有足够的时间来熟悉你的声音，所以准爸爸每天给胎儿读书或讲故事，都会形成良好的亲子纽带。

·保持身心愉悦

孕妈妈身心愉悦也是预防巨大儿和低体重儿的重要措施之一。准爸爸帮助妻子每天保持愉悦的心情，这样身体的代谢以及物质循环就会更加正常，同时孕妈妈的食欲也会更加旺盛，从而保证营养物质的有效补充。胎儿感受到母亲愉悦的心情后，自己也会感到很开心，这样他会尽力向着健康、平衡的方向发展自我。

·营养均衡

孕妈妈怀孕期间糖代谢紊乱容易导致妊娠糖尿病，而妊娠糖尿病是许多产妇生出巨大儿的主要原因，调节糖代谢的最好方法就是食疗。孕妈妈可以通过均衡科学的饮食搭配，对自己的身体状况加以改善。食用一些粗粮，尽量减少盐以及糖的摄入量，平时的饮食口味宜清淡，三餐规律，遵循少量多餐的原则。

至于预防低体重儿，主要则是及时补充孕妈妈所需的各种营养物质。怀孕期间的女性千万不可以偏食，即便是在妊娠反应非常剧烈而没有什么食欲的时候，为了腹中胎儿的生长发育，饮食方面的科学搭配和正常摄取一定不能荒废。

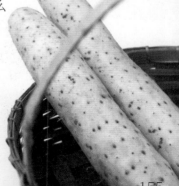

饮食营养

营养重点

重点补充	适量补充
铁、复合维生素	膳食纤维

营养需求

　　孕24周，孕妇及胎儿都需要一定数量的维生素。只有保持养分均衡的饮食，才能保证维生素的含量。铁的摄取是一定不可缺少的，孕妈妈需摄取少量的铁，贮存在组织中，胎儿就从这种"仓库"中吸取铁，以满足自己的需要。

吃什么、怎么吃

　　孕24周的孕妈妈容易发生便秘，最好的改善方法是从生活方式着手，靠自己的努力来克服，而非用药解决。

　　1.三餐饮食正常：特别是早餐一定要吃，避免空腹，并多吃含纤维素多的食物，比如糙米、麦芽、全麦面包、牛奶，还有新鲜蔬菜、新鲜水果，尽量少吃刺激辛辣食品，不喝碳酸饮料。

　　2.多补充水分：体内水分如补充不足，便秘就会加重，所以，每日至少喝1000毫升水。因为水分不足，粪便就无法形成，而粪便太少，就无法刺激直肠产生收缩，也就没有便意产生。所以，补充水分是减轻便秘的重要方法。

孕24周参考餐单

用餐时间	食物名称
早餐	牛奶麦片粥1碗，玉米1/2个，鸡蛋1个，椒麻凉拌牛肉
加餐	果蔬汁1杯，桃子1个
午餐	过水面条1碗，宫保豆腐，菠菜蘸酱
加餐	黑芝麻糊1碗，苹果1个
晚餐	虾仁炒饭1碗，韭苔炒蛋，姜葱炒花蛤

孕24周推荐菜肴

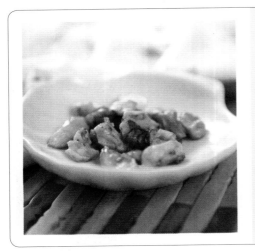

核桃鸡丁

核桃仁50克，鸡脯肉300克，盐、生姜、蒜、葱、植物油、醋、酱油、淀粉、黑胡椒、鸡蛋清各适量。

1.鸡脯肉和核桃仁洗净，沥干。鸡脯肉切丁，加少许盐、酱油、淀粉、黑胡椒、一个鸡蛋清拌匀腌制一会儿。蒜、姜、葱切末，核桃仁稍微切小块一点。

2.锅内放油，微热后倒入核桃仁；炒至呈金黄色即可盛起。

3.将炸过核桃的油倒出一些，留少许底油，倒入姜末、蒜末爆香，腌制好的鸡丁翻炒；鸡丁变色后，加入少许酱油煸炒。

4.倒入核桃仁，加盐，炒至入味后，淋上一点醋，撒上葱花，起锅即可。

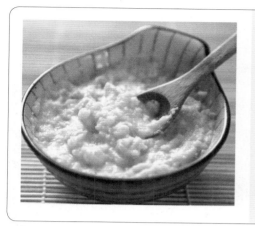

牛奶地瓜泥

地瓜150克，牛奶100毫升。

1. 地瓜洗净去皮，切成薄片，放入水中除去涩味。
2. 将地瓜放入锅中与适量的水煮开，开锅后再转小火熬软。
3. 趁热磨成泥，加入牛奶略煮即可。

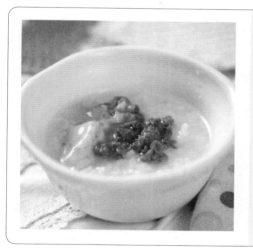

牡蛎粥

糯米100克，牡蛎肉50克，猪肉50克，料酒、盐、蒜末、葱末、胡椒粉各适量。

1. 糯米淘洗干净备用，牡蛎肉清洗干净，猪肉切成细丝。
2. 糯米下锅，加清水烧开，待米稍煮至开花时，加入猪肉丝、牡蛎肉、料酒、盐一同煮成粥，然后加入蒜末、葱末、胡椒粉调匀，即可食用。

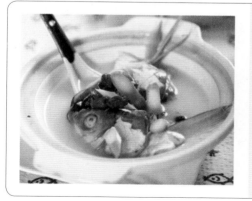

芥菜咸鱼头汤

芥菜300克，鱼头1/2个，植物油、姜片、盐、米酒各适量。

1. 鱼头洗净抹些米酒，热锅冷油下鱼头煎炸。
2. 慢火煎完一面，翻转鱼头再煎另一面，至两面金黄即可。
3. 余油下姜片爆香，下芥菜爆炒，炒至变色加入煎好的鱼头。
4. 注入适量开水，大火滚10分钟左右，加入盐调味即可。

同步胎教

欣赏《西斯廷圣母》

最近孕妈妈是不是发现自己的情绪很容易激动？经常会为了一点小事而变得不开心？与此同时，身体还会感觉很疲倦、心率增快……这些，很有可能打乱你原来的生活，让你的心情变得更糟。但是，孕妈妈要坚信，一切都会慢慢地好起来的。对于孕妈妈来说，你完全没必要把自己当做一个特殊的人看待，如果身体不适，可以躺下来休息一下；尽可能地保持你原来的生活节奏，让自己惬意、从容。做些能让自己开心的事情，比如欣赏一下拉斐尔的《西斯廷圣母》，也许看到这幅美丽的画，就会让孕妈妈暂时忘掉那些不愉快。

·小贴士·

用触摸和声音与胎儿沟通，能安抚胎儿与舒缓母亲情绪。抚摸胎教应有规律性并注意力度，一旦胎儿踢蹬不安，立即停止，并轻轻抚摸。开始时每次5分钟，等胎儿做出反应后，每次5～10分钟。在按压拍打胎儿时动作一定要轻柔。

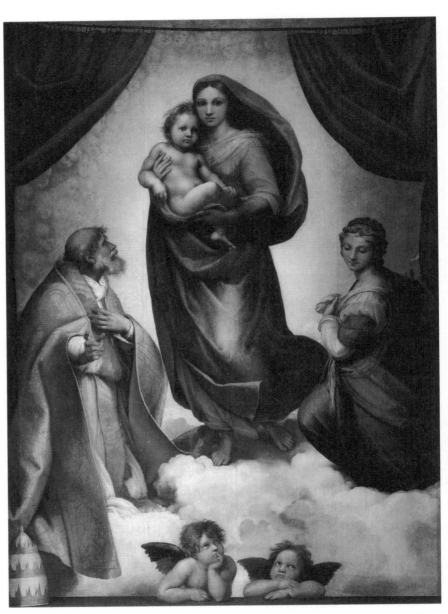

西斯廷圣母／（意）拉斐尔·圣齐奥

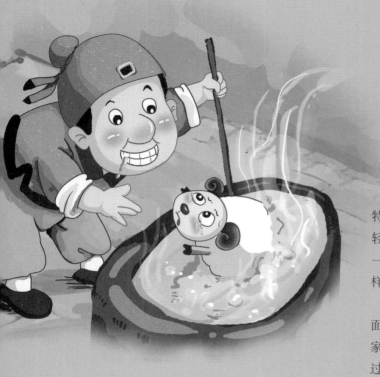

胎教故事《谁偷吃了羊》

一个牧场主雇了一个年轻人帮他牧羊。年轻人特别认真，主人很喜欢他。可是半个月后，这个年轻人说不知从哪儿来了一只大灰狼，每天都要吃掉一只羊。主人没责怪他，反而让他注意安全。就这样，羊群里的羊一天比一天少。

主人觉得奇怪，于是悄悄地跟在年轻人的后面。只见他一大早就赶着羊翻过山坡，来到自己的家。炉子上炖着羊肉。主人这才想起年轻人曾经说过他是炖羊肉的行家，后来因盗窃而被赶回乡下。

主人终于明白是怎么回事了。他说："我没看清他的真面目，用错了人。"

· 宝贝，妈妈对你说 ·

宝贝，狼是可怕的动物，但是比狼更可怕的，是披着人皮的狼。中国有句古话叫作："画虎画皮难画骨，知人知面不知心。"这句话讲的就是这个道理，生活中往往最伤害你的人，不是表面上的敌人，而是怀有阴谋的假朋友。

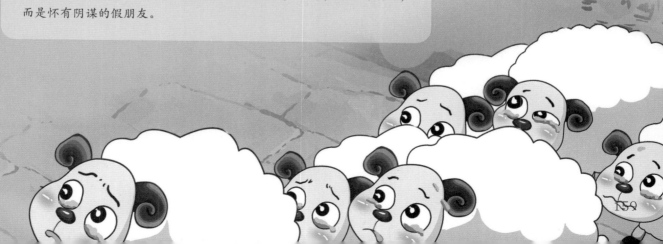

怀孕25周

Huaiyun 25 Zhou

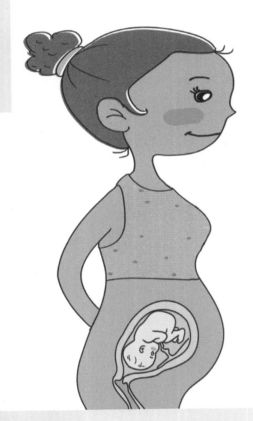

孕妈妈身体的变化

怀孕25周　子宫已经相当大，处于肚脐和胸骨之间

　　这时孕妈妈腹部、臀部和胸部上开始出现紫色的条状妊娠纹。眼睛对光线非常敏感。

胎儿的变化

怀孕25周　胎儿从头部到臀部长为22厘米，体重约700克

　　现在胎儿能抱脚、握拳了。肺中的血管继续发育，鼻孔开始张开。在牙龈的高处，胎儿的恒牙牙蕾正在发育，口腔和嘴唇区域的神经越来越敏感，为出生后寻找妈妈的乳头这一基本动作做准备。

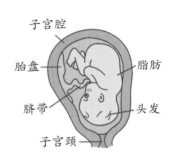

本周大事提醒

生活计划	执行方案
保证充足的睡眠	睡眠中孕妈妈的脑垂体会不断产生促进胎儿生长的激素，所以孕妈妈要保证充足的睡眠
应减少远途出行	避免长时间外出和旅游，出行时要注意出行安全
缓解疲劳	注意休息，不时变换身体姿势。舒缓的伸展运动、热水浴和按摩，都能帮助孕妈妈缓解疲劳
控制体重	不宜过量进补，避免肥胖，定期进行产前检查

安全保障计划

预防妊娠糖尿病

在孕7月妊娠糖尿病达到高峰，不仅影响母体健康，对胎儿的生长发育也构成严重危害。

平时正常的血糖值突然变高，但孕妈妈却没有任何不适感觉，这就是妊娠糖尿病。糖尿病是在身体自身不能有效分解和分泌胰岛素的情况下产生的。通常情况下，我们的身体会把所吃的食物分解成葡萄糖，并制造胰岛素，用来提取血液里的葡萄糖，然后转运到体内的细胞满足胎儿的需求。尤其是在妊娠中期，必须分泌足够的胰岛素以满足体内胎儿生长的需要，如果胰岛素分泌不足，加上孕妈妈在怀孕期间进食增多、运动减少、体重增加，所以大部分孕妈妈极容易患上妊娠糖尿病。

妊娠糖尿病如果置之不理，孕妈妈极容易发生感染、流产、早产、死产、羊水过多，而且由于母体血糖水平过高，胎儿长期处于高血糖环境中，体重过多增加，造成胎儿巨大，使其在子宫内的位置不正常，分娩也会比较困难。在婴儿出生后也可能患有低血糖及黄疸病（皮肤和眼睛发黄），患上新生儿呼吸窘迫综合征的风险也较高。所以，孕妈妈最好在孕18周和孕32周到医院检查，并且要特别注意咨询妇产科和糖尿病专科医生。

· 严格控制热量

妊娠初期不需要特别增加热量，妊娠中、晚期必须依照孕前所需的热量，再增加300千焦/天。不要过量饮食。

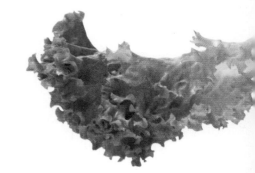

· 少量多餐

一次进食大量食物会造成血糖快速上升，且母体空腹太久时，容易产生酮体，导致血糖失衡。所以要少量多餐，将每天应摄取的食物分成5～6餐，特别要避免晚餐与隔天早餐的时间相距过长，睡前要补充点心。

· 正确选择糖类

应尽量避免加有蔗糖、砂糖、果糖、葡萄糖、冰糖、蜂蜜、麦芽糖的含糖饮料及甜食，可避免餐后快速的血糖增加。尽量选择纤维含量较高的未精制主食，可更有利于血糖的控制。

· 多摄取纤维质

多摄取高纤维食物，多吃蔬菜、水果，不要喝果汁等，可延缓血糖的升高，帮助血糖的控制，也比较有饱足感。但千万不可无限量地吃水果。

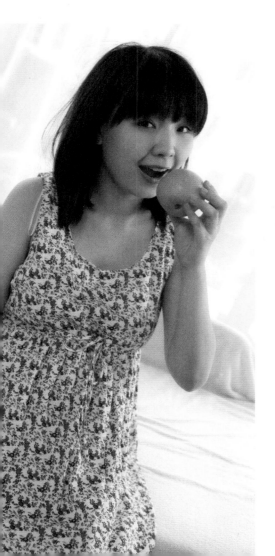

饮食营养

营养重点

重点补充	适量补充
蛋白质	复合维生素

营养需求

孕25周，孕妈妈已经面临了妊娠高血压综合征的危险，所以在饮食方面要格外小心。

不宜多吃动物性脂肪，减少盐的摄入量，日常饮食以清淡为主，忌吃咸菜、咸蛋等盐分高的食品。同时，要保证充足、均衡的营养，必须充分摄取蛋白质，适宜吃鱼、瘦肉、牛奶、鸡蛋、豆类等。

另外，要注意增加植物油的摄入。此时，胎儿机体和大脑发育速度加快，对脂质及必需脂肪酸的需要量增加，必须及时补充。

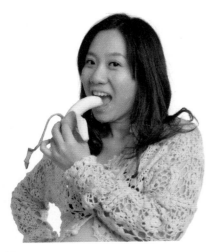

吃什么、怎么吃

孕25周的膳食应包括以下食品：

种类	营养价值
牛奶	牛奶中含有丰富的必需氨基酸、钙、磷、多种微量元素及维生素A、维生素D和B族维生素。有条件者每日可饮用250～500毫升牛奶
鸡蛋	鸡蛋是提供优质蛋白质的最佳天然食品，也是脂溶性维生素及叶酸、B族维生素的丰富来源，铁含量亦较高。鸡蛋不仅烹调方法简单多样，甜、咸均可，并易于保存。凡条件许可的，应每天吃1～2个鸡蛋
鱼、禽、畜肉及内脏	这些都是蛋白质、无机盐和各种维生素的良好来源，每日的膳食中应供给50～150克。也可用蛋类、大豆及其制品代替
大豆及其制品	大豆及其制品是植物性蛋白质、B族维生素及无机盐的丰富来源。豆芽含有丰富的维生素C。缺少肉、奶供应的地区，每天应进食豆类及其制品50～100克
蔬菜、水果	黄绿色蔬菜都含有丰富的维生素、无机盐和纤维素；每天应摄取新鲜蔬菜250～750克，绿色蔬菜应占其中的一半以上。水果中带酸味的，含有较多的维生素C，还含有果胶，每天可摄取150～200克
海产品	应经常吃些海带、紫菜、海鱼、虾皮等海产品，以补充碘
硬果类食品	芝麻、花生、核桃、葵花子等，其蛋白质和矿物质含量与豆类相似，也可经常食用

孕25周参考餐单

用餐时间	食物名称
早餐	豆浆1杯，煎蛋1个，发糕1块，木耳洋葱炒肉丝
加餐	火龙果1/2个，松子仁5个
午餐	包子3个，牛肉柿子汤，麻酱鲜虾拌杂蔬
加餐	菠萝3片，榛子5个
晚餐	米饭1碗，杭椒牛柳，干煸菜花

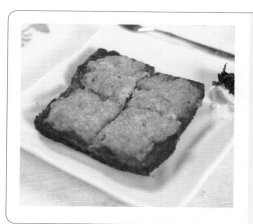

鱼吐司

吐司4片，鱼肉300克，植物油、蛋清、葱、姜、酒、鸡精、甜酱各适量。

1.吐司去边皮，切成厚4~5毫米的片，鱼肉剁成泥，加蛋清、葱、姜、酒、鸡精一起拌匀。

2.将调好的鱼泥分别抹在切好的吐司上，用刀抹平备用。油锅五成热时，放入鱼吐司，炸至金黄色后出锅。

3.每块鱼吐司切成8小块，盘边上加甜酱即可。

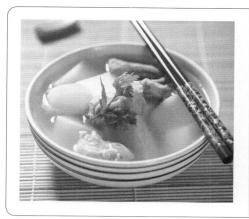

羊肉炖萝卜

羊肉500克，萝卜400克，生姜、香菜、盐、胡椒粉、醋各适量。

1.将羊肉洗净，切成2厘米见方的块；萝卜洗净，切成3厘米见方的块；香菜洗净、切段。

2.将羊肉块、生姜、盐放入锅中，加适量清水，大火烧开，再放入萝卜块煮熟，撒上香菜段，加入胡椒粉和醋调味即可。

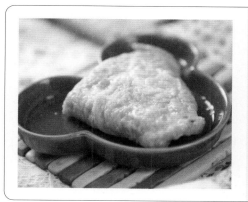

土豆鸡蛋卷

鸡蛋1个，土豆200克，牛奶15毫升，植物油、黄油、盐各适量。

1.将土豆煮熟；把鸡蛋打碎，放入黄油、盐调好。

2.将煮熟的土豆捣碎，并用牛奶、黄油拌匀。

3.把调好的鸡蛋糊用植物油煎成鸡蛋饼，然后把捣碎的土豆泥放在上面即可。

同步胎教

欣赏肖邦的华尔兹舞曲

欣赏肖邦《降D大调小狗华尔兹舞曲》，这首舞曲是描述乔治桑的小狗追逐自己的尾巴的一首曲子，因为曲子很短，因此也被称为《小圆舞曲》，充满了活泼欢快的情绪和乐趣。

心灵钢琴《月光边境》

《月光边境》是一张新世纪音乐类型的钢琴专辑，由中国新世纪音乐作曲家林海创作及演奏。《月光边境》中的钢琴曲能够让孕妈妈放松情绪，给人以流畅舒服的感觉，让人忍不住一听再听。

这是一张能让人完全释放情绪的心灵专辑。清新的钢琴曲，描绘出了一个纯洁的空间，让你卸下面具，尽情地感动。孕妈妈仔细聆听，可以体会到清新的、玲珑的、如珠落玉盘的感觉。

听《简单的礼物》读《小熊买糖果》

《简单的礼物》是一首欢快轻灵的曲子，曾经被选作美国VOA广播电台（美国之音）的节目背景音乐。

"这是一份简单的礼物，这是一份随手可得的礼物，这是一份留传在我们宿命当中的礼物。当我们找到自己该去的地方时，她就会出现在充满爱和欢乐的山谷里，当我们找到真正的简单时，我们转身就能找到幸福。"

小熊买糖果

有只小熊记性很不好，什么话听过就忘记。一天，小熊家里来了客人，妈妈让小熊到商店去买苹果、鸭梨、牛奶糖。小熊担心忘了，一边走一边念叨："苹果、鸭梨、牛奶糖……"他光顾着背那句话，一不留神，"扑通！"摔倒了。这一摔不要紧，小熊把刚才背的话全都忘了！"妈妈让我买什么来着？"他拍着脑门想呀，想呀，"噢，想起来了，是气球、宝剑、冲锋枪！"

小熊挎着宝剑，背着冲锋枪，牵着红气球回家了。妈妈说："哟，你怎么买了玩具回来？"妈妈又给了小熊一些钱，对他说："这回可别忘记了！"小熊点点头说："妈妈放心吧！""苹果、鸭梨、牛奶糖……"小熊一边走一边念叨，他光顾着背了，忘了看路，"咚！"一头撞在大树上。这一撞不要紧，小熊又忘了妈妈让买的东西了。"妈妈让我买什么来着？"他想呀，想呀，"噢，想起来了，是木盆、瓦罐、大水缸！"

小熊夹着木盆，顶着瓦罐，抱着大水缸呼哧呼哧地回到家。妈妈见了大吃一惊，知道他又把话忘记了。只好再给他一些钱，说："这次可千万记牢啊！"小熊提着竹篮儿点点头说："妈妈放心吧！"这回，小熊避开了石头，绕过了大树，来到食品店，总算买好了苹果、鸭梨、牛奶糖。小熊高高兴兴地朝家里跑去。正跑着，忽然，一阵风刮来，把他的帽子吹掉了。小熊连忙放下手中的竹篮去捡帽子。等他捡起帽子往回走的时候，忽然看见了地上的竹篮，里面还装着苹果、鸭梨、牛奶糖。他大声喊起来："喂，谁丢竹篮子啦？快来领呀！"你瞧这个小熊，多好笑！

胎教故事《病人与医生》

　　有个人生了病，去看医生。医生问他觉得哪里不舒服，他说总是出很多很多的汗。没想到医生说："这对身体很好啊。"药都没开就让他回去了。

　　第二次，他又去看那个医生，医生又问他哪里不舒服，他说畏寒怕冷，身体抖得很厉害，医生又说："这不是问题，对身体没有害处。"医生就又让他回去了。

　　第三次，他去看医生时，他对医生说病情已经发展到泻肚子了，医生最后说："这很好，你放心吧。"于是又把他打发回去了。

　　后来，病人的一个亲戚来看他，问他身体状况怎么样了，他说："我就因为那个医生的这些'很好'，没有得到及时的医治，现在快要死了。"

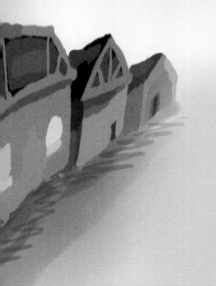

· 宝贝，妈妈对你说 ·

　　宝贝，故事中的医生，始终不指出病人的病情，而一味地说好话，结果导致了病人的病越来越重，最终达到无法医治的程度。你一定会想：哪里有这样的医生？但是在现实生活中，其实这样的人是存在的。当他看到朋友或亲人身上有缺点，却不指出来帮助其纠正，一味地说好话，表面上看他是个好人，但实际上却是对朋友或亲人不负责任的表现。

怀孕26周

Huaiyun 26 Zhou

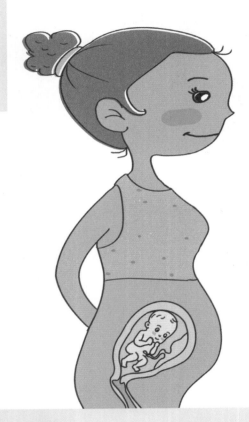

孕妈妈身体的变化

怀孕26周　体重比怀孕前总共增加7～9千克

　　随着胎儿的成长，子宫会越来越大。由于子宫会压迫肠胃，经常出现消化不良和胃痛。随着子宫肌肉的扩张，下腹部会出现像针刺一样的疼痛。

胎儿的变化

怀孕26周　胎儿从头到臀部长约23厘米，体重约850克

　　胎儿的肺仍在发育成熟中。胎儿的脊柱强壮了，但仍不能支撑正在生长的身体，这时如果把耳朵放在孕妈妈的腹部，就能听到胎儿的心跳。胎儿会吸气、呼气。双眼已经完全成形。当听到声音时，他的脉搏会加快。

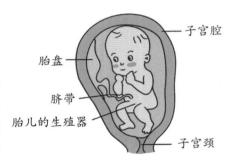

本周大事提醒

生活计划	执行方案
注意环境卫生	注意环境卫生，不要去热闹、聚会的场合，以免被传染上感冒或其他疾病
保持正常的活动量	保持正常的活动量，平时多通过散步或能预防腰痛的体操来缓解腰部肌肉的疲劳
稳定情绪	稳定情绪，以积极的心态面对现实

安全保障计划

妊娠水肿怎么办

水肿是孕期的常见现象，而体重增加也是产前检查时医生和孕妈妈关心的问题。总之，只要不是突然肿得很厉害或体重增加得特别多、特别快，孕妈妈大都可以安心地度过孕期。

约有75%的孕妈妈，在怀孕期间或多或少会有水肿情形发生，且在怀孕七八个月后，症状会更加明显。水肿是由于子宫越来越大，压迫到下腔静脉，因而造成血液循环回流不畅。这是属于正常的现象，那么，还有哪些水肿是不正常的呢？

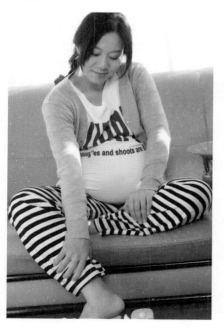

·生理性水肿

所谓生理性水肿，主要是由于子宫压迫造成的。增大的子宫会压迫从心脏经骨盆到双腿的血管，血液和淋巴液循环不畅，代谢不良，导致腿部组织体液淤积，一般多发生在脚踝或膝盖以下处，这是大多数孕妈妈都会遇到的烦恼事。肿胀的手脚，做事和走路都觉得不方便。通常孕妈妈在早晨起床时并不会有明显症状，但在经过白天久站和夜间活动量减少后，大约在晚上睡觉前，水肿症状就会比较明显，但生理性水肿大致是不会对胎儿造成不良影响的，这种水肿产后会自愈，所以孕妈妈不用担心。

·病态性水肿

病态性水肿则由疾病造成，例如妊娠高血压综合征、肾脏病、心脏病或其他肝脏方面的疾病，这些疾病不仅会对孕妈妈的身体造成不同程度的影响，对胎儿的健康也会有危害。且病态性水肿的症状，不仅呈现在腿部，双手、脸部、腹部等都有可能发生。

如果用手轻按肌肤，肌肤多会呈现下陷、没有弹性、肤色暗蓝等现象。水肿让很多孕妈妈感到不适，但是有一些小方法对减轻水肿程度是非常有效的。

方法	具体做法
调整姿势	孕妈妈晚上睡觉可多采用侧卧的姿势，这能更大限度地减少早晨的水肿。白天可以经常把双脚抬高、双腿放平，让腿部的血液循环通畅
适当按摩	有两个简单的按摩方法。一个是屈膝坐在地上或坐在椅子上，用两只手捏住左脚，大拇指触到脚背，将两个大拇指并齐沿两根脚趾骨的骨缝向下按摩。按摩2～3分钟后换另一只脚。另一个是盘腿坐在地上或坐在椅子上，抬起左脚，将右手的四根手指（除大拇指外）全部插进脚趾缝里，刺激脚趾缝。做一分钟左右，换另一只脚。这两个方法对孕妈妈消肿都很有效
饮食缓解	孕妈妈多吃一些有利尿消肿作用的食物，如西瓜、红豆、洋葱、薄荷、大蒜、茄子、芹菜等。喝温水（37℃左右）也可以减轻水肿的症状。

· 过胖的"肿"

孕中期孕妈妈胃口大开，营养全面，没有切实地控制体重，到了孕晚期，体重一下增加了不少，这样的孕妈妈要注意饮食，不能让体重增加过多。

腿部静脉曲张

· 怀孕时体内激素改变

妊娠期卵巢所分泌的雌激素增加，而雌激素对血管壁内的平滑肌有舒缓作用，使静脉壁更加松弛而容易发生腿部静脉曲张。

· 胎儿和增大的子宫压迫血管

因妊娠后子宫增大，压迫盆腔血管，尤其是压迫髂外静脉，从而使得血液由静脉向心脏的回流过程受到阻碍，因此，往往出现腿部静脉曲张的现象。

· 家族遗传或孕期体重过重

有家族遗传倾向，血管先天静脉瓣膜薄弱而闭锁不全，或是孕期体重过重的孕妈妈，都是腿部静脉曲张的高危人群。孕妈妈最关心的莫过于腿部静脉曲张是否会对胎儿或母体造成影响。根据研究发现，如果母亲的血液聚集在腿部而不是流向胎儿，那么胎儿的血液循环会受到影响。腿部静脉曲张还是引起早产的罪魁祸首之一。

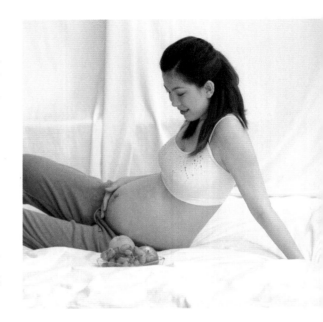

对妊娠期静脉曲张无须大动干戈进行手术治疗，最好的办法就是预防为主。如果孕妈妈并发腿部静脉曲张，应减轻工作，避免长时间站立，睡眠时抬高双腿，也可以穿弹力袜或使用弹力绷带。还可按摩小腿，常用手法有：挤压小腿，孕妈妈在靠背椅上，腿伸直放在矮凳上，准爸爸拇指与四指分开放在孕妈妈小腿后面，由足跟向大腿方向按摩挤压小腿，将血液向心脏方向推进。搓揉小腿，孕妈妈坐姿如上，准爸爸将两手分别放在孕妈妈小腿两侧，由踝向膝关节搓揉小腿肌肉，帮助静脉血回流。

30%～50%的孕期静脉曲张在分娩后不会自行缓解，且下次怀孕时又会再度复发，甚至导致中年时期的严重静脉曲张症，因此平时的保健相当重要。

饮食营养

营养重点

重点补充	适量补充
蛋白质	钙、铁

营养需求

孕26周，孕妈妈对血红素铁、维生素B$_2$、叶酸、维生素A等营养素的需要量明显增加，为此建议此时期的孕妈妈至少每周吃一次一定量的动物内脏。孕妈妈可以把"糯米红枣"当做加餐，但注意每次吃10个左右，不要过量。在饮食上除了多吃一些含铁丰富的食物外，还应注意多吃一些含维生素C较多的食品，以帮助身体吸收更多的铁质。

吃什么、怎么吃

孕26周，可以说喜忧参半。孕妈妈体内激素分泌增加会让外形看起来更性感，不过，不断长大的胎儿会压迫你的胃，引起胃部灼热，也可能会引起便秘。

膳食纤维对保证消化系统的健康很重要，也能够减轻便秘。食物纤维分为可溶纤维和不可溶纤维。可溶纤维能让你更久保持吃饱的感觉，让糖分稳定地进入血液；不可溶纤维让食物更快地通过身体，防止便秘，借助排便清除体内废物。富含膳食纤维的食物有：苹果、韭菜、芹菜、梨和全麦面包等。

孕26周参考餐单

用餐时间	食物名称
早餐	馄饨1碗，煎蛋1个，拌海带丝1盘
加餐	白梨1个，花生10粒
午餐	花卷1个，清蒸鲈鱼，豆豉空心菜
加餐	栗子8个，葡萄干10粒
晚餐	米饭1碗，辣炒鸡心，开洋丝瓜

孕26周推荐菜肴

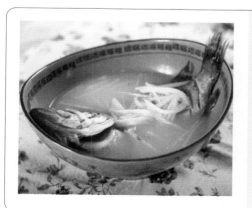

冬瓜鲤鱼汤

冬瓜200克，鲤鱼1尾，生姜、绍酒、枸杞子、植物油、盐、胡椒粉各适量。

1. 将嫩冬瓜去皮、籽切成丝；鲤鱼处理干净；生姜切丝。
2. 锅内烧油，投入鲤鱼，用小火煮透，下入姜丝，加入绍酒，注入适量清汤，煮至汤质发白。
3. 加入冬瓜丝、枸杞子，调入盐、胡椒粉，续煮7分钟即可食用。

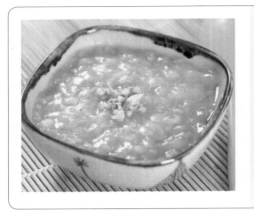

核桃仁豌豆羹

豌豆100克，核桃仁150克，白糖、藕粉各适量。

1. 豌豆放入锅内煮熟，待煮烂后捣成泥状。
2. 核桃仁去皮用油炸透，捞出剁成细末。
3. 锅内加入适量清水煮沸，加入白糖和豌豆泥捣匀煮沸，加入藕粉勾成稀糊状。
4. 撒上核桃仁末即可食用。

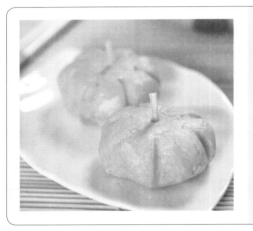

蒸南瓜饼

南瓜1/2个，糯米粉、澄粉各300克，白糖、豆沙馅儿、芹菜各适量。

1. 将南瓜去皮，去籽，洗净切成小块，放蒸锅蒸熟。
2. 将熟南瓜肉碾成泥状，加糯米粉、澄粉、白糖和成面团。
3. 将面团分成若干小剂子，包入豆沙馅儿成饼坯。
4. 在饼坯表面刻上装饰纹，顶部加芹菜点缀后放入平盘，蒸4～5分钟即可。

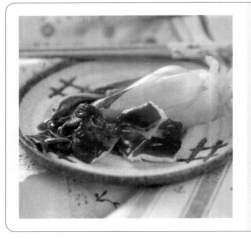

香菇油菜心

香菇50克，油菜心10根，酱油、白糖、味精、水淀粉、植物油各适量。

1. 香菇用温水浸泡后，剪去根，反复清洗干净，挤去水分备用。
2. 锅内放油烧热，然后放入香菇略煸炒一下，再加入酱油、白糖，加盖烧煮入味。
3. 再加入味精，用水淀粉勾芡，淋油，盛在煸炒过的菜心上面即可。

同步胎教

欣赏《金色的秋天》

推荐孕妈妈欣赏俄国著名风景画家列维坦的名作《金色的秋天》。列维坦被称为"色彩抒情诗人"，他的画是俄罗斯大自然的象征，画家用自己的色彩勾勒出了俄罗斯独特的风光。

列维坦的这幅《金色的秋天》创作于1895年，画面充满了阳光，湛蓝的天空，仿佛活生生的、会呼吸似的，天空飘浮着灰白色的云，阳光穿过云朵照耀在同样蓝得发亮的小溪上，田野正在由绿变黄，树叶已全部变成金黄色，清晰可见的笔触宣泄着画家心中涌动的激情湛蓝的天空。画家运用潇洒稳健的笔触和色块，高度概括地描绘了俄罗斯金黄色秋天的自然景象。这幅画是一首秋天的颂歌，秋高气爽，观赏者看后顿觉心旷神怡，一扫心中的灰暗。

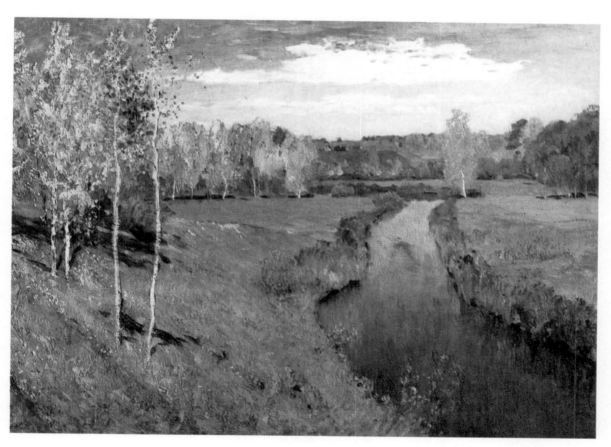

金色的秋天／（俄）列维坦

怀孕27周

Huaiyun 27 Zhou

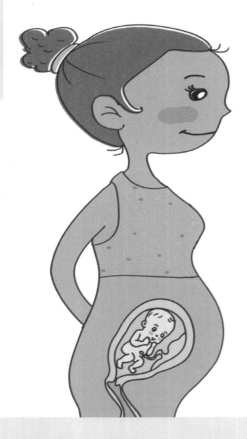

孕妈妈身体的变化

怀孕27周 子宫上移到肚脐上方7厘米以上

由于腹部迅速增大，孕妈妈会感到很容易疲劳，同时，脚肿、腿肿、痔疮、静脉曲张等不适症状也可能困扰着孕妈妈。注意休息、不时变换身体姿势、做舒缓的伸展运动、洗热水浴和按摩，都能帮孕妈妈缓解不适。

胎儿的变化

怀孕27周 胎儿从头部到臀部长约24厘米，体重约为1000克

随着皮下脂肪的增多，胎儿越来越胖了。现在吮吸拇指可能是胎儿最喜欢的运动之一。此时，胎儿的眼皮开始睁开，虹膜开始形成。胎儿可以察觉出光的变化，如果将手电筒照在孕妈妈的腹部，胎儿可移向或离开光源的方向。

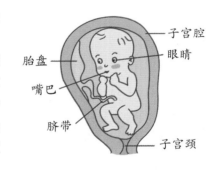

本周大事提醒

生活计划	执行方案
饮食适度	控制高热量和盐分、糖类的摄取量，防止妊娠高血压综合征
减少妊娠纹	使用维生素E油进行局部按摩，增加皮肤弹性
坚持胎动记录	从现在开始应该每天做胎动记录，监测胎动情况，了解胎儿的健康

安全保障计划

预防妊娠高血压综合征

·严重水肿就要去看医生了

妊娠高血压综合征主要症状有高血压、蛋白质尿液，严重时会使母子都处于危险状态。前一阶段的症状主要是水肿，但要是除脚以外的全身都出现水肿，并且持续了较长时间，就要格外注意了。蛋白质尿液和高血压症状，要在定期的健康检查中留意，提早发现。妊娠高血压综合征分为孕23周前出现的早发型和孕23周之后出现的晚发型两种。早发型比晚发型更容易发展为严重症状，其恶化会使婴儿发育受到影响。

·你容易患上妊娠高血压综合征吗

喜欢吃咸的食品、生活繁忙、高血压、多胞胎怀孕、怀孕前就有些发胖、经常食用甜食及含油脂多的食物。

·辨别妊娠高血压综合征的要点

要点	轻度症状	重度症状
血压值	①最高血压（收缩期）在140mmHg以上，不到160mmHg的情况 ②怀孕后最高血压上升30mmHg以上的人 ③最低血压（扩张期）在90mmHg以上，不到110mmHg的情况 ④怀孕后最低血压上升15mmHg以上的人 最高血压（收缩期）在160mmHg以上的情况	最低血压（扩张期）在110mmHg以上的情况
蛋白质尿液	将24小时的尿液（24小时排出的所有尿液）用定量法判定，尿蛋白为0.2～1g/L	将24小时的尿液（24小时排出的所有尿液）用定量法判定。尿蛋白为2～4g/L
治疗	住院后平静地度过。症状改善后出院，在自己家中用饮食疗法进行治疗，避开剧烈的运动和盐分过多的饮食	直到分娩都在医院中平静地生活，进行控制热量和盐分的饮食疗法。也可以使用降血压药物进行治疗

·问答·

问：怀孕27周做B超检查，胎儿双耳未显示是怎么回事？

答：有时候做B超检查可能由于胎儿胎位的原因，照不到身体的全部。

问：怀孕27周能不能乘坐飞机？

答：怀孕32～35周（不含35周）的孕妈妈乘机，应提供医生在旅客乘机前7天内开的诊断证明书，并经国航指定的医院盖章和该院医生签字方能生效。

·预防妊娠高血压综合征的饮食

序号	执行方案
1	一天最多摄取6克盐分
2	控制动物性油脂的食用
3	积极摄取钙、铁和叶酸以及维生素和矿物质
4	适度运动，像散步、体操等

饮食营养

营养重点

重点补充	适量补充
膳食纤维	复合维生素、铁

营养需求

从现在开始到分娩，应该增加谷物和豆类的摄入量，因为胎儿需要更多的营养。富含纤维的食品中B族维生素的含量很高，对胎儿大脑的生长发育有重要作用，而且可以预防便秘。如全麦面包及其他全麦食品、豆类食品等，孕妈妈都可以多吃一些。

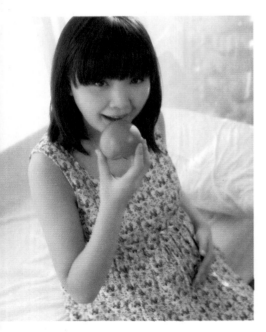

吃什么、怎么吃

在整个怀孕期间，孕妈妈如果能有意识地吃某些食物，会对腹中的胎儿发育起到很微妙的作用，科学地调配饮食，均衡营养，会帮助孕妈妈生个漂亮聪明的宝宝。

生个皮肤好的宝宝：如果孕妈妈想要宝宝皮肤白些，就可以多吃一些富含维生素C的食物。含维生素C丰富的食物有番茄、菜花、冬瓜、洋葱这些日常比较常见的蔬菜。柑橘、苹果、鲜枣这些水果也含有很多的维生素C，其中苹果是最佳食物。

拥有明亮的眼睛：如果想让宝宝拥有一双明亮的大眼睛，孕妈妈可以在孕期多吃些富含维生素A的食物，富含维生素A的食物有动物的肝脏、蛋黄、牛奶、胡萝卜、番茄以及绿色蔬菜、水果、干果和植物油等。其中鸡肝中含的维生素A为最多。

拥有聪明的大脑：相信所有的父母都希望自己的宝宝聪明伶俐，那么，孕妈妈就应该在怀孕期间多吃些含碘丰富的食物，比如海带等海产品，用以补充胎儿对碘的需要，促进胎儿甲状腺的合成，也有利于胎儿大脑的良好发育。这类食品中以海带为最佳。

另外孕晚期是胎儿脑细胞和脂肪细胞增殖的"敏感期"。在这个时期，孕妈妈一定要注意增加蛋白质、磷脂和维生素的摄入，应多吃奶类、蛋类、瘦肉、肝、鱼、豆类、豆制品和青菜，保证食品的充足供应。

孕27周参考餐单

用餐时间	食物名称
早餐	鸡蛋羹1碗，锅烙3个，拌小黄瓜1碟
加餐	牛奶1杯，苹果1个
午餐	蒸地瓜1个，南瓜红烧肉，蚝油生菜
加餐	葡萄10粒，香蕉1个
晚餐	米饭1碗，葱油多宝鱼，青笋炒蛋

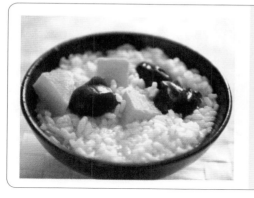

地瓜大米枣粥

地瓜200克，红枣50克，大米300克。

1.将地瓜去皮，洗净，切成小丁。
2.红枣、大米分别洗净。
3.将锅置火上，加适量清水，放入大米、红枣、地瓜，先用大火煮开，后改用小火煮至饭熟即成。

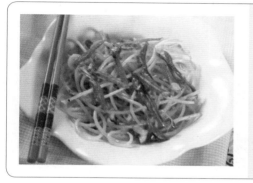

黄豆芽小鱼

胡萝卜200克，黄豆芽150克，油豆腐100克，小鱼干、柴鱼片、盐各适量。

1.胡萝卜洗净去皮、切成丝；黄豆芽洗净沥干；油豆腐切丝。
2.锅中放水、小鱼干及柴鱼片，熬煮至香味释出。
3.放胡萝卜丝、黄豆芽、油豆腐丝，煮至熟软，加盐调味即可。

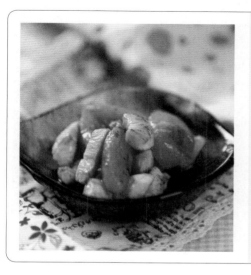

小番茄炒鸡丁

鸡肉200克，小番茄200克，黄瓜100克，咖喱粉20克，白糖1小匙，蒜5克，盐1/2小匙，植物油2大匙，玉米淀粉10克。

1.将小番茄及小黄瓜洗净、沥干，小黄瓜切块备用。
2.鸡肉洗净、切丁。
3.鸡丁内加适量盐、植物油、水淀粉、白糖搅拌均匀，将鸡丁腌制10分钟备用。
4.锅内倒入植物油，烧至八成热，将鸡肉丁略炒半熟，放入蒜爆香。
5.将咖喱粉放入炒匀，放入小番茄、小黄瓜片、白糖、盐等一起翻炒，炒至肉熟后即可食用。

同步胎教

　　《天上的爱与人间的爱》是意大利画家提香的作品，描绘的是美狄亚与维纳斯的相会，有一种说法是裸体的维纳斯劝她身旁的美狄亚去协助伊阿宋盗取金羊毛。此画风格粗犷豪放，笔力雄健，但人物本身所具有的闲雅微妙的精神状态与纯洁高尚的品质，又使作品具有牧歌式的情调，宁静优美。

　　此画是提香描绘女性美的早期作品，这一阶段是他陶醉于乔尔乔奈的风格时期，在很大程度上是强调人的壮美与和谐。提香笔下的裸体美，具有生活与感情的因素，加之其独特的构图和雄浑辉煌的色彩，让此画有不朽的艺术魅力。

　　天上的爱，一个裸体女人，拿着一盏油灯，赤裸裸地亮着；世俗的爱，穿衣的女人，一点点的虚荣，一点点的富贵，天上的好与世间的女子，有不同的风韵；一个爱的小天使，淘气地在池子里戏水。天上的爱与人间的爱都一样地成长。

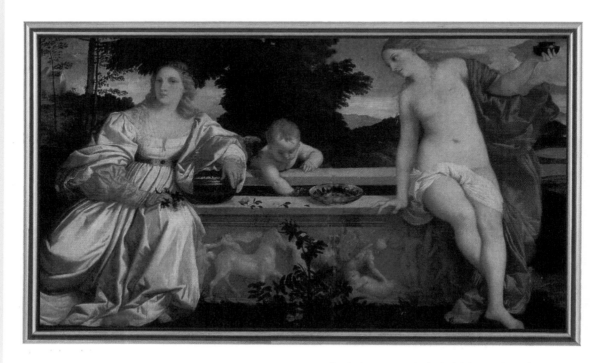

天上的爱与人间的爱／（意）提香·韦切利奥

176

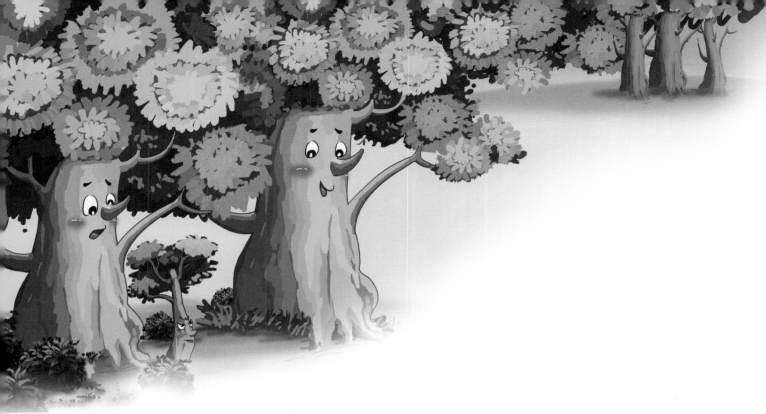

胎教故事《夭折的小树》

　　埋怨那些高大的树遮住了阳光，使得它只能待在黑暗里；埋怨大树挡住了风，使得它呼吸不到新鲜空气；它还恨那些结满了诱人果实的大树抢走了原本属于它的营养。

　　一天，森林里来了一位伐木工人。他听到了小树的哭诉，就决定帮助它。这个伐木工人砍掉了所有的大树，小树心里别提多高兴了。可是，小树的命运也随着改变了，变得非常悲惨。

　　太阳出来了，小树没有大树的遮挡，被晒得浑身焦枯；雨雪冰雹侵袭时，小树没有大树的庇护，树枝被折断了；狂风肆虐的时候，小树终于被吹倒了，瘫在地上，死去了。

> ● 宝贝，妈妈对你说 ●
>
> 　　故事中，怨天尤人的小树失去了帮助它的好朋友，同时也断送了自己的性命。生活中，我们要珍惜身边的朋友，珍惜身边每一个人带给我们的快乐和幸福，同时也要努力地为他们创造美好的生活，自己也会幸福。亲爱的宝贝，朋友是我们生命中最宝贵的财富，有些时候，失去朋友的帮助和保护，我们的生活就会过得很艰难。

怀孕28周

Huaiyun 28 Zhou

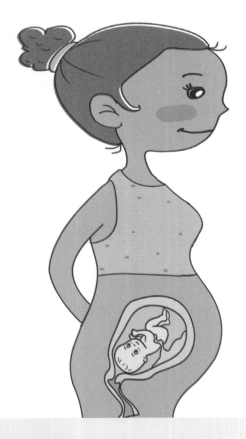

孕妈妈身体的变化

怀孕28周　子宫继续向肚脐方向上移

　　孕晚期不仅腹部增大，手臂、腿、脚踝等部位也容易肿胀发麻，容易感到疲劳。夜间出现轻微的水肿是非常正常的，所以不用担心。但如果早晨醒来脸部严重肿胀，或水肿一整天不消退，就有可能患了妊娠高血压综合征，建议及时到医院做检查。

胎儿的变化

怀孕28周　胎儿从头到臀部长约25厘米，体重约1100克

　　胎儿正在以最快的速度生长发育。胎儿现在的主要任务是增加体重。此时男孩儿的睾丸开始下降进入阴囊。女孩儿的阴唇仍很小，还不能覆盖阴蒂，在怀孕最后几周两侧的阴唇将逐渐靠拢。

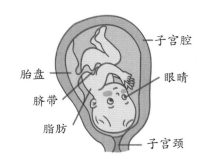

本周大事提醒

生活计划	执行方案
定期检查身体	随时关注孕妈妈和胎儿的变化情况，从孕28周开始，产前检查为每两周1次
减少对皮肤的刺激	最好穿纯棉内衣，洗衣服时要比平时多漂洗几次
保持心情愉快	有的孕妈妈会因血压升高或贫血引发头痛和头晕。心理负担和精神因素也会造成头痛，所以要尽量保持心情愉快

安全保障计划

分娩姿势提前练习

·放松

每天尝试训练你的呼吸和练习放松。

·蹲姿

这个姿势在分娩的时候非常好用，因为它可利用地心引力帮助宝宝从产道出来。蹲姿训练可以使你的骨盆打开到最宽，并帮助拉伸会阴，可以防止分娩过程中的撕裂。刚开始练习这一姿势时会比较困难，最初的训练可以坐在一个矮凳上，将两脚尽量分开，身体前倾，保持背部挺直，用双肘将膝盖向外推。一旦关节灵活了，并感到这个姿势很舒服时，就可以尝试着将矮凳撤掉。练习蹲姿时，如果脚后跟不能着地，你可以用一个卷起来的毛毯或毛巾垫在脚后跟下面。

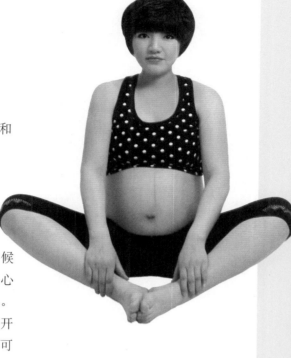

·坐姿

脚心相对而坐不仅可以帮助锻炼大腿肌肉，使之更强健，而且可以帮助你保持蹲姿并提高骨盆的灵活性。做这个训练时要保持背部挺直，两脚底相对，将脚后跟拉向会阴方向，用两臂将大腿下压。如果刚开始觉得这个姿势比较困难，可以放两个靠垫在大腿下面作为支撑，也可以将身体直直地靠在墙上。练习这个姿势时，要注意呼吸和放松的技巧。

注意围产期保健

围产期是指怀孕满28周，胎儿体重达到或超过1160克，至产后7天的这段时期。在这段时期，孕妈妈及胎儿容易发生危险，因此如果发现异常要及早治疗。28周以后，孕妈妈要每两周检查一次，36周以后则每周检查一次。

性欲降低.

孕妈妈的腹部在此阶段会快速膨胀起来，腰痛、懒得动、性欲减退，这是一种保护自己、保护胎儿的正常状态。此时，为了母子健康，要绝对禁止性生活。夫妻间可以采用亲吻和拥抱等方式传达爱意，增进感情。对于这些，准爸爸要给予理解和体谅。

·小贴士·

怀孕时养成良好规律的作息时间，胎儿出生后，也会有规律地进行作息。所以，怀孕时也要早睡早起，白天尽量不要睡觉，习惯了就好了。另外，入睡前喝杯热牛奶、用热水泡泡脚、听听轻音乐等都是很好的习惯。

饮食营养

营养重点

重点补充	适量补充
铁	蛋白质、必需脂肪酸

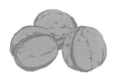

营养需求

本周开始，是胎儿生长最快的阶段，孕妈妈的膳食要保证质量、品种齐全。为了防止腿部水肿，孕妈妈可以多吃些鲤鱼、鲫鱼、黑豆等有利水作用的食品，以缓解水肿症状。这一时期胎儿大脑发育进入高峰期，孕妈妈在此时可适当补充健脑的食品，如核桃、芝麻、花生等。

吃什么、怎么吃

为预防孕妈妈孕期贫血，以下有三大对策可供参考。

1.多吃含铁食物：从孕前及刚开始怀孕时，就要注意多吃瘦肉、家禽、动物肝及血、蛋类等富铁食物。豆制品含铁量也较多，肠道的吸收率也较高，要注意摄取。主食多吃面食，面食较大米含铁多。

2.多吃有助于铁吸收的食物：水果和蔬菜不仅能够补铁，所含的维生素C还可以促进铁在肠道的吸收。因此，在吃富含铁食物的同时，最好一同多吃一些水果和蔬菜。

3.多吃含叶酸食物：饮食上注意进食富含叶酸的食物，如肝脏、肾脏、绿叶蔬菜及鱼、蛋、谷、豆制品、坚果等。

孕28周参考餐单

用餐时间	食物名称
早餐	珍珠汤1碗，糖饼1张，酱炒鸡蛋
加餐	牛奶1杯，木瓜1块
午餐	米饭1碗，土豆烧茄子，香辣排骨
加餐	猕猴桃1个，樱桃10粒
晚餐	番茄炒面，金针菇炒肉丝，咕噜鸡球

孕28周推荐菜肴

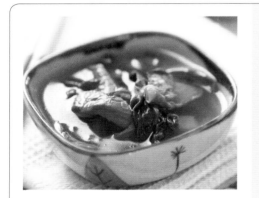

菠菜蘑菇汤

菠菜200克，蘑菇100克，盐适量。

1.将菠菜洗净，放入冷水中浸泡20分钟，切段；蘑菇择洗干净。
2.锅中加足够的清水，待水开后，加入蘑菇、菠菜段煮熟即可，最后用盐调味。

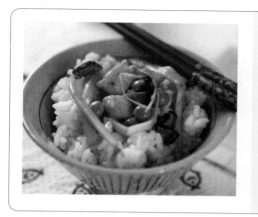

鸡肉卤饭

米饭250克，鸡肉50克，豌豆50克，香菇25克，冬笋50克，植物油、水淀粉、酱油、盐、鸡精、葱、肉汤各适量。

1.香菇切丁；葱切末；冬笋切丁。
2.鸡肉切丁，放油锅中炒熟，放葱末、冬笋丁、香菇丁、豌豆、盐、米饭、酱油炒透盛盘。
3.炒锅放适量肉汤和盐，烧开后用水淀粉勾芡，放鸡精，浇在炒好的饭上即成。

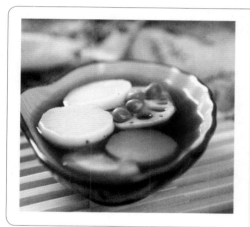

山药烧胡萝卜

山药200克，胡萝卜40克，藕30克，香菇50克，豌豆30克，葱花、高汤、酱油、盐各适量。

1.山药切成块状，胡萝卜、藕切片，香菇切开。
2.油热后用葱花炝锅，将上述材料倒入煸炒。
3.加入高汤及调味料，煮熟即可。

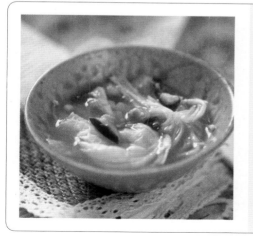

奶油烩白菜

大白菜300克，鲜牛奶60克，火腿、盐、味精、湿淀粉、鲜汤、植物油各适量。

1.将火腿切成火腿末备用。
2.将大白菜洗净，切成4厘米长小段；将锅中的油烧至五六成热，倒入大白菜翻炒一下后捞出。
3.将锅刷净后再次放在火上，倒入鲜汤、鲜牛奶，加盐、味精烧沸，再倒入大白菜烧3分钟，湿淀粉勾芡，撒入火腿末，淋油装盘即成。

同步胎教

欣赏莫奈的《睡莲》

莫奈是法国印象派的大师，他曾长期探索光色与空气的表现效果，常常在不同的时间和光线下，对同一对象做多幅的描绘，从自然的光色变幻中抒发瞬间的感觉。

在画中，莫奈对光线的处理，进行了各种尝试。所有的睡莲都被"一条条长长的光束从上到下垂直穿过"。这里推荐孕妈妈欣赏《睡莲·晚间效果》，旋风般强劲的笔触增加了火焰在睡莲之间扭曲上升的感觉，呈现出一片梦幻世界。

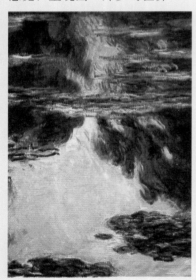

睡莲·晚间效果 / （法）
克劳德·莫奈

名画欣赏《椅中圣母》

对胎儿进行美学的熏陶既然如此重要，孕妈妈只要有空就多看一些美好的作品。下面孕妈妈就欣赏一下意大利画家拉斐尔的《椅中圣母》，看到这幅画，孕妈妈会油然地产生一种对美好生活的联想。形象的自然美与结构的造型美将母子情爱的精神美表达得淋漓尽致。

为了展现圣母的亲子之情，拉斐尔非常仔细地把三个人物处理在一个狭小的圆形框内，布局极其巧妙。画中的人物紧凑，关系亲密：马利亚紧抱儿子，低眉斜视画外，眼神里不仅有为自己宝宝感到喜悦、骄傲的神情，还透出一种女性的温情。依偎着马利亚的小耶稣，调皮地用一只脚趾去挠另一只脚的脚跟，瞬间流露出孩童的纯真、自然。

椅中圣母 /
（意）拉斐尔·圣齐奥

看了这幅名画，孕妈妈也许会有个疑问，为什么画家要把三个生动的形象塞在这已很少间隙的圆形框内呢？在这里有关于《椅中圣母》由来的神秘传说。《隐士传说》中说：从前有一位德高望重的隐士在森林里遇到狼群，他急中生智，爬上橡树才幸免于难。后被一酒家女儿救下并受到款待。在酒店过了一宿后，望日清晨离开了林子。走时他预言，救他的橡树与这位姑娘将得到永恒的善报。

若干年后，橡树被砍下做了酒店的酒樽，姑娘也结婚生了两个儿子。一天，拉斐尔路过这里，见到这两个天使般的孩子与年轻漂亮的妈妈，绘画的兴致油然而生。可眼前没有绘画工具，急切中他抓起地上的陶土片，在酒店门边一个橡树酒桶底上画下这母子三人的形象。

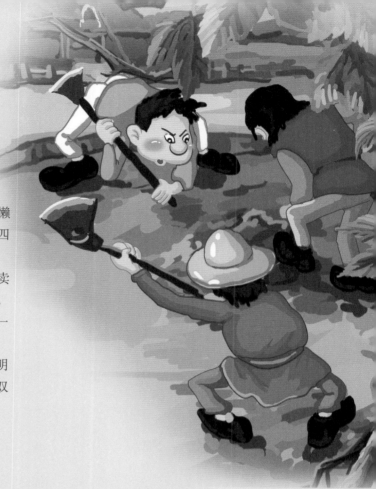

胎教故事《农夫和他的儿子》

　　从前有一个农夫，他有四个儿子。可是他们都很懒惰，为了让他的儿子改掉懒惰的毛病，农夫临死前告诉四个儿子，他把一箱珠宝埋在了葡萄园里。

　　农夫死后，为了得到珠宝，他的儿子个个争先恐后卖力地把那葡萄园的地从东到西、从南到北全都翻了一遍，结果什么都没找到。不过因为他们把葡萄园的地耕作了一番，这年比往年结出了更多的葡萄。

　　四个儿子把葡萄卖了，赚了很多的钱。这时他们才明白，父亲根本就没有在葡萄园里埋什么珠宝，而勤劳的双手才是父亲留给他们最宝贵的财富。

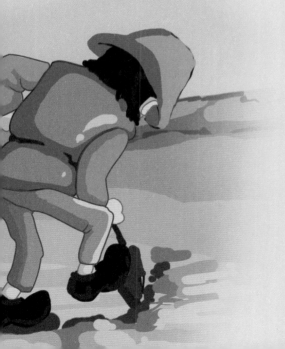

・宝贝，妈妈对你说・

　　勤劳是人们最好的财宝。我的宝贝，农夫的儿子们最终找到了生活的真谛：勤劳是开启财富大门的金钥匙。同时也教育我们：勤劳是通向成功的必经之路。在以后的人生中，不管做什么事都不能心存侥幸，更不能有不劳而获的念头，只要靠自己的努力去争取，一定可以品尝到成功的滋味。

怀孕29周

Huaiyun 29 Zhou

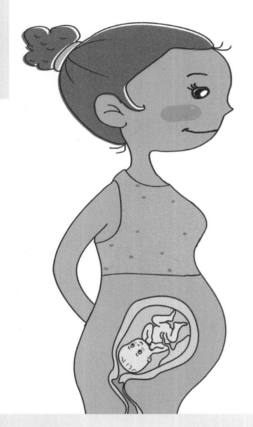

孕妈妈身体的变化

怀孕29周 体重会增加8.5～10千克

一般情况下，孕妈妈每天会有规律地出现4～5次的子宫收缩，这时最好暂时休息。为了顺利地分娩，子宫颈部排出的分泌物增多。为了预防瘙痒，孕妈妈要经常换洗内裤，保持身体的清洁。

胎儿的变化

怀孕29周 胎儿从头部到臀部长约26厘米，体重约1250克

此时胎儿能完全睁开眼睛，而且能看到子宫外的亮光，所以用手电筒照射时，胎儿的头会随着光线移动。这时期的胎儿对光线、声音、味道和气味更加敏感，能区别出日光和灯光。

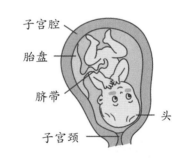

本周大事提醒

生活计划	执行方案
计划产假	了解公司产假制度，对工作的交接及产后休养要全面考虑
选择分娩医院	实地考察，了解情况，选择最适合自己的医院
预防妊娠高血压综合征	控制体重，保持营养平衡和足够的睡眠
关注胎儿体位	这时的胎儿在子宫里仍不时地变换体位，有时头朝上，有时头朝下，还没有固定下来

安全保障计划

孕晚期正确认识假宫缩

类型	时间	频率	状态	感觉
真宫缩	临产前	初期间隔时间大约是10分钟一次，随后阵痛的持续时间逐渐延长，至40～60秒钟	子宫颈口张开	阵阵疼痛向下腹扩散，有腰酸或排便感。开始宫缩的疼痛有的产妇是在腹部，有的产妇感觉在腰部。其实不强烈的宫缩可以没有感觉或者与来月经时的小腹疼痛一样。疼痛的强弱也因人而异
假宫缩	分娩前数周	持续的时间短	经数小时后又停止，不能使子宫颈口张开	不会有疼痛感

保持轻松的情绪

由于怀孕8个月的时候，胎儿区别声音强弱的神经已经完全，即使不知道言语中的意思，也能敏感地感受到母亲的情绪。当孕妈妈感到不安或处于不愉快的激动状态时，体内会释放出肾上腺素。肾上腺素会导致心脏快速跳动，如果肾上腺素经由脐带传递给胎儿，可能会到达胎儿的脑部。所以，孕妈妈应随时调整心态，保持愉快、轻松的心情，以传达给胎儿良好的信息，促进胎儿心智发育。

提早防范新生儿溶血症

新生儿溶血症指的是胎儿或新生儿与母亲的血型不合，当母体产生的抗体通过胎盘进入胎儿体内，随即引起的一系列不良反应。

新生儿患溶血症时的并发症状有黄疸、贫血、肝脾肿大、胆红素脑病、发热等。为了及早发现新生儿溶血症的隐患，并从源头上遏制其进一步朝有害方向发展，目前我国已经研制出一套较为完善的预防监测手段：

1.孕妈妈进行第一次产前检查时，都要进行Rh血型分型，如发现其是Rh阴性血型，下一步就要对其丈夫和胎儿的血型分析了。当母亲血型为Rh阴性，父亲为Rh阳性，而胎儿的血型呈Rh阳性时，则发生Rh血型不合的概率较大。

2.一旦丈夫被检测出Rh阳性，通常应当在怀孕18～20周和26～27周两个阶段，再度进行Rh抗体定量测定，这对尚未发病的高危孕妈妈是很有帮助的。

· 问答 ·

问：怀孕29周后阴道一直流血，有危险吗？查出胎盘低、羊水少，胎儿还能保住吗？

答：胎盘位于宫颈内口处，也就是说胎盘低置，应该休息静养，避免剧烈活动，禁房事，注意定期检查，胎盘位置太低容易造成流产，所以你一定要注意，实在不行就得卧床休息，直到宝宝出生。

问：孕妇产前能不能喝蜂蜜？

答：可以每天早上喝一杯蜂蜜水，但最好是纯的，不含激素，且不要过量，否则血糖容易升高。

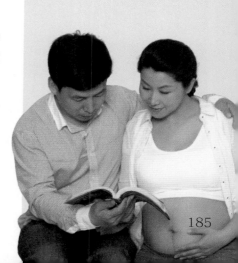

185

饮食营养

营养重点

重点补充	适量补充
蛋白质	复合维生素、微量元素

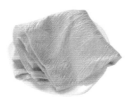

营养需求

孕晚期的孕妈妈不要过多摄入糖类，也就是不要吃太多主食，以免胎儿过大，影响分娩。到了孕29周，增大的子宫顶住胃部，吃一点就饱，可以少食多餐，每天吃7～8次。很多孕妈妈有夜间饿醒的经历，夜间可以吃点粥，吃两片饼干，喝1杯牛奶，或吃两块豆腐干，记得睡前要漱口。

吃什么、怎么吃

孕29周孕妈妈究竟该怎么补铁？

妊娠中晚期，孕妈妈非常容易患缺铁性贫血。缺铁性贫血会影响腹中胎儿的健康成长，甚至可能引起胎儿宫内窘迫、早产等危险。

日常食物中的铁有两种存在形式，一种是血红素型的铁，即"二价"铁，只存在于动物血液、动物肌肉及动物肝脏里，这是最被人体消化道认可的铁吸收形式，利用率较高。蔬菜、水果、蛋黄、红枣等食物里所含的铁是非血红素铁，以"三价"铁离子的形式存在，在人体消化吸收前，必须先转化成"二价铁"离子，否则，吸收极其困难。

那么，孕妈妈该怎么补铁呢？多吃含铁丰富的食物，动物肝脏是首选，像鸡肝、猪肝等，一周吃2～3次，每次25克左右。其次，动物血、瘦肉也很不错。

孕29周参考餐单

用餐时间	食物名称
早餐	豆腐脑1碗，煎饼1张，椒土豆丝
加餐	牛奶1杯，火龙果1块
午餐	豆沙包2个，咖喱牛腩，青笋炒蛋
加餐	葡萄10粒，饼干3片
晚餐	米饭1碗，韭花炒核桃仁，香菇酱鸡翅

孕29周推荐菜肴

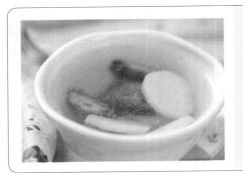

山药鱼肉汤

山药1段，石斑鱼片240克。

1. 山药削皮，切成丁以备用。
2. 药材放入高汤内，用大火煮开后，转中小火煮15分钟至山药熟软。
3. 放入石斑鱼片续煮3分钟即可食用。

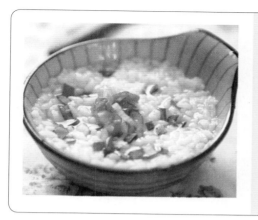

马齿苋大米粥

马齿苋100克，大米50克，盐2克，鸡精2克，葱花3克，植物油20克。

1.将马齿苋洗净，放沸水中焯一下，捞出过凉水数次，切碎。将锅中油烧热，放入葱花煸香，再放入马齿苋、盐、鸡精，炒到入味，出锅待用。
2.将大米淘洗干净，放入锅内，加入适量水煮熟，再加入炒好的马齿苋，出锅盛盆即可上桌。

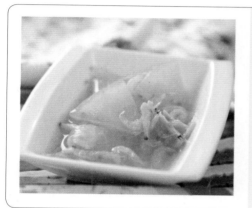

虾皮烧冬瓜

虾皮50克，冬瓜350克，花生油20克，盐适量。

1.将冬瓜削去皮，切成块；虾皮浸泡洗净待用。
2.把锅放在火上，放油，烧热后下冬瓜快炒，然后加入虾皮和盐，并加少量水，调匀，盖上锅盖，烧透入味即可。

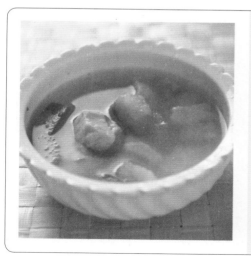

清蒸冬瓜熟鸡

熟鸡肉400克，冬瓜300克，鸡汤、酱油、盐、鸡精、料酒、葱段、姜片各适量。

1.熟鸡肉去皮，切成象眼块，把鸡肉整齐地码入盘内，加入鸡汤、酱油、盐、鸡精、料酒、葱段、姜片，上笼蒸透，取出，拣去葱段、姜片，把汤汁滗入碗内待用。
2.冬瓜洗净切块，放入沸水锅内焯一下，捞出码入盘内的鸡块上，将盘内的冬瓜块、鸡肉块一起扣入汤盘内。
3.炒锅上火，倒入碗内的汤汁，烧开撇去浮沫，盛入汤盆内即成。

同步胎教

　　战国时期的楚襄公，平日只知道享乐，不问国事，导致国家一天比一天衰落。有位叫庄辛的大臣曾多次劝谏，楚襄公不听，庄辛便辞去官职去赵国避居。

　　后来，楚国被秦国打败，楚襄公非常后悔当初没有听庄辛的劝谏，便命人设法把庄辛从赵国找回来询问对策。

　　庄辛回来后，给楚襄公讲了这么一个故事："从前有一户人家，养了很多羊。有一天发现羊圈里少了一只羊，邻居告诉他说：'你家羊圈有个洞，狼从洞里钻进去偷走了羊，你赶快把洞补好，羊就不会再丢失了。'那家人不听，结果第二天早上又少了一只羊，第三天、第四天……每天都有一只羊被偷走。后来那家人见羊越来越少，终于接受了教训与劝告，修补了羊圈，此后再也没有丢失过羊。"

　　楚襄公听了，似有所悟，决心弥补过失，把国家治理好。

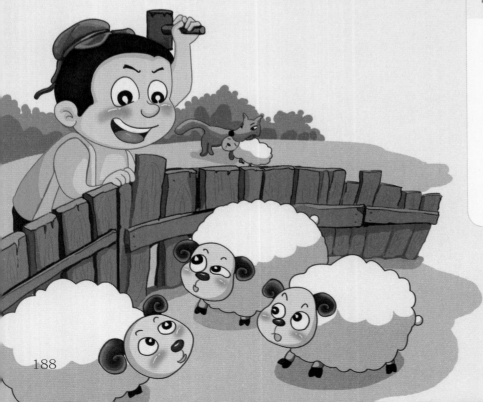

宝贝，妈妈对你说

　　宝贝，我们每个人都会做错事，但是做错事没有关系，只要我们敢于吸取教训并设法补救，就可以避免再受损失。就像那家养羊的人家一样，听取了邻居的劝告，才没有丢失更多的羊。所以我们常说："亡羊补牢，为时不晚。"

钢琴曲《忧伤还是快乐》

《忧伤还是快乐》是一首钢琴曲，原名《My Soul》，由韩国两人组合JulyJuly创作，在中国被叫作《忧伤还是快乐》。之所以被翻译成"忧伤还是快乐"，是因为其主旋律带着一种淡淡的忧伤，而副旋律又带着欢快的节拍。两种看似矛盾的节拍，却升华了这支钢琴曲的意境。

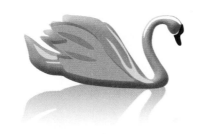

胎教名曲《天鹅湖》

孕妈妈可以在听《天鹅湖》的同时，展开丰富的想象力，想象着有关天鹅高贵、圣洁的形象以及美丽动人的传说。

序幕：森林湖畔

美丽的公主奥杰塔在湖边山冈采花时惊动了魔王罗特巴尔特，他现出了怪鸟本相，将公主和随从变成了天鹅。

第一幕：皇宫花园

王子齐格弗里德成年了，但他仍每日沉湎于玩耍。母后突然驾到，勃然大怒，决定尽快给王子完婚。母后走后，王子看到一群天鹅从天空飞过，就告别朋友追随而去。

第二幕：湖畔相见

美丽的天鹅就是被魔法禁锢的公主。王子举弓欲射，美丽的公主走上岸变回了人形向王子讲述自己的悲惨遭遇，并告诉他只有忠贞不渝的爱情才能使她摆脱魔王的统治。王子立下重誓将永远爱着公主。在魔王的召唤下，公主与王子依依惜别，王子将公主留下的羽毛贴于胸口，决心拯救公主摆脱苦难。

第三幕：皇宫大厅

宫廷宴会上美女如云，王子的心中只有奥杰塔，对其他候选者视而不见。魔王假扮成奥吉丽雅，冲过皇宫的卫士出现在宴会上。在奥吉丽雅的百般诱惑下，王子终于违背了誓言，魔王得意地现形，王子悔恨万分，绝望地向湖畔奔去。

第四幕：幸福的结局

知道真相的奥杰塔无限感伤，决心不再宽恕王子。魔王狂喜地露出狰狞的凶相，王子不顾一切地向魔王冲去，在公主和群鹅的帮助下战胜了魔王。乌云消散，大地生辉，公主和随从恢复了人形。

欣赏《蓝色多瑙河圆舞曲》

《蓝色多瑙河圆舞曲》是小约翰·施特劳斯的作品，美丽的蓝色多瑙河启发了施特劳斯。他在半年左右的时间里创作了这首振奋人心、鼓舞士气的曲子。这首曲子受到了全世界人民的喜爱，在每年元旦维也纳举行的"新年音乐会"上都是保留曲目。

小提琴的颤音开始了长长的序奏。音量并不高，仿佛是清晨的多瑙河在白雾笼罩下泛着细微的涟漪，又仿佛是朝阳冲破了地平线冉冉升起，昭示着新一天开始了，一切都是那么的安宁。

这支著名的圆舞曲适合孕妈妈在怀孕中、晚期听，孕妈妈在欣赏这首作品时，通过想象能感受鲜明的音乐形象，仿佛音乐之声穿透空气萦绕在蓝色的多瑙河旁，这实在是一件好惬意的事情。

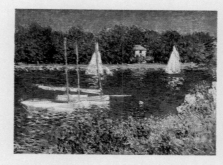

河中的帆船 /（法）克劳德·莫奈

怀孕30周

Huaiyun 30 Zhou

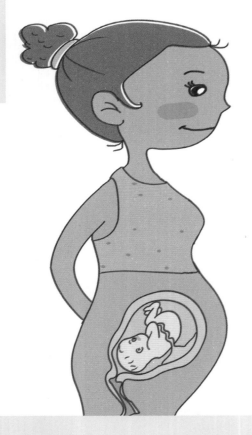

孕妈妈身体的变化

怀孕30周　由于子宫增大，呼吸变得困难

　　随着子宫的增大，它开始压迫横膈膜，所以孕妈妈会出现呼吸急促的症状。为了缓解呼吸急促症状，坐立姿势要端正，这样有利于减轻子宫对横膈膜的压迫。睡觉时，最好在头部和腰部垫上靠垫。

胎儿的变化

怀孕30周　胎儿从头部到臀部长约27厘米，体重约1400克

　　此时胎儿的胎毛正在消失，头发变得浓密了。虽然这时候不能自己呼吸，不能自己保持体温，但是已经具备身体所需的全部器官，所以此时即使早产，胎儿的存活率也很高。

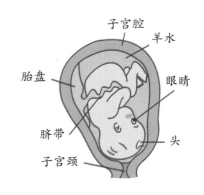

本周大事提醒

生活计划	执行方案
做一次体检	医生可以根据这些检查对孕妈妈的分娩情况和胎儿的健康情况做出正确的判断
坚持胎动记录	这时胎儿活动已经比较明显，从现在开始应该每天做胎动记录，监测胎动情况
注意出行安全	不要再独自一个人出门，要服从自己身体的感觉，多休息

安全保障计划

长痔疮怎么办

· 怀孕前没有痔疮的孕妈妈

怀孕前没有痔疮的孕妈妈，在怀孕后也不要麻痹大意，一样要做好预防：

序号	预防方法
1	首先要养成良好的饮食习惯，在此基础上，可以每天早晚进行一次提肛运动，每次30下，有助于肛周组织的血液循环，可以避免痔疮的发生。要保持肛周的清洁，每晚进行局部洗浴，可以避免肛周皮肤褶皱区滋长细菌而发生感染，同时做到生活规律，养成良好的排便习惯，不崇尚"厕所文化"，如厕时不读书看报
2	少量多次地饮水，多吃水果和新鲜的蔬菜，尤其是富含粗纤维的蔬菜、水果。辣椒、胡椒、生姜、大蒜、大葱等刺激性食物尽量少吃。孕妈妈别老坐着，应适当运动，以促进肛门直肠部位的血液回流。三餐饮食正常，特别是早餐一定要吃，避免空腹，并多吃含纤维素多的食物，比如糙米、麦芽、全麦面包、牛奶
3	多活动可增强胃肠蠕动，另外，睡眠充足、心情愉快、精神压力得到缓解等都是减轻便秘的好方法
4	孕期痔疮重在预防和自我调节，正确地坐、立，改善饮食及调养方法可有效缓解症状，安全度过孕期

· 怀孕前已经有痔疮的孕妈妈

如果孕妈妈在孕前已经出现了痔疮，一定不要让症状再进一步扩大。

序号	调理方法
1	合理饮食，不要暴饮暴食，以免造成直肠的压力过重，可以少量多餐，避免吃辛辣及酸性等刺激性食物。不要吃过精过细的食物，因为精粮会造成便中的残渣过少及便质发黏，导致便秘
2	一旦有便意的时候，就尽快去厕所排便。因为粪便在体内积存久了，不但造成排便不易，也会影响食欲。建议有便秘问题的孕妈妈每天多喝凉开水或牛奶刺激大肠蠕动，或是早晨起床后马上喝一杯凉开水或牛奶，这都是帮助排便的好方法
3	注意局部清洁。坚持进行局部洗浴，并按摩肛周组织3～4分钟，以加快血液循环
4	孕期避免坐沙发，并避免在电脑前久坐不起
5	练习肛门收缩，每天有意识地进行3～5次提肛，可以加强肛周组织的收缩力，改善瘀血状况

怀孕的过程是非常辛苦的，常常会伴有许多不适，孕妈妈要掌握正确的方法来避免或减轻这些不适，顺利度过妊娠期。

不要自行滥用刺激性的药物，如麝香、冰片、益母贴、止血剂。如症状加重一定要及时到正规医院的肛肠门诊就医，在医生的指导下使用对胎儿没有影响的药物，不要擅自处理或是轻信广告所说的无痛激光治疗，以免影响胎儿的健康。

耻骨疼痛

妊娠后在激素的作用下骨盆关节的韧带松弛，耻骨联合之间的缝隙可加宽0.3～0.4厘米，使骨盆容积在分娩时略有增加，便于胎头通过，这是正常现象。如果韧带松弛超过了限度，耻骨间隙能够插进指尖，说明耻骨联合分离，就不正常了。有时并发纤维软骨炎，往往痛得很厉害，这种现象多出现在怀孕最后1～2个月。

出现这种情况，一定要让孕妈妈减少活动甚至卧床休息直到分娩，临近产期时估计胎儿大小，正常大小的胎儿可从阴道分娩，但要避免使用产钳、胎头吸引器等助产手术，以免加重分离。如果胎儿过大，或骨盆狭窄则应考虑剖宫产。

注意仰卧综合征

孕妈妈在妊娠晚期常愿意仰卧，但长时间仰卧，很容易出现心慌、气短、出汗、头晕等症状，如将仰卧位改为左侧卧或半卧位，这些现象将会消失，这就是仰卧综合征，也称低血压综合征。这是由于孕妈妈在仰卧时，增大的子宫压迫下腔静脉及腹主动脉，下腔静脉可完全被压扁长达6～8厘米，血液只能从较小的椎旁静脉、无名静脉回流。回流不畅，回心血量减少，心脏向全身输出血量也就随之减少，于是血压下降并出现上述一系列症状。

仰卧综合征的发生不仅影响孕妈妈生理功能，对胎儿也有危害。心脏输出排血量减少，腹主动脉受压引起的子宫动脉压力减小，都直接关系着胎盘血液供应，对胎儿供氧不足，很快就会出现胎心或快或慢或不规律，胎心监测可显示胎心率异常的图形，以及羊水污染、胎儿血有酸中毒变化等宫内窘迫的表现，甚至带来不幸后果。

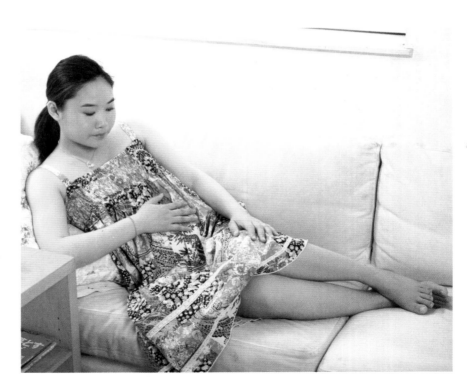

饮食营养

营养重点

重点补充	适量补充
钙、蛋白质	叶酸、铁、复合维生素

营养需求

怀孕30周骨骼开始钙化，仅胎儿体内每日就需沉积约110毫克的钙，而这完全来源于母体，从这点看，每个孕妈妈都需要补钙。按照《中国居民膳食营养素参考摄入量》建议，孕晚期钙的适宜摄入量为1200毫克/天。

孕妈妈每天至少要喝250毫升牛奶，还要多吃乳酪、豆制品、海带、虾皮、鱼类等。孕妈妈还要多晒太阳，帮助钙吸收。

吃什么、怎么吃

孕妈妈在此周应多喝一些牛奶，每天最好喝两杯（500毫升），也可喝豆浆，吃些豆制品、海带和紫菜。缺钙较严重的孕妈妈要根据医生建议补充钙剂。

口服补钙，以清晨和临睡前各服一次为佳。如一日多次，最好在饭后1小时服用，以减少食物对钙吸收的影响。人的血钙在后半夜及清晨最低，若选用一日一次的钙制剂，最好临睡前服用，可使钙剂得到充分吸收和利用。

至于补多少，最好请专业医师评估饮食当中的钙含量，再加上补充的钙制剂，每天补够1000毫克钙就够了。

孕30周参考餐单

用餐时间	食物名称
早餐	牛奶1杯，全麦面包2片，煮鸡蛋1个，炒牛肉，蒜蓉茼蒿
加餐	草莓10个，核桃仁2个
午餐	米饭1碗，清蒸黄花鱼，肉皮炒黄豆
加餐	酸奶，烤地瓜
晚餐	纯素包子，小米粥1碗，牛肉炖萝卜，芹菜炒肉

孕30周推荐菜肴

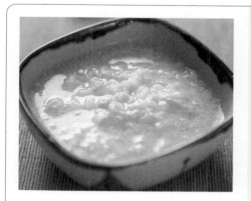

首乌大米粥

何首乌80克，大米300克，鸡蛋1个，白糖少许。

1. 将何首乌用纱布包裹，与大米同煮粥。
2. 粥熟前将鸡蛋打入，并加入白糖，煮熟即可。

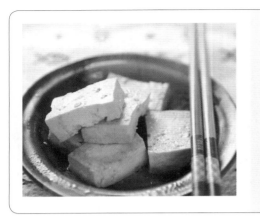

家常酱豆腐

豆腐300克，甜面酱、植物油各30克，白糖18克，料酒12克，大葱、生姜、水淀粉各6克，鸡精2克。

1.将豆腐切成2厘米见方的丁，放入开水中余一下，然后捞出晾干。
2.大葱、生姜去皮洗净，切成碎末。
3.炒锅大火烧热放入植物油，待五成热时，投入葱、姜末煸炒几下，加入甜面酱，稍炒几下，再放入白糖、料酒、鸡精，搅拌均匀后加豆腐丁翻炒几下，放入水淀粉勾芡，即成。

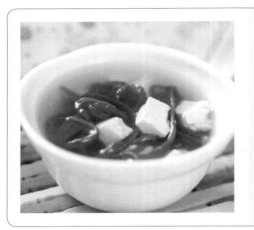

海带豆腐汤

豆腐1块，海带4片，葱1根，柴鱼2大匙，姜末2小匙，高汤3杯，柴鱼酱油1大匙，萝卜泥少许。

1.海带洗净，豆腐切小块，余烫，捞出放凉。
2.将海带平铺在砂锅上，加入豆腐，再倒入高汤、葱、姜及柴鱼煮15分钟，食用时蘸萝卜泥及柴鱼酱油即可。

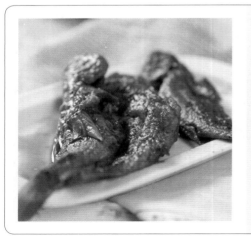

糖醋黄鱼

黄鱼1尾，青豆30克，胡萝卜1根，鲜笋20克，水淀粉、酱油、白糖、醋、料酒、葱各适量。

1.将胡萝卜、鲜笋洗净，切成小丁，与青豆一起放入沸水中烫，葱切末，黄鱼去鳞、内脏及鳃，用清水洗净，改花刀腌制。
2.放入油锅中，炸至金黄色时捞出，加入调料，用水淀粉勾芡，把汁浇在鱼身上即成。

同步胎教

欣赏《圣母的婚礼》

拉斐尔·圣齐奥的这幅《圣母的婚礼》独具艺术魅力，画面色彩鲜艳而又和谐，充满乐感，似乎婚礼在乐曲中进行，充分显示了画家的艺术造诣。

·戏剧性的场景

画面前景仍以对称式布满人物，视觉中心是代表神的意志的主教主持仪式，约瑟将订婚戒指戴在马利亚的手上，左右两边分别是两组男女青年。

马利亚后面的一组女子是她的女友，而约瑟背后的男青年则是求婚者，他们手执求婚标志的棍棒，谁的棒头开花，谁就是命中注定的马利亚的未婚夫，正是约瑟的棒头开出一朵小花，这一神的意愿使其他求婚者陷入痛苦和不安，有的甚至激愤，前景中的青年就绝望地折断了手中的求婚棒。这是一幕充满戏剧性的场面。

·和谐的美感

画中无论男女，形象都塑造得俊美，画家大量使用变化多样的曲线，人物的体态面貌、衣服的褶纹变化，都给人秀逸柔美之感。

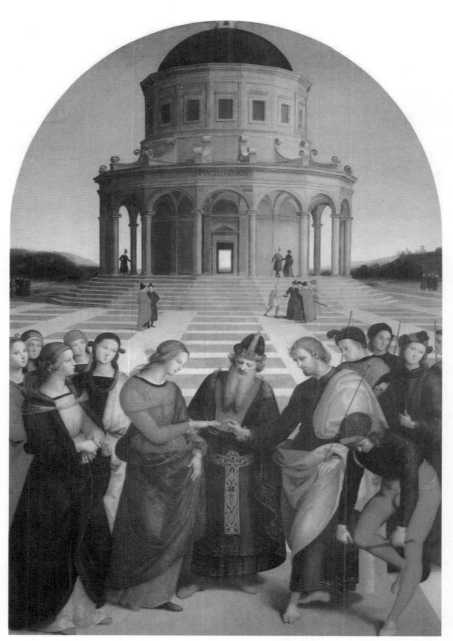

圣母的婚礼 ／（意）拉斐尔·圣齐奥

怀孕31周

Huaiyun 31 Zhou

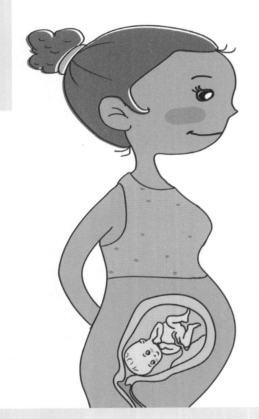

孕妈妈身体的变化

怀孕31周　子宫增大，出现腰痛，体重增加

　　这时支撑腰部的韧带和肌肉会松弛，所以孕妈妈会感到腰痛。孕妈妈打喷嚏或放声大笑时，会不知不觉出现尿失禁的现象，这是由于增大的子宫压迫膀胱而引起的，不用太担心。

胎儿的变化

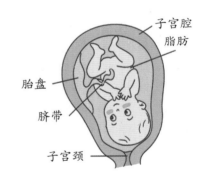

怀孕31周　胎儿从头部到臀部长约28厘米，体重约1600克

　　胎儿31周大了，此时胎儿的生长速度全面减慢，子宫空间变窄，羊水量逐渐减少。胎儿脑的发育正在进行最后冲刺，肺是发育成熟最晚的器官。

子宫腔
脂肪
胎盘
脐带
子宫颈

本周大事提醒

生活计划	执行方案
留意不规则的宫缩	不规则的宫缩时有发生，孕妈妈会觉得肚子偶尔会一阵阵地发硬发紧，这是正常的
控制体重增长	如果营养摄入得不合理或过多，就会使胎儿长得太大，分娩时造成难产，所以一定要注意合理饮食
保持清洁	孕妈妈的阴道分泌物多，排尿次数也增多了，要注意外阴的清洁。禁止性生活，避免刺激子宫，诱发早产

安全保障计划

腿部抽筋

　　怀孕31周孕妈妈容易出现腿部抽筋现象，就是指肌肉突然、不自主的强烈收缩，会造成肌肉僵硬、疼痛。主要由三个原因导致：首先是缺钙，因为孕妇对钙的需求量增加，当体内钙不足时，又行走或站立过久，就容易使腿部肌肉抽筋；其次，是因为体重增加，导致小腿肌肉负担加重，使得小腿肚和脚部肌肉发生疼痛性收缩而导致抽筋；最后，扩大的子宫影响血液循环也会造成小腿抽筋。一般而言，缺乏钙的原因最为常见，因为胎儿在成长过程中需要吸收大量的钙，若是孕妈妈钙摄取不足，就容易造成腿部抽筋。

· 改善方式

　　小腿抽筋时，应尽量伸直抽筋的腿部，并将脚板往自己身体的方向用力压，让小腿筋有被拉直的感觉，此时会增加肌腱张力，当张力增加到某一程度后，神经会将讯息传至大脑，大脑为了避免肌腱受伤就会释放出放松肌肉的讯息，抽筋现象就会解除。另外，按摩及热敷抽筋的腿部肌肉，也可减轻抽筋的疼痛症状。

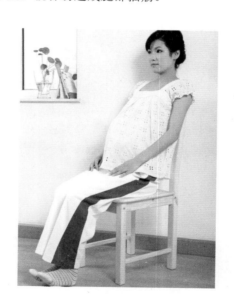

· 小贴士 ·

　　平时应多摄取高钙食物，像小鱼干、豆类制品、芝士、海带、牛奶等，孕中期以后每天的钙应补充到1200毫克，一般建议怀孕20周后孕妈妈可另外补充钙片，并且适当晒太阳，帮助维生素D的合成，也有助于钙的吸收。

尿频怎么办

· 孕早期与孕晚期尿频明显的原因

　　女性的子宫位于小骨盆的中央，前面是膀胱，后面是直肠，子宫体可随膀胱和直肠的充盈程度不同而改变位置。通常膀胱贮尿400毫升时才有尿意，约4小时排尿一次。

　　孕早期，子宫体增大又未升入腹腔，在盆腔中占据大部分空间，将膀胱向上推移，刺激膀胱，引起尿频。到了孕4月，由于子宫出了骨盆腔进入腹腔中，因此症状就会慢慢地减缓，但是，进入孕晚期，大约38周，由于胎头下降，使得子宫再次重回骨盆腔内，尿频的症状就又变得较明显，甚至有时会发生漏尿。

· 缓解尿频的方法

　　孕妈妈要缓解孕期尿频现象，可从日常生活和饮水量改变做起。也就是说，平时要适量补充水分，但不要过量或大量喝水。外出时，若有尿意，一定要上厕所，尽量不要憋尿，以免造成膀胱发炎或细菌感染。另外，孕妈妈要了解尿频是孕期很正常的生理现象，忍耐力自然会增强。

饮食营养

营养重点

重点补充	适量补充
钙、磷、锌、铁	DHA、复合维生素

营养需求

人的一生都需要不饱和脂肪酸，怀孕期间尤其如此。不饱和脂肪酸中的Ω—3和DHA有助于胎儿眼睛、大脑、血液和神经系统的发育，整个孕期都需要这些元素，尤其是怀孕的最后三个月，胎儿大脑迅速发育的时候，要多吃鱼类、坚果类食物。晚上孕妈妈可能一两个小时就想上一次厕所，不要试图通过白天少喝水来防止晚上起夜，因为身体需要大量的水。

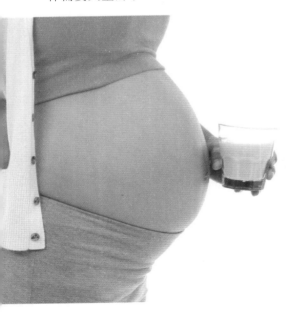

吃什么、怎么吃

在孕晚期，哪些营养素更受孕妈妈的青睐呢？

1.富含锌的食物可助自然分娩。

研究表明，产妇的分娩方式竟然与其在孕晚期饮食中锌的含量有关。锌可以促进子宫收缩，促使胎儿驱出子宫腔，以帮助孕妈妈顺利地自然分娩。

富含锌的食物有肉类、海产品、豆类、坚果类等。

2."止血功臣"维生素K可防止分娩时大出血。

维生素K有很好地防止出血的作用。孕妈妈在预产期的前一个月应有意识地从食物中摄取维生素K，可在分娩时防止大出血，也可预防新生儿因缺乏维生素K而引起的颅内、消化道出血等。

富含维生素K的食物有菜花、白菜、菠菜、莴笋、干酪、肝脏、谷类等。

3.给足钙和磷，因孕晚期胎儿全部乳牙均在牙床内形成。

胎儿牙齿的钙化速度在孕晚期增快，到出生时全部乳牙就都在牙床内形成了，第一颗恒牙也已钙化。如果此阶段饮食中钙磷供给不足，就会影响今后宝宝牙齿的生长。

含钙的食物如牛奶、蛋黄、海带、虾皮、银耳、大豆等。含磷的食物如动物瘦肉、肝脏、奶类、蛋黄、虾皮、大豆、花生等。

孕31周参考餐单

用餐时间	食物名称
早餐	豆浆1杯，煎蛋1个，菠菜拌花生米
加餐	香蕉1个，大枣5枚
午餐	鲅鱼水饺，大盘鸡，菠萝虾球
加餐	猕猴桃1个，核桃仁2个
晚餐	米饭1碗，酥炸小黄鱼，青椒炒肉丝

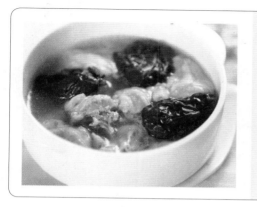

红枣兔肉

兔肉300克，红枣30克，盐3克，植物油15克，料酒10克，醋5克。

1.红枣洗净、去核，沥干水分备用。
2.将兔肉洗净，切块，均匀地抹上植物油、盐、料酒和醋，与红枣一起放瓦锅内，隔水蒸1小时，直至兔肉熟烂即可。

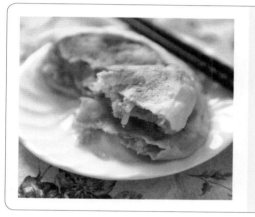

白萝卜肉饼

白萝卜、面粉各150克，猪瘦肉100克，姜、葱、盐、植物油各适量。

1.白萝卜洗净，切丝，用油翻炒至五成熟，备用。
2.猪瘦肉洗净，剁碎，加白萝卜丝、调料，调成白萝卜馅儿。
3.将面粉加水和成面团，揪成面剂，擀成薄片，包入萝卜馅儿，制成夹心小饼。
4.锅置火上倒油烧热，放入小饼烙熟即可。

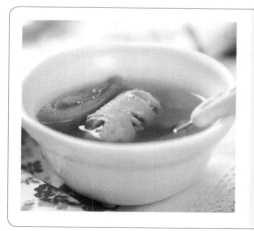

番茄牛尾汤

白萝卜250克，土豆380克，番茄300克，牛尾1条，洋葱2个，姜4片。

1.土豆、白萝卜去皮，切片；将牛尾刮去皮毛，洗净斩件；番茄、洋葱洗净，切开。
2.烧水放入牛尾煮约5分钟，取出冲净。加入白萝卜、姜煲半小时，再放入土豆，煲至土豆烂熟，放入番茄、洋葱，煮沸15分钟，调味即可。

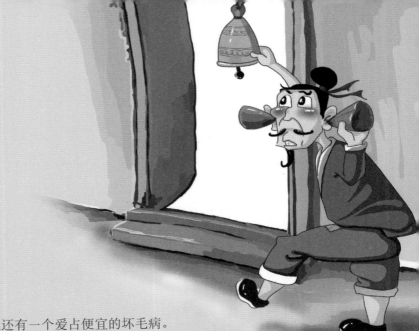

同步胎教

从前，有一个人很愚蠢又很自私，他还有一个爱占便宜的坏毛病。

有一次，他看中了一家大门上挂的铃铛。这只铃铛外表十分好看，声音也很响亮。他想："怎样才能把铃铛弄到手呢？"他知道，只要用手去碰这个铃铛，就会发出"丁零丁零"的响声。有了响声，就会被人发现，那就得不到铃铛了。该怎么办呢？

他突然想出了一个办法。他认为，铃铛一响，耳朵就会听见了，如果把自己的耳朵掩住，不是就听不见了吗？于是，他自作聪明地采用这个方法去偷铃铛。

他一手掩住耳朵，一手去摘这只铃铛。谁知他刚碰到铃铛，铃铛响了，这家主人发现后，就把他抓住了。因为别人的耳朵并没有被掩住，仍然能够听到铃铛的响声。

· 宝贝，妈妈对你说 ·

宝贝，这是一则古老的成语故事。故事中偷铃铛的人十分愚蠢，他不仅偷盗，而且还自己欺骗自己，把明明是掩盖不住的事实，妄想要掩盖住。我的宝贝，现实中有些人就是这样，他明明知道自己的行为是不对的，却还要去做，做了以后当然也不想让别人知道，于是便不断地伪装，直到事情最终败露的一天，他再怎么后悔也来不及了。

欣赏《抱鹅的少年》

　　《抱鹅的少年》这件作品出自希腊哈尔基顿的雕刻家波厄多斯之手，原作是青铜，留存至今的这件是复制品。波厄多斯擅长于风俗题材雕塑，成为当时专门雕刻儿童形象而闻名的艺术家。波厄多斯生活于公元前3世纪，正是希腊化风俗性雕塑发展的时代，几乎触及生活的各方面，从超凡脱俗的神性，开始表达最普遍的人性。特别重视真实地塑造人物形象，注重人的内在精神表现。从这个天真活泼的幼儿抱着有生命的鹅可见雕刻家对生活和人的理解，这是一组活灵活现的儿童生活雕像。

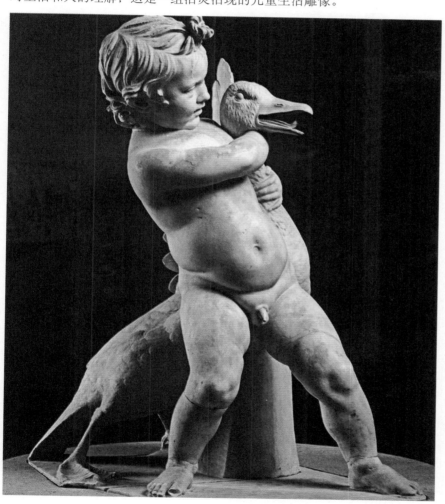

抱鹅的少年 / （希腊）波厄多斯

准爸爸也参与抚摸胎教

　　胎儿最喜欢准爸爸的抚摸了，所以在整个抚摸胎教的过程中，准爸爸一定要参与进来。

　　准爸爸应经常隔着肚皮轻轻地抚摸胎儿，并协助孕妈妈让胎儿进行一些宫内运动，最好是一边抚摸一边与胎儿说话，同时告诉宝宝是爸爸在抚摸他。

　　当胎儿的活动过于激烈让孕妈妈感觉有些难以忍受时，准爸爸可一边隔着肚皮轻抚胎儿，一边温和地说："乖宝宝，爸爸和你商量个事儿，小腿踢得轻点，好吗？你妈妈感觉有些吃不消了。"

·小贴士·

　　在周末的时候，准妈妈可以让准爸爸陪同自己去郊外散步或者回乡下的老家住上一两天，呼吸乡土的新鲜空气，欣赏村落的自然风景，体会纯朴的民风，让自己置身于恬静祥和的氛围中，胸襟会立即开阔，心情也会阳光普照。

怀孕32周

Huaiyun 32 Zhou

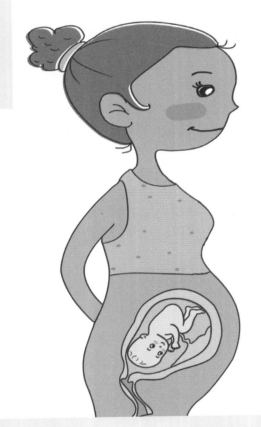

孕妈妈身体的变化

怀孕32周　体重快速增长

怀孕32周时，孕妈妈的体重会快速增长。随着胎儿成长，腹部内的多余空间会变小，胸部疼痛可能会更严重，呼吸也越来越急促。不过，当胎儿下降到骨盆位置后，症状就会得到缓解。

胎儿的变化

怀孕32周　胎儿从头部到臀部长约29厘米，体重约1800克

现在胎儿的五种感觉全部开始工作，他能炫耀一项新本领了——将头从一边转向另一边。虽然他继续坚持练习睁眼、闭眼，但每天仍有90%～95%的时间在睡眠中度过。

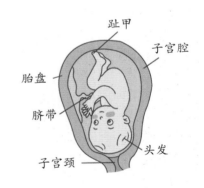

本周大事提醒

生活计划	执行方案
提前熟悉分娩的环境	可通过各种途径，如播放录像、参观、咨询和交流，使孕妈妈熟悉分娩环境和医护人员，减轻入院分娩的紧张情绪
进行有助于哺乳的乳房按摩	为了充分地喂养母乳，孕妈妈应该在分娩前认真进行乳头保养和按摩，这种乳房护理对分泌乳汁很有利
选择分娩方式	了解分娩，结合医生意见，选择适合自己的分娩方式

安全保障计划

当心胎儿提前来报到

　　每个孕妈妈都希望自己的胎儿在焦急的等待之后，按时来到这个世界。但是，有的胎儿尚未足月，就提前来报到了。睡眠不好、劳累、食欲旺盛，孕妈妈可就麻烦了，对于快要临产的孕妈妈来说要格外小心，可别让胎儿"提前报到"。

　　早产是指孕妈妈在妊娠28～37周分娩。这时的胎儿还未发育成熟，皮肤红嫩红嫩的，皮下脂肪少，各个脏器功能都不完善，呼吸也不规则，四肢肌肉疲软无力，体重也轻，因而生命力很弱，必须进行特殊照料。护理上稍有不当，便容易使孕妈妈多少个

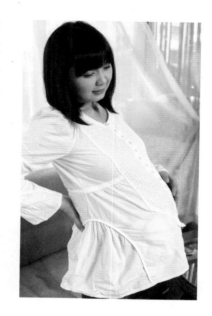

日夜"苦心经营"的"爱果"出现包括肺部感染在内的各种危及生命的症状，且这些高危因素还极易导致脑损伤。因此，预防早产极为重要。约30%的早产无明显原因。常见诱因有：

·孕妈妈方面

序号	常见诱因
1	并发子宫畸形（如双角子宫、纵膈子宫）、子宫颈松弛、子宫肌瘤
2	并发急性或慢性疾病，如病毒性肝炎、急性肾炎或肾盂肾炎、急性阑尾炎、病毒性肺炎、高热、风疹等急性疾病；心脏病、糖尿病、严重贫血、甲状腺功能亢进、原发性高血压病、无症状菌尿等慢性疾病
3	并发妊娠高血压综合征
4	吸烟、吸毒、酒精中毒、重度营养不良
5	其他，如长途旅行、气候变换、居住高原地带、家庭迁移、情绪剧烈波动等精神体力负担；腹部直接撞击、创伤、性交或手术操作刺激等

·胎儿胎盘方面

序号	常见诱因
1	胎盘前置和胎盘早期剥离
2	羊水过多或过少、多胎妊娠
3	胎儿畸形、胎死宫内、胎位异常
4	胎膜早破、人绒毛膜羊膜炎

　　孕妈妈在发生早产之前7天内，尤其是发生前24小时，子宫收缩的次数会增加。因此在子宫收缩次数明显增加，而卧床休息也无济于事的时候，应快速与医护人员联络或去医院就诊。

　　另外有些孕妈妈在发生早产前，会出现下腹胀痛、下坠感，像月经来潮时的胀痛或痉挛、腰酸、阴道分泌物增加甚至出血的症状，千万不可麻痹大意。这些症状都是在子宫规则收缩发生早产之前常见的警讯，应该尽快处置。除了服用安胎的药物之外，孕妈妈在就诊之前或安胎治疗出院后，仍应多卧床休息，早晚最少各卧床1小时。尽量左侧卧，但以舒适为原则，视情况调整卧床时间及次数。

问：怀孕32周的孕妇可以提前分娩吗？

答：建议足月分娩，早产不仅对孕妇不好，对胎儿也不好。

问：怀孕32周，胎儿心跳每分钟150次，是不是胎儿缺氧呀？

答：正常。胎儿心跳每分钟120～160次，处于正常范围内，胎儿心跳和孕妇自身的心跳没有关系。可以吸氧看看，每天吸20分钟，连续吸一周，一周后去做一个胎心监护。

问：怀孕后是不是睡得越多越好？

答：孕妇不能过于贪睡，否则容易引起体内热量蓄积。只有那些有先兆流产、先兆早产、胎盘位置异常以及医生建议进行保胎治疗者，才被限制活动，最好在床上休息。

脐带绕颈并不可怕

脐带绕颈是因为胎儿在子宫内活动空间稍大，脐带就会像绳索一样悬浮在宫内，在胎儿进行活动时将胎儿的肢体以及颈部进行缠绕。但是一旦缠绕过紧，就会发生胎死宫内的悲剧。如果脐带比较长，并且只是轻微缠绕着胎儿，那么对胎儿就没有什么不利影响。即便出现脐带绕颈的情况，孕妈妈也不必过于惊慌。在这种情况下，孕妈妈可以根据数胎动的次数来判断胎儿在腹内的情况。孕妈妈需要在早晚各测试一个小时，如果胎动的次数总和乘以4得出的结论是12小时的胎动总数，而胎动的总数也大于20次，那么这说明胎儿一切都很正常。但如果12小时的胎动少于10次，或者每个小时胎动都少于3次，这个时候孕妈妈一定要及时找医生处理。

做好乳房保健

从这时起，开始乳头的保养，为哺乳做准备。为了做到有备无患，这时可制订出必需的育儿用品和产妇用品的计划，并开始一点点地做准备。

这个时期孕妈妈要加强对乳房的保养，因为这时如果乳房保养不好，将不利于哺育时乳汁分泌，所以，孕妈妈要采取各种方法护理好乳房。

怀孕以后，孕妈妈应选用大小适宜的文胸，将变大的乳房托起。有些孕妈妈嫌麻烦不愿更换文胸，而将大的乳房紧紧包裹在小的文胸内，这样乳房的血液供应受到阻碍，易导致乳房发育不良、乳汁分泌减少而产后少奶、缺奶。也有些孕妈妈干脆不戴文胸，任乳房自然悬垂，这会使乳房上半部腺体受到牵拉，下半部受压而造成腺体扭曲，引起淋巴和静脉回流障碍。

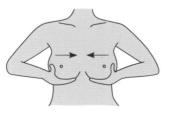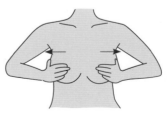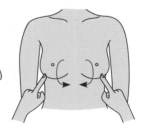

1.双手托住乳房，用拇指、示指、中指向里按压。

2.将乳房向外挤压。用手指按住，扭动乳头。

3.用示指以画圈的方式在乳房四周按摩。

饮食营养

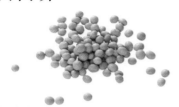

营养重点

重点补充	适量补充
维生素K	蛋白质、钙

营养需求

提倡食物的多样化。多吃动物性食物、豆类食物和水果，选用富含B族维生素、维生素C、维生素E的食物，B族维生素可以促进消化，增加食欲。维生素C可以提高机体抵抗力，改善新陈代谢，有解毒、利尿的作用。维生素E能防止早产。少吃或不吃不易消化的、油炸的、易胀气的食物。

吃什么、怎么吃

有些孕妈妈在这一时期水肿症状严重。下面介绍几款利尿消肿的食物，供孕妈妈参考。

鲫鱼：鲫鱼是一种益脾胃、安五脏、利水湿的淡水鱼，经常食用，可以增加孕妈妈血液中蛋白质的含量，改善血液的渗透压，有利于合理调整体内水的分布，从而达到消除水肿的目的。

鲤鱼：鲤鱼有补益、利水的功效，孕妈妈常食可以补益强壮、利水祛湿。鲤鱼中含有丰富的蛋白质，钠的含量也很低，孕妈妈常吃可消肿。

冬瓜：冬瓜具有清热泻火、利水渗湿、清热解暑的功效，可提供丰富的营养素和无机盐，既可泽胎化毒，又可利水消肿，孕妈妈可以常吃。

孕32周参考餐单

用餐时间	食物名称
早餐	牛奶1杯，煎蛋1个，三明治1个
加餐	橘子1个，桃子1个
午餐	米饭1碗，香芋烧鸭，孜然爆鸡肝
加餐	菠萝2片，杨桃1个
晚餐	蔬菜面1碗，麻辣香水鱼，糖醋藕片

孕32周推荐菜肴

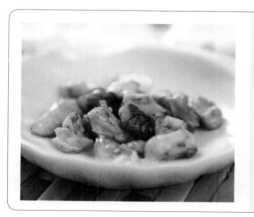

酥炸甜核桃

核桃肉100克，盐1/4小匙，白糖、芝麻、柠檬汁各1小匙，植物油适量。

1.核桃肉入开水中煮3分钟盛起，沥干；芝麻洗净，沥干，下锅炒香。

2.坐锅点火，锅内加水，加入白糖、盐及柠檬汁，放入核桃肉煮3分钟盛起，吸干水分。

3.另起锅，热油，当油至七八成热时，加入核桃肉炸至微黄色盛起，撒上芝麻即可。

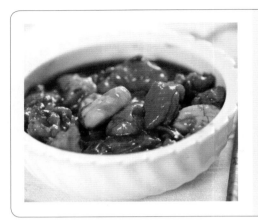

板栗焖鸡块

鸡肉250克，板栗100克，生姜、葱白、酱油、盐、鸡精、绍酒、白糖、植物油各适量。

1.鸡肉剁成小块，加酱油、绍酒腌渍10分钟；板栗去壳和膜。
2.锅上火放油烧热，投入生姜、葱白煸香，倒入鸡块炒至水分将干，加入酱油、盐、白糖、绍酒和水，没过鸡块大火烧沸，撇去浮沫，改小火焖10分钟，放入板栗继续焖至肉烂栗酥，大火收汁，加鸡精即可装盘。

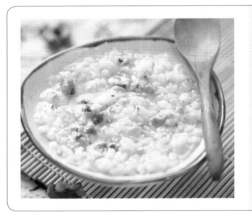

核桃芝麻花生粥

核桃仁150克，芝麻50克，花生米100克，大米200克，蜂蜜适量。

1.将核桃仁、芝麻和花生米混合碾成小粒备用。
2.将大米淘洗干净，放入锅中，加适量水用小火煮至粥八成熟。
3.将碾好的核桃仁、芝麻和花生米，一起放入锅中熬煮至熟烂，最后加入蜂蜜即可食用。

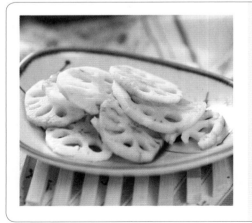

糖醋藕片

鲜藕250克，青椒、红尖椒50克，醋、白糖各2大匙，盐1小匙，花椒10粒，淀粉、香油适量。

1.香菇切丁；葱切末；冬笋切丁。
2.鸡肉切丁，放油锅中炒熟，放葱末、冬笋丁、香菇丁、豌豆、盐、米饭、酱油炒透盛盘。
3.炒锅放适量肉汤和盐，烧开后用水淀粉勾芡，放鸡精，浇在炒好的饭上即成。

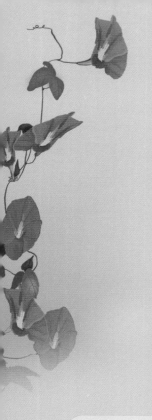

同步胎教

胎教故事《乌鸦喝水》

　　一只乌鸦口渴了，到处找水喝。忽然，乌鸦在草丛里发现了一个瓶子，瓶子里居然还有一些水。乌鸦高兴极了，赶忙去喝水。可是瓶子里的水太少了，瓶口又小，乌鸦把嘴伸进瓶口，可是怎么也喝不着水。怎么办呢？

　　这时候，乌鸦看见旁边有许多小石子，便想出办法来。乌鸦把小石子一个一个地放进瓶子里，瓶子里的水位渐渐升高了，于是，乌鸦毫不费力地喝到了水。

·宝贝，妈妈对你说·

　　这真是一只非常聪明的乌鸦呀！它知道把小石子放在瓶子里，就能使水位上升的道理。我的宝贝，知识就是力量，人只有具备一定的知识，才会拥有充满智慧的头脑，才能更好地生存下去。爸爸妈妈希望你将来能够勤奋好学，遇事多动脑筋，成为一个充满智慧的人，那样的话，你会生活得更顺利、更幸福呢！

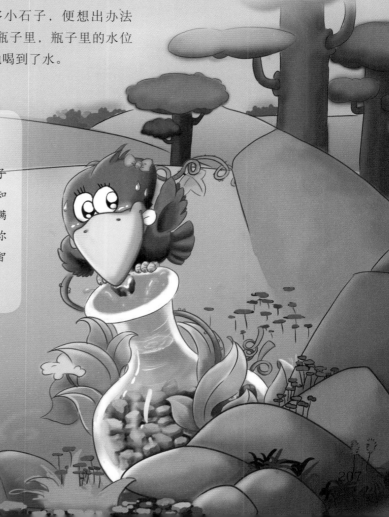

怀孕33周

Huaiyun 33 Zhou

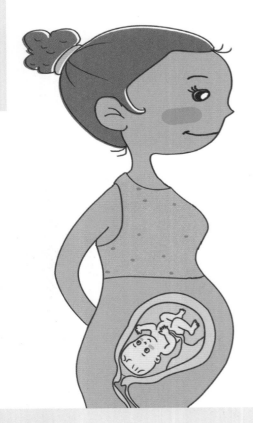

孕妈妈身体的变化

怀孕33周　体重增加10～12千克

　　这个时期，腹部的变化特别明显，又鼓又硬，使得肚脐都凸露出来。这时排尿次数会增多，而且有排尿不净的感觉。随着分娩期临近，孕妈妈的性欲也明显下降。在孕晚期，提倡以轻柔的爱抚表达夫妻间的爱意。

胎儿的变化

怀孕33周　从头部到臀部长约30厘米，体重约2000克

　　羊水量达到了最高峰并将一直维持到分娩，本周胎儿迅速发育使头围大约增加了9.5毫米。现在胎儿没有多少活动空间了。

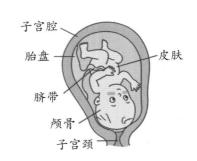

子宫腔
胎盘
脐带
颅骨
子宫颈
皮肤

本周大事提醒

生活计划	执行方案
谨防羊水早破	羊水随时都可能破，因此要做好羊水早破的准备。在分娩之前，应该多食用新鲜水果、粗粮、乳制品和蛋白质
留意有无异常出血症状	胎盘早期剥离或子宫颈闭锁不全会导致早产，如果出现异常出血等症状时，要马上去医院检查
要注意出行安全	随着体重的增加，身体会越来越沉重，孕妈妈要减少独自上街的次数和时间

安全保障计划

提前确定到哪家医院分娩

·妇幼保健院更专业

专业妇幼保健院的医生面对的就诊群体相对比较单一，就诊群体大多数是孕产妇。因此，一些中型妇幼保健院所配置的产科医疗器械比一般大型的综合医院会更齐全。如孕期的B超检查、唐氏综合征筛查，妇幼保健院在此方面的设备和专业能力无疑会比综合性医院的产科更全面。

另外，专业妇幼保健院的产科医生每天把握的就是从孕期—产期—出院这一循环过程，技术实力相对较高，医护人员的操作更为熟练。并且妇幼保健院的产科病房通常比综合医院的产科病房多，由于是专业的产科医院，产妇所得到的饮食和护理照料往往会更适宜。

胎儿出生后，可以在妇幼保健院接受按摩抚触，有条件的妇幼保健院还为胎儿专门提供游泳服务。所以，如果孕妈妈愿意，就可以选择此类医院。

·综合性医院的优势

现在许多大型的综合性医院科室齐全，各科专业人员技术水平高，对于那些容易出现异常并发症的孕妈妈来说，一旦出现并发症，可以及时地在综合性医院各门诊科室得到会诊和处理。所以，容易出现异常并发症的孕妈妈一般都比较喜欢这种综合性医院。

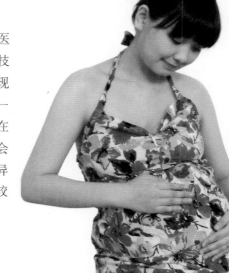

·其他因素

其他因素	具体缘由
口碑如何	先通过多种渠道收集一下相关信息，了解医生情况。可以先听听护士的介绍，向同事、朋友和亲戚中生过孩子的人打听一下，不要被广告所迷惑。如果属于高危产妇，要了解一下是否可以提前住院待产。 有的医院可以提供丈夫陪产服务，如果孕妈妈心理压力比较大，分娩时需要丈夫的陪伴，那就要选择有陪产条件的医院了。同时，还应了解医院是否提供助产分娩（由助产士一对一陪伴孕妈妈）、产后有无专人护理等
能否自主选择分娩方式	当孕妈妈到产科待产时，应进行一次综合检查，然后决定分娩方式。决定后跟医生商量意外情况，比如要不要做阴道侧切手术，是不是在夜间提供麻醉服务等，都应该事先咨询
对新生儿的处理	在分娩过程中医院是否提供胎心监护，在胎儿出生后，母子是否同室，是否有新生儿游泳和按摩、抚触等服务，此外，还应注意针对新生儿的检查制度是否完善
是否提供妊娠培训班	有的医院专门开设妊娠培训班，指导孕育全程。有的医院倡导母乳喂养，并给予相关指导，如教哺乳方法和乳房按摩技巧等
交通是否便利	如果太远也会带来很多不便。分娩时，车子是否能很方便地抵达医院、住院的相关事宜等，也是需要考虑的因素，所以，最好选择附近的医院

孕妈妈的心理自救

10个月的孕育过程对每个女人都是一种考验，心理素质弱的孕妈妈很容易会耐不住压力，觉得自己拖着个大肚子熬时光是一种负担。

由于临近预产期，孕妈妈对分娩的恐惧、焦虑或不安会加重，有些孕妈妈一有"风吹草动"就赶到医院，这些都对孕妈妈的身心健康造成了很多影响，对于分娩来说也是极为不利的。比起其他时期的心理保健来说，孕晚期的心理又显得很独特，孕妈妈要保持良好的情绪需要注意下面的问题。

·保持平和的心态

想办法让自己独立、坚强、快乐起来，从而学会自我调适，七情都别太过度。遇到不尽如人意的事也不要自怨自艾，一蹶不振，要以开朗明快的心情面对问题。

对家人要善解人意、心存宽容和谅解，不是很原则的事情就可以大事化小、小事化了，协调好家庭关系。

·了解分娩，克服恐惧

克服分娩恐惧，最好的办法是让孕妈妈自己科学地了解分娩的全过程以及可能出现的情况，可以对孕妈妈进行分娩前的有关训练，也可以多阅读一些有关妊娠、分娩的书籍。这会有效地减轻心理压力，解除思想负担以及做好孕期保健，及时发现并诊治各类异常情况等均有很多帮助。

·学会倾诉

当有不良情绪郁结时，千万不要憋在心里，否则会越积越多。倾诉本身就是一种减压方式，找个合适的时机向家人、朋友、医生倾诉，会让心情逐渐开朗。

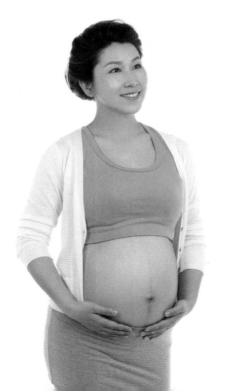

·为分娩做好准备

分娩的准备包括孕晚期的健康检查、心理上的准备和物质上的准备。这一切准备的目的都是确保母婴平安，同时这一准备的过程也是对孕妈妈情绪的安抚。

如果孕妈妈了解到家人及医生为自己做了大量的工作，并且对意外情况也有所考虑，那么，孕妈妈心中的恐惧就会减少许多。

·不要太早到医院

临产时身在医院，应该是最保险的办法。可是，提早入院等待时间不是越长越好。

医院里医疗设置的配备是有限的，如果每个孕妈妈都提前入院，结果可能比较糟糕。而医院不可能像家中那样舒适、安静和方便。孕妈妈入院后较长时间不临产，更会产生有一种紧迫感。如果孕妈妈看到后入院的已经分娩，会造成精神上的刺激。

另外，产科病房内发生的一些事情都可能影响住院者的情绪，这种影响有时候并不十分有利。所以，孕妈妈应稳定情绪，保持心绪的平和，安心等待分娩时刻的到来。不是医生建议提前住院的孕妈妈，不要提前入院等待。

饮食营养

营养重点

重点补充	适量补充
蛋白质	复合维生素、铁、钙

营养需求

孕33周胎儿的营养需求达到了最高峰，孕妈妈需要摄入大量的蛋白质、维生素C、叶酸、B族维生素、铁质和钙质，每天大约需要200毫克的钙用于胎儿的骨骼发育。这时胎儿的骨骼、肌肉和肺部发育正日趋成熟，应合理饮食，适当运动。多吃含纤维丰富的食物，预防便秘。

吃什么、怎么吃

孕妈妈每天需要摄入的营养包括：

1.每天食用多种蔬菜和适量水果以满足维生素和矿物质的需要。

2.每天食用谷物类食品，以提供能量，谷物食品包括：馒头、米饭、面条、面包等。

3.每天食用低脂或脱脂的乳制品。如：牛奶、酸奶、奶酪或其他乳制品。乳制品能为孕妈妈和胎儿提供骨骼和牙齿所需的钙，同时也是维生素A、维生素D、B族维生素和蛋白质的重要来源。

孕33周参考餐单

用餐时间	食物名称
早餐	地瓜粥1碗，鸡蛋1个，五香毛豆
加餐	牛奶1杯，面包1片
午餐	米饭1碗，丝瓜炒虾仁，糖醋小排骨
加餐	葡萄10粒，松子仁10个
晚餐	玉米煎饼，菊香芦笋牛肉，回锅洋芋

孕33周推荐菜肴

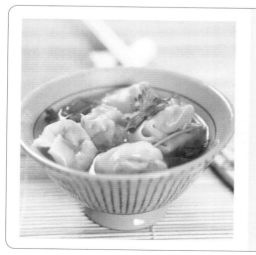

鱼肉馄饨

鱼肉300克，干淀粉300克，猪肉馅儿350克，盐、绍酒、绿叶菜、葱花、鸡油各适量。

1.将鱼肉剁成膏，加盐拌匀，做成18个鱼丸；砧板上放干淀粉，把鱼丸放在干淀粉里滚动，用擀面杖做成直径7厘米的馄饨皮。
2.将猪肉馅儿做成18个馅儿心，用鱼肉馄饨皮卷好捏牢。
3.大火烧锅，放入清水烧沸，下馄饨用小火烧到馄饨浮上水面5分钟，即可捞出。
4.在汤中加盐和绍酒，烧沸后放入绿叶菜，倒入盛有馄饨的碗中，撒葱花，淋鸡油即可食用。

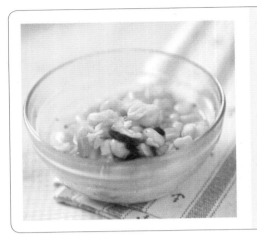

玉米蚕豆羹

甜玉米粒300克，鲜蚕豆30克，菠萝40克，枸杞子10克，植物油10克，盐3克，生粉1小匙，骨头汤1碗。

1.甜玉米粒蒸熟；菠萝去外皮切成与玉米粒大小一般的颗粒；鲜蚕豆剖去外皮；枸杞子用水泡发。
2.锅里放入植物油烧热，加入骨头汤煮滚，再放入甜玉米粒、枸杞子、菠萝粒、鲜蚕豆同煮10分钟，入味后放盐，生粉用水勾芡出锅。

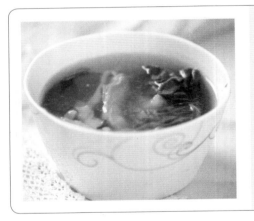

菠菜蘑菇汤

菠菜200克，蘑菇100克，盐适量。

1.将菠菜洗净，放入冷水中浸泡20分钟，切段；蘑菇择洗干净。
2.锅中加入足够的清水，待水滚后，加入蘑菇、菠菜段煮熟即可，最后用盐调味。

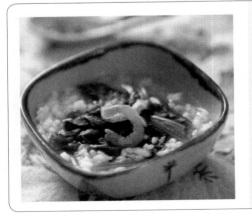

海米菠菜粥

大米300克，海米50克，菠菜、盐各适量。

1.将大米洗净，海米泡水，菠菜洗净焯烫后切段。
2.锅中加适量水煮沸，放入大米和海米一起熬煮成粥，待粥熟后再放入菠菜段略煮，最后加适量盐调味即可。

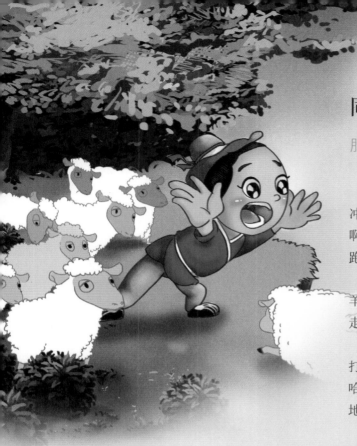

同步胎教

胎教故事《狼来了》

从前，有个放羊娃，每天都去山上放羊。

有一天，他觉得十分无聊，就想了个捉弄大家的方法。他冲着山下正在种田的农夫们大声喊："狼来了！狼来了！救命啊！"农夫们听到喊声急忙拿着锄头和镰刀往山上跑，他们边跑边喊："不要怕，孩子，我们来帮你打恶狼！"

农夫们气喘吁吁地赶到山上一看，连狼的影子也没有！放羊娃哈哈大笑道："真有意思，你们上当了！"农夫们生气地走了。

第二天，放羊娃故技重演，善良的农夫们又冲上来帮他打狼，可还是没有见到狼的影子。放羊娃笑得直不起腰："哈哈！你们又上当了！哈哈！"大伙儿对放羊娃一而再、再而三地说谎感到十分生气，从此再也不相信他的话了。

过了几天，狼真的来了，一下子闯进了羊群。放羊娃害怕极了，拼命地向农夫们喊："狼来了！狼来了！快救命呀！狼真的来了！"

农夫们听到他的喊声，以为他又在说谎，大家都不理睬他，没有人去帮他，结果放羊娃的许多羊都被狼咬死了。

·宝贝，妈妈对你说·

宝贝，这是个很老很老的故事，这个故事流传至今，已经教育了很多很多人。它告诫我们，做人要诚实，千万不能撒谎，否则失去信誉的人是要吃大亏的。爸爸妈妈希望我们的宝贝能够做个诚实的人，因为诚实就像金子一样宝贵，只要你能做到诚实守信，幸运就会一直陪伴着你。

213

怀孕34周

Huaiyun 34 Zhou

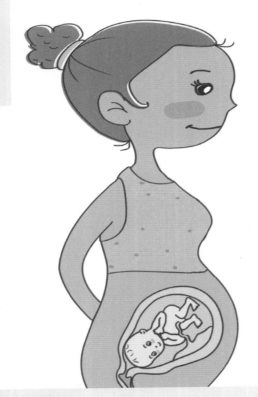

孕妈妈身体的变化

怀孕34周 孕妈妈会感受到胎儿下坠

每次产前检查都要测量血压和化验尿液。孕妈妈可能注意到手上的戒指紧了，或者手脚肿胀，这是因为液体积留所致，但如果紧身的衣服限制了血液流动，情况会变得更糟。

胎儿的变化

怀孕34周 从头部到臀部长约32厘米，体重约2250克

胎儿的免疫系统正在发育以抵御轻微的感染。胎儿现在太大了，已经不能漂浮在羊水里了，他的运动较以前粗大而缓慢。

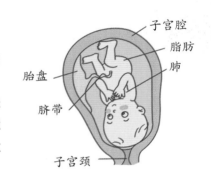

子宫腔
脂肪
肺
胎盘
脐带
子宫颈

本周大事提醒

生活计划	执行方案
调整心态	离分娩剩下将近一个月的时间了，这时应当尽量保持平和的心态，同时要保持充分的睡眠和休息
要戒除盲目备物的心理	孕妈妈在临产前就应该为宝宝准备物品，但也不要盲目地备物
做好分娩的准备	必须时刻做好分娩的准备，正常的孕妈妈一般不需提前入院，出现产前迹象时入院即可。有异常情况时，应立即入院
多吃富含纤维的蔬菜	随着腹部的膨大，消化功能继续减退，更加容易引起便秘。应多吃些薯类、海藻类及富含纤维的蔬菜

安全保障计划

判断胎位不正的方法

序号	判断方法
1	可以通过测量子宫底的高度（即从子宫底至耻骨联合之间的距离），来判断胎儿身长的发育情况。一般情况下，在孕16周时，宫底约在耻骨及肚脐的中央部位；当孕20～22周时，宫底基本上达到脐部；孕32周时，宫底则达到剑突下2～4厘米处。过分超过或明显落后于相应指标时，则显示胎儿发育不正常，应在医生的指导下查找原因
2	可以通过超声波的检测明确了解胎头的位置
3	也可以通过医生的四步触诊法了解胎头的位置

矫正胎位不正的方法

多数胎儿在子宫内的位置都是正常的，但也有少数属胎位不正，约占5%，常见的不正常胎位有枕横位、枕后位、臀位；也有因胎头俯屈程度不同的异常，如额先露、面先露，以及横位、复合位先露等不正胎位，但比较罕见。

有些胎位不正是可以矫正的，如枕横位、枕后位、臀位、横位等。一般横位应随时发现及时矫正；臀位在妊娠7个月后矫正；枕横位则需在临产后宫口开大到一定程度或接近全开而产程受阻时再矫正。孕30周前，大部分胎儿为臀位，孕30周后多数可自动转为头位。故即使是臀位，也没必要在30周前矫正；孕30周后仍为臀位或横位者，是需要矫正的，其方法主要有以下两种：

序号	膝胸卧位矫正法
1	此法借胎儿重心的改变及孕妈妈横向阻力，增加胎儿转为头位的机会，7天为一疗程，如没有成功可再做7天，有效率60%～70%，少数孕妈妈在做膝胸卧位时出现头晕、恶心、心慌，不能坚持，则需改用其他方法矫正胎位
2	分娩后子宫韧带松弛，仰卧过久，子宫因重力关系容易向后倒，如不矫正，日后可引起腰痛、痛经、月经流向腹腔。从产后10天开始做膝胸卧位，每日2次，对于预防子宫后倾位有一定意义

· 问答 ·

问：怀孕34周吃补血药好不好，对胎儿有影响吗？

答：怀孕34周吃补血药是可以的，补血就是补充微量元素，对胎儿很有好处。至于吃哪种补血药，最好听听医生的意见。

问：怀孕34周，医生说胎儿偏小，能不能打氨基酸补充营养？

答：胎儿偏小，可以吃些氨基酸片。注意定期检查，如情况未见改善，则应住院养胎。

问：请问怀孕34周时胎动的次数一般是多少啊？

答：在正常的情况下，胎动每天30～40次。不过，在24小时内，胎动的次数并非是固定不变的。一般来讲，每天上午，在8～12点时胎动较均匀，以后逐渐减少；下午2～3点时，胎动最少；到了晚上8～11点时，胎动次数最多。

答：怀孕34周感到小腹酸胀，阴道有少量流血，考虑有先兆早产的可能。如果阴道出血量少，建议严密观察，适当休息，减少活动，放松心情，感觉不适要及时到医院就诊。

问：怀孕34周，肚子一阵一阵发硬，是宫缩吗？

答：是假宫缩，一般发生在孕晚期，此时的宫缩是没有规律的，只有当宫缩在10～15分钟发生一次的时候，才是真正的临产。

序号	臀位自行矫正法
1	这是一种简便有效的矫正胎位的方法，其有效率可达92%，它的做法是这样的：孕妈妈仰卧床上，腰部垫高20厘米（1～2个枕头），双小腿自然下垂在床沿
2	每日早晚各做1次，每次10～15分钟，3天为一疗程。在做臀位自行矫正法时要注意：矫正方法安排在孕30～34周内效果最好；矫正宜在饭前进行，矫正时要平静呼吸，肌肉放松；垫子应柔软、舒适，高度适中；如出现阴道流水、流血或胎儿心音突然改变（有条件者可监听），应停止此法
3	矫正胎位除可用以上两种方法外，还可用艾卷灸至阴穴和三阴交穴、激光穴位治疗、手法倒转、侧卧位等方法，但均为产前应用。若临产后胎位仍无变化，可在消毒情况下采取阴道内手转胎头或内倒转术。目前大多数医生已基本淘汰内侧转与外侧转法，因为可致脐带缠绕

孕晚期运动好处多

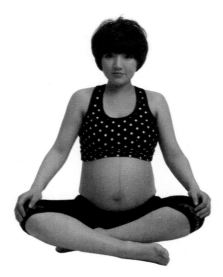

孕晚期，即怀孕8个月以后，运动以"慢"为主，因为此时要防止早产。另外，孕晚期的孕妈妈，因为体重增加，身体负担重，运动时一定要特别注意安全，运动尤其以慢为主，不能过于疲劳，凡事要注意安全。

孕36周的孕妈妈可以做一些临产前的准备。可以进行下蹲运动，使骨盆关节灵活，增加背部和大腿肌肉的力量和会阴的皮肤弹性，有利于顺利分娩。

盘腿坐练习：此项练习可以增加背部肌肉，使大腿及骨盆更为灵活，并且能改善身体下半部的血液循环，使两腿在分娩时能很好地分开。

·小贴士·

保持背部的挺直坐下，两腿弯曲，脚掌相对，尽量靠近身体，抓住脚踝，用两肘分别向外压迫大腿的内侧，使其伸展，这种姿势每次保持20秒钟，重复数次。如果感到盘腿有困难，可以在大腿两侧各放一个垫子，或者背靠墙而坐，但要尽量保持背部挺直。

饮食营养

营养重点

重点补充	适量补充
铁、钙	复合维生素、膳食纤维

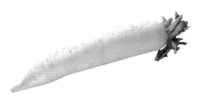

营养需求

本周饮食原则为：食品多样化、量适当、质量高、易消化、低盐、低脂。这段时间的饮食卫生尤其重要，因为此期随时可能分娩，如果因饮食不当造成孕妈妈出现其他疾病，都会影响分娩和产后妈妈及宝宝的健康。

孕34周推荐菜肴

吃什么、怎么吃

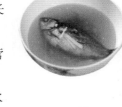

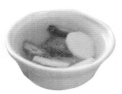

孕34周时，胎儿的体重增长很快，是胎儿生长发育较快的时期，各种营养的需求量也相应增大。这一时期，孕妈妈需要补气、养血、滋阴，所以营养一定要跟得上。

如果营养不足，孕妈妈往往会出现贫血、水肿、高血压等并发症。如水肿、高血压等症状发生，可以用食物加以改善，如吃些红豆粥、冬瓜汤、鲤鱼汤等少盐、利尿的食物。如血蛋白低，可多吃些蛋黄、猪肝、红豆、油酥、菠菜等含铁量高的食物。

孕34周参考餐单

用餐时间	食物名称
早餐	手擀面1碗，拌黄瓜，莴笋炒木耳
加餐	牛奶1杯，苹果1个
午餐	米饭1碗，酱焖带鱼，蚝油杏鲍菇
加餐	茄梨1个，草莓5个
晚餐	黑米发糕，番茄鸡翅，韭菜炒鱿鱼

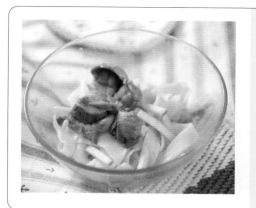

炒鸡胗粉

面条300克，鸡胗150克，丝瓜100克，洋葱50克，花生油400克，白糖8克，盐5克，湿淀粉、葱花、料酒各6克，鲜汤少许。

1.将鸡胗、丝瓜分别洗净，切成小薄片，加调料放入碗内。面条用开水烫熟。

2.锅内放花生油烧热，下鸡胗、丝瓜片炒熟，加调好的汁再炒片刻，洒在面条上，起锅装入盘内即可。

冬瓜鲤鱼汤

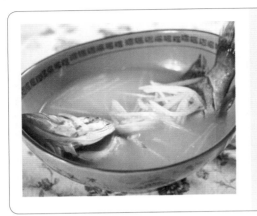

冬瓜200克，鲤鱼1尾，生姜、绍酒、枸杞子、植物油、盐、胡椒粉各适量。

1.将冬瓜去皮、去籽切成丝；鲤鱼处理干净；生姜切丝。
2.锅内下油烧热，投入鲤鱼，用小火煮透，下入姜丝，倒入绍酒，注入清汤，煮至汤质发白。
3.加入冬瓜丝、枸杞子，调入盐、胡椒粉，续煮7分钟即可食用。

海苔牛肉

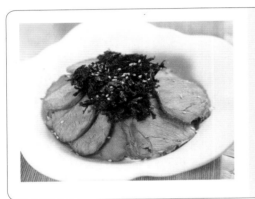

牛肉400克，芝麻、麻油、盐、鸡精、海苔各适量。

1.牛肉洗净，整块放入锅内加水小火烧至酥，捞起冷却切片。
2.将牛肉片放入容器内，加芝麻、麻油、盐、鸡精调味，拌匀后装盘。
3.在牛肉片上撒上撕碎的海苔即可。

海带炖酥鱼

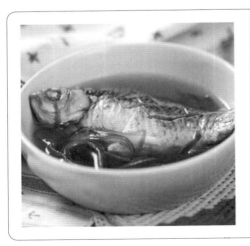

小鲫鱼200克，海带80克，料酒、盐、酱油、醋、白糖、葱段、姜片各适量。

1.将小鲫鱼去内脏洗净；干海带泡发后切宽条，上锅蒸20分钟后备用。
2.将小鲫鱼摆在小锅内，在上面码上一层海带，放上料酒、盐、酱油、醋、白糖、葱段、姜片。
3.加水没过菜面，大火煮开后，小火焖至汤稠即可。

同步胎教

给宝宝取正式名

现在应该给宝宝取大名了，孕妈妈应该跟准爸爸一起商量给宝宝取一个大名。给宝宝取名字没有什么具体的规则，但一定要用方言和普通话都反复念一下，只要朗朗上口就行了。取好以后就跟宝宝讲讲你们为什么要给他取这么一个名字，寄托了怎样的美好愿望。

翻看前面写的孕期日记

孕妈妈还在坚持写孕期日记吗？一定要坚持写。孕妈妈不妨多多翻看前面写的孕期日记，回味其中的甜蜜，比如第一次感觉到胎动是什么时候，当时你的心情如何等。

欣赏《有香有色》

《有香有色》是齐白石老人中后期的佳作，其所绘的山石、花卉、草虫相互映衬，生动有趣，真正体现了齐派风格。在浓墨的山石映衬下，色彩鲜明的花草分外显眼，底部的蚱蜢活灵活现。充分显示了白石老人对民间艺术的成功借鉴。童心未泯的白石老人，怀着对生活的美好向往，将大自然生命的跃动与情趣展现得淋漓尽致。无论就布局章法，还是笔墨气韵而言，都堪称佳作。

为什么齐白石笔下的蚱蜢如此生动呢？据说齐白石小时候，家里很穷。他八岁就给人家放牛、砍柴，他经常用木棍在地上画画。后来，他当了木匠，白天干活，晚上在昏暗的油灯下学画。齐白石家里种着许多花草，招来许多小昆虫，水缸里还养着鱼和虾，他每天仔细地观察它们。他要画蚱蜢，就跟在一只蚱蜢后面满院子跑，一直到看清蚱蜢跳跃时双腿的动作为止。别人劝他把蚱蜢拴住再看，他说拴上绳子蚱蜢不舒服，动作不自然，那就画不准了。勤于观察和刻苦练习使得齐白石获得了很大成功，他的画深受各国人民的喜爱。

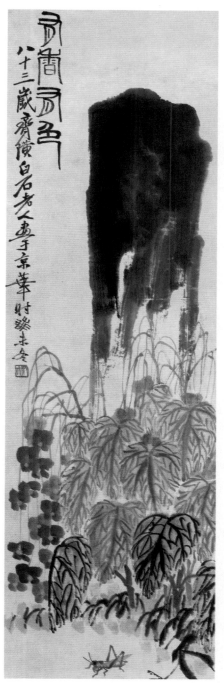

有香有色 / 齐白石

怀孕35周

Huaiyun 35 Zhou

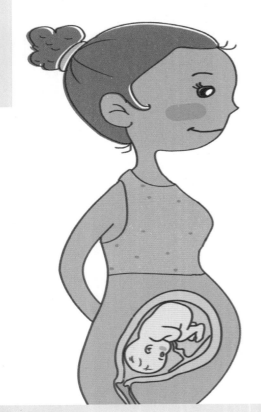

孕妈妈身体的变化

怀孕35周 子宫底高度增加到35厘米

　　孕激素、松弛素分泌及胎儿的体重作用会引起骨盆连接部扩张，为分娩做准备。孕妈妈可能会出现骨盆连接部位不舒服的现象。

胎儿的变化

怀孕35周 胎儿从头部到臀部长约33厘米，体重约2500克

　　这时出生的胎儿，99%能存活下来。中枢神经系统正在发育成熟，消化系统基本发育完毕，肺通常也完全发育成熟，如果胎儿在这个时间早产的话，很少会发生呼吸问题。

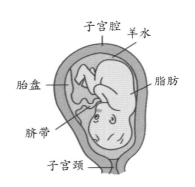

本周大事提醒

生活计划	执行方案
消除产前的紧张情绪	如果孕妈妈对分娩感到紧张，可以听听柔和的音乐，看看书或杂志，或者为小婴儿准备些物品
预防后期异常	坚持计数胎动，胎动每12小时在30次左右为正常，如果胎动过少（少于20次预示可能缺氧，少于10次有生命危险），则应及时上医院就诊
预防便秘	多吃富含粗纤维的食物，如芹菜、苹果、桃子、燕麦、玉米、糙米、全麦面包，并摄取足够的水分，养成每天固定时间排便的习惯

安全保障计划

乳头凹陷短平如何调理

　　孕妈妈出现了乳头凹陷或者过于短小等异常现象，如果在孕期内得到了及时纠正和护理，这种状况还是可以得到很好的改善和缓解的。如下将给出几点提示，希望可以帮助各位孕妈妈较为完美地做好产前乳头护理工作。

·用温水清洁

　　怀孕6个月之后，宜每日用温湿毛巾擦洗乳头、乳晕，通过适度清洁保持上皮组织的健康；有针对性地进行伸展和牵拉练习。

·做乳头牵拉伸展练习

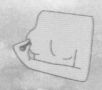

1.将拇指与示指平行放在单侧乳头左右两旁。

2.以乳头为中心，慢慢向两侧外方用力，将周围皮肤组织展开，令乳头外凸。

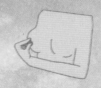

3.将拇指与示指分别放在单侧乳头的上下两旁，将乳晕纵向拉开。

4.拇指、中指和示指抓住乳头同时向外牵拉。

　　上述一系列动作，以每日重复2次为宜，每次进行10～20下即可。另外，孕妈妈的乳房保养还可借助一定的外力，例如从孕7月开始佩戴乳头罩，可以对周围组织起到稳固维护的作用。

· 问答 ·

问：怀孕35周可以分娩吗？

答：怀孕满28周不满37周，称早产；怀孕满37周不满42周为足月产。

问：怀孕35周阴道有血流出，走路时经常宫缩伴下坠感，是要分娩了吗？

答：这种情况是阴道见红了，预示不久将要临产，称为临产先兆。如是出血量超过平时的月经量，称为妊娠晚期出血，见于前置胎盘、胎盘早剥，要立即赶往医院处理。

问：怀孕35周了，怎么知道胎儿入没入盆？

答：要做B超才能确定。如果你感觉腰酸或者有下坠感，好像要排大小便的感觉，那就是入盆了。

饮食营养

营养重点

重点补充	适量补充
蛋白质	复合维生素、铁

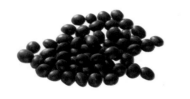

营养需求

孕妈妈的饮食中要包含多种不同的植物性蛋白质，可以使氨基酸的组成更趋于完全。例如，谷类与豆类加以调配，像胚芽米配黄豆煮成饭；豆类与核果类或种子类一起食用，也可以互相弥补各自的不足。

吃什么、怎么吃

日常饮食中有很多食物看似平常，其实对孕妈妈具有非常好的保健作用。

1.蜂蜜——促进睡眠并预防便秘。

在天然食品中，大脑神经元所需要的能量在蜂蜜中含量最高，睡前饮上一杯蜂蜜水，可改善睡眠质量。

2.鱼类——避免胎儿脑发育不良。

鱼体中含有的DHA在胎儿的脑细胞膜形成中起着重要作用。孕妈妈一周内至少吃1~2次鱼，以吸收足够的DHA，满足胎儿的脑发育需求，而且有助于降低早产的可能性。

3.黄豆芽——促进胎儿组织器官建造。

黄豆芽中富含胎儿所必需的蛋白质，还可在孕妈妈体内进行储备，以供应分娩时的消耗及产后泌乳，同时可预防产后出血、便秘，提高母乳质量。

孕35周参考餐单

用餐时间	食物名称
早餐	牛奶1杯，鸡蛋1个，土豆酱饭包，醋拌芹菜
加餐	橙子1个，樱桃10个
午餐	椒盐馒头片，葱爆羊肉，香椿炒鸡蛋
加餐	苹果1个，饼干2块
晚餐	糖三角2个，香酥炸肉，西蓝花鲜贝

孕35周推荐菜肴

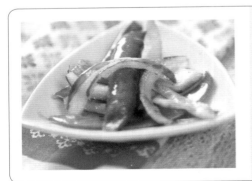

豌豆荚炒洋葱

豌豆荚200克，洋葱80克，青蒜60克，豆瓣酱2小匙。

1.所有材料洗净；豌豆荚去蒂；洋葱切丝；青蒜切片。

2.热锅入油，爆香洋葱，放少许水及豆瓣酱，最后放豌豆荚及青蒜，炒至熟即可。

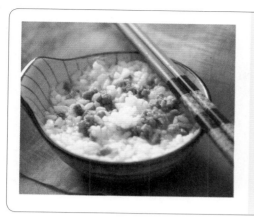

牛肉粥

大米100克，牛肉50克，葱段、姜块、盐各适量。

1.洗净牛肉，剁成肉末，待用。
2.将大米淘洗干净。
3.将锅置火上，倒入开水烧沸，放入葱段、姜块、牛肉末，煮沸后捞出葱段、姜块，撇去浮沫，倒入大米，煮成粥，用盐调味即成。

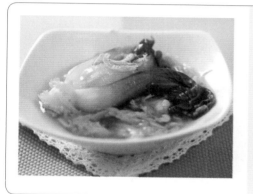

虾皮油菜汤

油菜280克，海米20克，姜丝少许，花生油20克，白糖、鲜汤、盐各适量，味精少许。

1.海米用温水泡发好；将油菜择洗干净，切成段。
2.炒锅上火，放油烧热，下姜丝炝一下，再放入油菜翻炒，下海米，放盐、白糖、鲜汤，稍煮炒后放入味精，搅匀后盛入盘内。

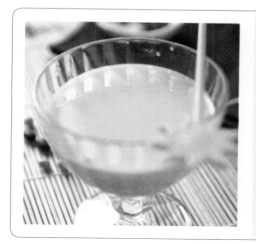

五豆红枣豆浆

黄豆20克，黑豆9克，青豆9克，豌豆9克，花生米9克，红枣13克，清水适量。

1.将黄豆、黑豆、青豆、豌豆、花生米一起浸泡6～16个小时，备用。
2.红枣洗净去核。
3.将红枣和浸泡好的五豆装入豆浆机中，按规定的比例加入清水，接通电源十几分钟，五豆红枣豆浆就做好了。

同步胎教

从前，有一只老虎肚子饿了，跑出去寻觅食物。

当它走到一片茂密的森林时，忽然看到前面有只狐狸正在散步，它觉得这是个千载难逢的好机会，于是一跃身扑过去，毫不费力地将狐狸擒住。

可是当它张开嘴巴，正准备把狐狸吃进肚子里的时候，狡猾的狐狸突然说话了：

"哼！你不要以为自己是百兽之王，便敢吃掉我，你要知道，天帝已经命我为王中之王，你若吃了我，就会遭到天帝的制裁与惩罚。"

老虎听了狐狸的话，半信半疑。可当它看到狐狸那副傲慢镇定的样子时，就已经有些胆怯了，老虎原来那股嚣张的气焰，竟不知不觉消失了大半。老虎心想："我身为百兽之王，天底下任何野兽见了我都会害怕。而它，竟然不怕我，难道真的是奉天帝之命来统治我们的？"

这时，狐狸见老虎迟疑着不敢吃它，知道老虎对自己的那番说辞已经有几分相信了，于是便更加神气十足地挺起胸膛，指着老虎的鼻子说："怎么，难道你不相信我的话吗？那么你现在就跟我来，走在我后面，看看所有野兽见了我，是不是都吓得魂不附体、抱头鼠窜？！"

老虎觉得这个主意不错，便照着做了。于是，狐狸就大模大样地在前面开路，而老虎则小心翼翼地跟在后面。它们没走多远，就隐约看见森林的深处，有许多小动物正在争相觅食，但是当小动物们发现了走在狐狸后面的老虎时，不禁大惊失色，狂奔四散。

这时，狐狸很得意地掉过头看看老虎，老虎目睹这种情形，不禁也有些心惊胆战，但它并不知道小动物们怕的是自己，还以为它们真是怕狐狸呢！

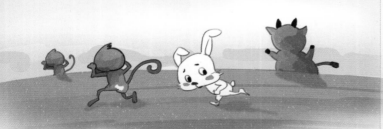

• 宝贝，妈妈对你说 •

亲爱的宝贝，故事中的狐狸很狡诈，它借助老虎的威势在小动物面前称王，而老虎却盲目地相信了狐狸，被表面的假象所蒙蔽。宝贝，在这个世界上，总会有像狐狸那样喜欢说谎话，借助别人威势作威作福的人。我们要开动脑筋，不能轻易被这样的人所欺骗；同样，我们也不要以这种方式欺负别人。

名画欣赏《三月》

推荐孕妈妈欣赏俄国著名画家列维坦的名作《三月》。列维坦是俄国杰出的写生画家，现实主义风景画大师，巡回展览画派的成员之一。列维坦的作品极富诗意，深刻而真实地表现了俄罗斯大自然的特点与多方面的优美。

这是一幅俄罗斯农村平凡的初春景色。画面上，积雪消融，土地渐渐苏醒过来，散发着蕴藏了整整一个冬季的醇厚气息。不落叶的乔木带着沉郁的绿色，落叶乔木则在枝头泛起点点春意。画面右侧那只露出小小一点的房屋，是全画的点睛之笔，那种柠檬黄，让人心中充满温暖。瞧，连那匹马似乎也为这种柠檬黄而感动，双眼温柔地凝视着房屋，那双眼睛曾看尽了一整个寒冬。

列维坦说过："不仅需要用眼看，而且还要用内心去感觉自然，听自然的音乐，体验自然的幽静。" 很少有人能像列维坦那样，以自己的全副身心去爱大自然，并能细致入微地发掘出蕴于其中的迷人的诗意。

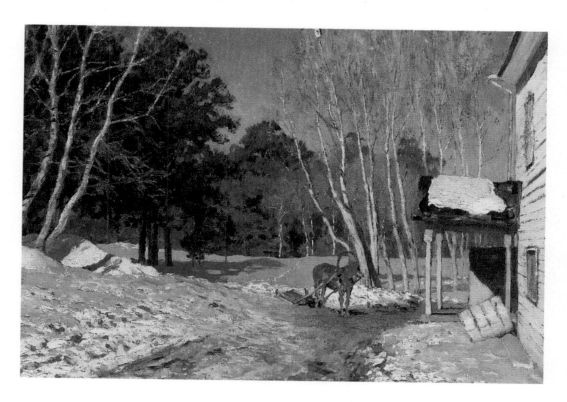

三月 / （俄）伊萨克·列维坦

怀孕36周

Huaiyun 36 Zhou

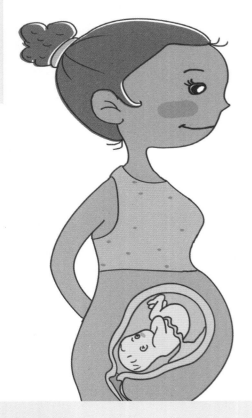

孕妈妈身体的变化

怀孕36周 体重增加量达到最大，胎动明显减少

从现在直到分娩为止，最好每周做一次产前检查。这些检查包括B型链球菌抗体检测。发现睡觉时做梦增多，而且梦境都非常生动。

胎儿的变化

怀孕36周 胎儿从头部到臀部长约34厘米，体重约2750克

子宫的空间越来越小，现在孕妈妈肯定注意到了胎儿的运动发生了变化。因为受到限制，他四处扭动的次数减少，但运动通常更有力、更明显。

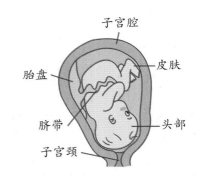

本周大事提醒

生活计划	执行方案
注意休息	保持充分的休息，同时保持规律的生活节奏，这在孕晚期非常重要。做家务时，如果觉得疲劳，就应该马上休息
每天要有一定的运动量	孕妈妈不要整天躺着静养或者坐着不动，每天除了适当的休息以外，还必须有一定的运动时间
了解临产征兆	了解什么是宫缩、见红、破水，该如何处理等知识，因为现在孕妈妈随时可能临产

安全保障计划

随时做好入院准备

·提前入院的情况

如果选择的医院可以提前入院，即使没有临产征兆，也可以在预产期前后1～2天入院。稍早入院待产，尽早适应医院环境，避免过期妊娠的出现。

患有妊娠并发症或有其他异常的孕妈妈，要先咨询医生并根据病情决定其入院时间，提前住院，由医生严密监护，及时掌握病情，以便及时处理。

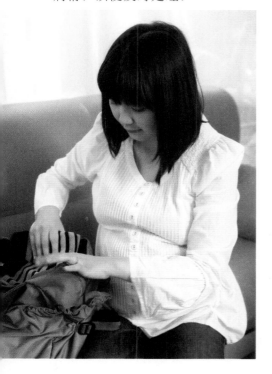

·做好产前准备

孕晚期，是为分娩做好心理准备，并开始筹备婴儿用品的时期。随时做好住院的准备，准时做产检。如果发现任何异常，或在这个时期分娩，存活的可能性比较大。但是，由于胎儿的肺部功能约在37周之后才能完全发育成熟，所以最好还是等到足月再分娩。

此外，即使只有少量的出血，也要尽早去医院做检查。因为有早产、前置胎盘、胎盘早剥的可能性。

分娩前在家需要做的事情

在经历过了阵痛、见红、破水之后，还需要再耐心地等待一段时间才能够分娩。如果是初次分娩的产妇大概要经历十多个小时，非初次分娩的产妇大概要经历五个小时左右。知道自己要分娩了，在家这段时间需要做的事情有：

具体事项	做法
吃容易消化的食物	在产床上，要消耗很多的体力和精力，所以分娩前的临时能量补充非常重要，在能吃的时候，尽量多吃一些东西，进食的时候要注意吃容易消化的，不吃油性大的食物
进入浴缸洗澡或者是淋浴	产前要记得进行一次洗澡，分娩时会排出很多汗，产后在身体恢复一段时间之后才可以用淋浴清洗。破水的时候是不可以洗浴的
通知自己的丈夫和朋友	在第一时间告诉最惦记自己的人，比如丈夫、双方的父母、自己的好朋友。入院之前一定要联系他们，将自己的宠物嘱咐交给他们帮忙照顾、看管
清扫房间	因为产妇在回家的时候，应该是和刚出生的胎儿一起回来，从医院到家，胎儿在出生之后将要接触到的第一个新环境，所以在去医院之前一定要打扫好家中的卫生
感觉疲劳可以坐下来休息	阵痛的时间间隔会逐渐地变长，产妇可以利用这个时间间隙，在不疼痛的时候活动身体，比如洗衣服、扫地等家务活
记住分娩的流程	很多产妇会由于过于疼痛而变得紧张，紧张会带来很多不必要的麻烦，所以尽量保持冷静，和胎儿一起加油！冷静地回忆分娩的过程，保持积极的心态

问：怀孕36周，胎儿的头围应该是多少？

答：怀孕36周，胎儿头围的正常值应在32.5厘米左右。

问：怀孕36周了，还没有分泌初乳怎么办？

答：每个人都存在个体差异。有些人在肚子隆起时就开始分泌初乳了，但有些人要到宝宝出生后1～2天才开始分泌。

问：怀孕36周了，还需要额外补充营养吗？

答：孕妇奶粉可以不喝了，钙片还要继续吃。最主要的还是从食物中摄取足够的营养。

为分娩储备能量

恭喜你，已经进入最后一个月的倒计时阶段了！同时提醒你不要由于对新生命的即将来临过于激动而忽略了营养。进入冲刺阶段后，你的胃部不适感会有所减轻，食欲随之增加，因而各种营养的摄取应该不成问题。

孕晚期除保证畜禽肉、鱼肉、蛋、奶等动物性食物摄入外，可多增加一些豆类蛋白质如豆腐和豆浆，这两种食物包含了大豆的全部营养成分。目前市场上供应的豆奶，所含大豆优质蛋白质达40%，含油脂20%，而且多数是不饱和脂肪酸，具有健脑补胃的功能，还富含钙、磷、铁等无机盐和B族维生素，孕晚期孕妈妈应多食用。

在这个月应该限制脂肪和碳水化合物等热能的摄入，以免胎儿过大，影响顺利分娩。为了储备分娩时消耗的能量，应该多吃富含蛋白质、糖类等能量较高的食品。在这个月里，由于胎儿的生长发育已经基本成熟，如果还在服用钙剂和鱼肝油的话，应该停止服用，以免加重代谢负担。多吃含钙丰富的食物，如海带、虾皮、紫菜、发菜、芝麻酱、虾米等。

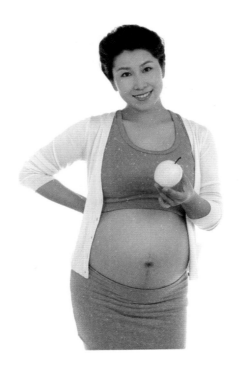

多吃能提高睡眠质量的食物

大部分孕妈妈在怀孕最后几周睡眠不好。一方面是由于增大的子宫造成身体不适，另一方面也可能是怀着对胎儿即将到来的期待。这时期必须避免食用影响睡眠的食物，如茶、咖啡等富含咖啡因的食物。多吃蔬菜和水果，睡前孕妈妈不要大吃大喝，以免影响睡眠。

饮食营养

营养重点

重点补充	适量补充
复合维生素	铁、钙

营养需求

孕36周，须确保维生素、铁、钙摄取充足。在水溶性维生素中，以硫胺素最为重要。此时如果维生素B_1素不足，易引起呕吐、倦怠，还可使产程延长，造成分娩困难。另外，胎儿肝脏以每天5毫克的速度储存铁，直到存储量达300～400毫克。此时铁摄入不足，可影响胎儿体内铁的存储，孕妈妈产后也易患缺铁性贫血。妊娠全过程都需要补充钙，但胎儿体内的钙一半以上是在怀孕最后2个月储存的。

吃什么、怎么吃

孕36周每日膳食构成。

1. 米、面等主食350～450克。
2. 鸡蛋1～2个。
3. 禽、畜、鱼肉200克。
4. 动物肝脏50克。
5. 豆类及其制品50～100克。
6. 新鲜蔬菜500～750克。
7. 时令水果100克。
8. 乳类250～500克。

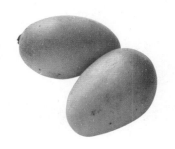

孕36周参考餐单

用餐时间	食物名称
早餐	虾肉芦笋小馄饨，番茄烧豆腐
加餐	牛奶1杯，橘子1个
午餐	米饭1碗，红咖喱鲜虾豆腐，宫保鸡丁
加餐	苹果1个，香蕉1个
晚餐	黄瓜丝鸡蛋饼，葱烧海参，五香时蔬煲

孕36周推荐菜肴

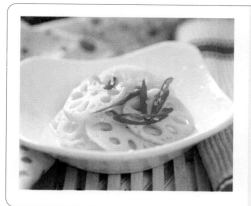

红椒拌藕片

莲藕1根，红椒2个，白糖、芝麻油、姜、香醋及盐各适量。

1. 将莲藕切成薄片；红椒去子、去蒂、切丝；姜切丝。
2. 将莲藕片、红椒清洗干净，直接装入一个器皿中，放盐并加凉开水将其泡软，取出后装盘。
3. 把白糖、香醋及姜丝一起撒在藕片和红椒丝上，略腌一会儿，淋上芝麻油即成。

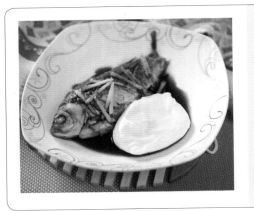

鲫鱼炖蛋

鲫鱼1尾，鸡蛋1个，盐1小匙，植物油3小匙，姜丝5克。

1.将鲫鱼去鳞、鳃、内脏，用清水洗干净，在鱼身两侧片几道斜刀花。
2.煲置火上，放入适量清水，大火烧开，下鲫鱼及盐适量，烧1分钟左右，连汤盛入碗内，待用。
3.鸡蛋磕入碗内，加清水、盐搅打均匀，上笼蒸至凝固取出，随即将鲫鱼放上，浇入煮鱼原汤，撒上姜丝，淋上植物油，再放蒸笼里，上火蒸5~10分钟，即可食用。

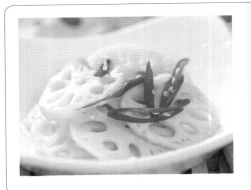

红椒拌藕片

莲藕片1盘，红椒2个，白糖、芝麻油、生姜、香醋及盐各适量。

1.先将红椒去籽、去蒂、切丝，装入莲藕片盘中。莲藕、红椒及生姜清洗干净，直接装入一个器皿中，放盐并加凉开水将其泡软，取出后装盘。
2.把白糖、香醋及姜丝一起撒在藕片和红椒丝上，略腌一会儿，淋上芝麻油即成。

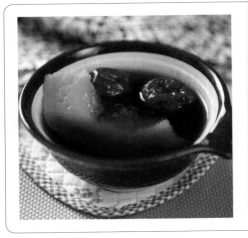

红枣南瓜汤

南瓜300克，水1000毫升，红枣50克，冰糖适量。

1.将南瓜洗净后切成适当大小的块，红枣洗净待用。
2.锅内加水烧温，下入南瓜和红枣。
3.大火烧开后转为中火，加入冰糖，再煮15分钟即可。

同步胎教

名画欣赏《干草车》

推荐孕妈妈欣赏英国画家约翰·康斯太勃尔的名作《干草车》。约翰·康斯太勃尔是英国皇家美术学院院士，19世纪英国最伟大的风景画家。他的作品真实生动地表现了瞬息万变的大自然景色，对后来的浪漫主义绘画有着很大的影响。

这幅《干草车》是康斯太勃尔描绘田园风光的代表作品。他绚丽而浑厚的色彩、抒情诗般的笔触色调和真实的描绘令人陶醉。从深远透明的云层中透现出来的阳光洒在树梢和绿草地上。近景着重描绘农舍和古树及一条小河流，一辆大车正涉水而过，引得小狗狂吠。这幅画中的天空画得极美，透明滋润，不同色彩的云朵像天鹅绒似的在天际飘浮滚动，清澈的河水中映出美丽的天空、古树和房舍，更增添了乡村的恬静，使整个画面充满阳光。

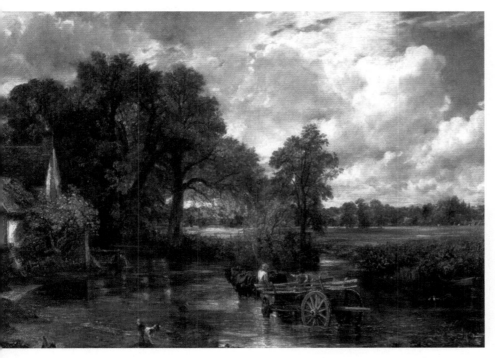

干草车/（英）约翰·康斯太勃尔

想象胎儿的模样

意念从某种意义上来说就是想象力，想象力每个人都有，孕妈妈可以运用这种力量，将美好的愿望、祝愿传递给胎儿。孕妈妈可以反复在心中勾勒出胎儿的形象。细细地想，什么样的眼睛、什么样的鼻子、什么样的嘴巴。

准备待产包

孕妈妈最迟在这一周就应该将待产包准备好，做好随时去医院分娩的准备。待产包需要准备些什么东西呢？可以多问问分娩过的妈妈或已选好的分娩医院的医生，然后列出清单，以便整理。很多医院会提供部分母婴用品，所以最好事先向分娩医院了解一下，以免准备过多。不要担心自己准备的东西不够，其实，就算到时候缺一两样让家人临时准备也来得及。最好向刚刚分娩的新妈妈请教，如果是同一家医院分娩的更好，不要完全依照婆婆、妈妈的意见准备，时代不同差别也很大。

怀孕37周

Huaiyun 37 Zhou

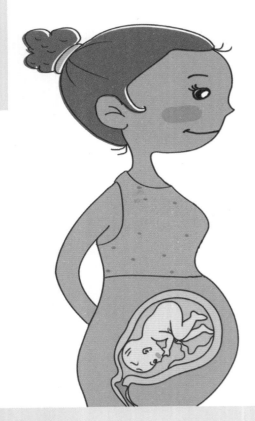

孕妈妈身体的变化

怀孕37周　经常感到子宫收缩，子宫口变软

　　随着预产期的临近，孕妈妈下腹部经常出现收缩或疼痛，甚至会产生阵痛的错觉。疼痛不规则时，这种疼痛并非阵痛，而是身体为适应分娩时的阵痛而出现的正常现象。

胎儿的变化

怀孕37周　胎儿从头部到臀部长约35厘米，体重约2950克

　　现在胎儿足月了，也就是说，他随时可以出生。通过三维超声扫描所示，胎儿看起来完全像个新生儿。如果胎儿是臀先露，医生现在可能会使用体外胎位倒转术。

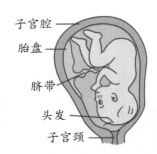

子宫腔
胎盘
脐带
头发
子宫颈

本周大事提醒

生活计划	执行方案
随时做好入院准备	密切关注自己身体的变化，是否有临产征兆，同时熟悉产程，了解每一个阶段的身体变化，做到心中有数
控制体重	按自身体质合理搭配营养，防止过食，避免胎儿体重过重
避免独自外出	接近分娩时，应避免独自外出。如果不得不一个人外出时，应该把行踪告诉家人

安全保障计划

入院待产包清单

物品	要求	数量
衣着用品	棉袜	3双
	带后跟的棉拖鞋	1双
	内裤	5条
	哺乳文胸	3件
	防溢乳垫	10对
	帽子	1顶
	睡衣	2套
盥洗用品	牙刷	1个
	牙膏	1个
	毛巾	2条
	盆	2个
	香皂	1个
	镜子	1个
日常用品	卫生巾	3包
	湿巾	3包
	吸奶器	1个
	吸管	1捆
	卷纸	3卷
	餐具	1套
	水果刀	1把

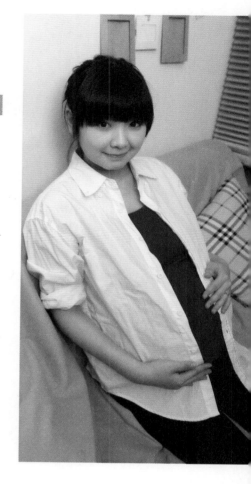

泌尿系统感染的防治

孕妇泌尿系统感染主要指的是肾盂肾炎，主要致病菌是大肠杆菌，主要是由下列因素造成的：

序号	致病因素
1	妊娠期孕激素分泌增加，使输尿管肌肉张力降低、蠕动减弱，增大的子宫压迫输尿管造成输尿管、肾盂、肾盏的扩张，尿液淤滞，使细菌易于繁殖
2	尿道口与阴道、肛门邻近，阴道分泌物、粪便及皮肤的细菌容易污染尿道口，细菌向上蔓延引起感染
3	经调查有5%～10%的孕妇尿中含有细菌，但其感染症状不明显，如不治疗，不但孕期会持续有细菌尿，产后亦大都不会消除，其中一些孕妇孕晚期和产褥期可发生有症状的泌尿系统感染，大部为急性肾盂肾炎。高热及细菌毒素可引起早产、胎儿宫内窘迫。对此，注意外阴部清洁；采取左侧卧位，以减轻子宫的压迫；多饮水，以便有足够的尿液冲洗膀胱，降低细菌含量。一旦发生有症状的泌尿系统感染必须积极治疗

分娩前兆

随着预产期的临近，孕妈妈随时会面临分娩。在预产期前3周或后2周内，即孕37～42周之内分娩均属正常，一般情况下，分娩前是会有一些征兆的。

在确定自己以何种形式分娩之后，无论最后决定是怎样的，都要保持内心的平静、心情的舒畅。怎么才能让自己平安、顺利地度过一生中最辛苦、但是最具有幸福感的时刻呢？事先要对分娩过程的各个阶段有所了解。

分娩症状	具体表现
宫底下降	堵在胃部的宫底有下降的感觉，减轻了对横膈的压迫，胃的压迫感消失，食欲有所增加
阴道分泌物增加	一般情况下，分泌物的量不多，无异味。即将分娩时，子宫颈管张开，所以分泌物增多。这些分泌物呈透明或白色黏稠状
尿频	由于下降的胎头压迫，导致膀胱存尿量少，常会感到憋尿要上厕所，并非有泌尿系统疾病，而是临近分娩的征兆之一
胎动减少	胎动较以前减少，这是因为胎头已入骨盆，位置相对固定，且宫缩使胎儿难以活动。胎动有减少的趋向，但12小时内胎动的次数应该在20次以上。如有胎动明显减少，应及时赶到医院就诊。每个孕妈妈对胎动的感觉不一样，但胎动绝不应该突然消失，若不能断定是否异常，应到医院检查
腹坠腰酸	由于胎头的下降，使盆腔的压力增加，会感到腹坠腰酸，耻骨联合部位有撑胀感。除了腰痛以外，大腿根胀、抽筋、趾骨部痛、步履艰难
不规则的子宫收缩	从孕7个月开始，会感到腹部有时发硬，出现一个明显的子宫轮廓，孩子出生的日子快要到时，产妇会感到腹部有比较频繁的子宫收缩的感觉。这种宫缩没有规律，强度也时强时弱，没有疼痛的感觉。临产前这种宫缩会越来越频繁，夜间明显
见红	孕妈妈临产前分泌物也会增多，大多是白色的水性，当然也可能出现血性分泌物，即见红。一般见红以后时间不长，有规则的宫缩就会开始，宫缩开始后要立即住院
阵痛	分娩初期，当孕妈妈出现有规律的子宫收缩，每隔10～15分钟一次，每次收缩时间持续几十秒钟，即使卧床休息后宫缩也不消失，而且间隔时间逐渐缩短，每隔3～5分钟收缩一次，持续时间渐渐延长，收缩强度不断增强，这才是临产的开始，要立即准备分娩
破水	伴随宫缩加剧，宫口渐开，有大量羊水流出，即破水，分娩即将开始了。在了解了这些分娩的征兆后，就可以根据情况，选择适当的时机到医院待产，有助于安全分娩。需要提醒的是：这些分娩开始的先兆，出现的顺序不是一定的。不管是哪个，只要出现一个先兆，就应去医院，并准确地说出子宫收缩何时开始的，现在的间隔和持续时间，有无见红、破水等情况。医生会根据情况，合理安排分娩

饮食营养

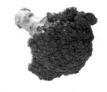

营养重点

重点补充	适量补充
铁、维生素D、钙	锌

营养需求

孕37周，必须稍加限制碳水化合物的摄取，以免胎儿过大。现在，你要吃一些有补益作用的膳食，这样可以更好地蓄积能量，迎接宝宝的到来。还可以吃一些淡水鱼，有促进乳汁分泌的作用，为宝宝储备营养充足的初乳。

吃什么、怎么吃

想顺产的孕妈妈，总的饮食原则就是合理营养，控制体重。孕妈妈都很重视饮食营养，如果暴饮暴食，不注意控制体重，营养补充过多、脂肪摄入过多就会造成腹中胎儿发育过大，分娩时就不容易顺利通过产道。

如果胎儿体重超过4千克，就被医学上称为巨大儿，孕妈妈的难产率就会大大增加。如果在分娩前的检查中医生预测胎儿体重超过4千克，一般就会建议孕妈妈以剖宫产方式分娩。

为了控制新生儿的体重，在妊娠期间，孕妈妈应多吃新鲜蔬菜和含蛋白质丰富的食物，少吃含碳水化合物、脂肪量高的食品，如甜品、油炸食品、甜饮料、水果等。最理想的怀孕体重在孕早期（1～3个月）增加2千克，孕中期（3～6个月）或孕晚期（7～9个月）各增加5千克，前后共12千克左右为宜。如果整个孕期增加20千克以上，就有可能使胎儿过大。

孕37周参考餐单

用餐时间	食物名称
早餐	肉酱意大利面，胡萝卜炒鸡蛋，椒盐小土豆
加餐	牛奶1杯，栗子5个
午餐	米饭1碗，清蒸鳜鱼，青椒土豆片
加餐	苹果1个，桃子1个
晚餐	鸡蛋酱拌面条，凉拌蕨菜，火爆猪肝

孕37周推荐菜肴

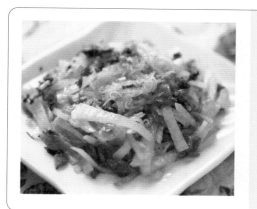

虾皮烩萝卜

白萝卜400克，水发粉丝100克，虾皮、鸡汤、植物油、盐、香菜末各适量。

1. 将白萝卜洗净，切成丝；水发粉丝切成段。
2. 锅中放油烧热，放入虾皮煎炒至虾皮油亮、发出香味时放入白萝卜丝翻炒，再加入鸡汤和粉丝段，汤汁烧开后加盐，撒上香菜末即可出锅。

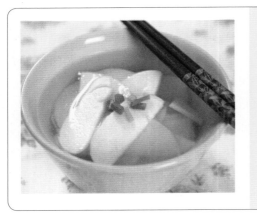

清汤慈笋

鲜慈笋400克，桑叶、盐、胡椒粉、料酒各适量。

1.鲜慈笋切下老根，剥去壳，削去内皮，切成极薄的片；桑叶洗净。
2.将鲜慈笋片倒入锅内，加入桑叶、清水煮一会儿，捞在凉水内，拣出桑叶。
3.烧开清汤，加入盐、胡椒粉、料酒调好味，下入鲜慈笋片，烧开撇去浮沫即可。

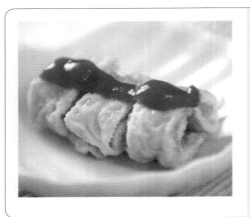

番茄蛋卷

鸡蛋2个，番茄酱30克，盐、胡椒粉各适量。

1.将鸡蛋打匀，加入盐、胡椒粉混合均匀。
2.盘上先铺上保鲜膜，上面放上步骤1中的材料，再盖上保鲜膜后用微波炉加热40秒钟。
3.取出后混拌一下，盖回保鲜膜再加热40秒钟，取出后撕去保鲜膜，将鸡蛋卷成卷状。
4.蛋卷放入盘中，挤上番茄酱即可。

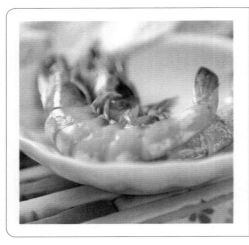

红烧大虾

大虾500克，生抽2匙，白糖1匙，大蒜4瓣，植物油、水各适量。

1.将大虾洗净后，剪去虾枪，沥干水后待用。
2.锅中放油，四成热后放入大蒜爆锅，至蒜瓣呈金黄色，倒入大虾爆炒半分钟。
3.放入生抽、白糖炒匀，倒入没及一半虾身的水，盖盖儿煮开后，再煮两分钟即可。

同步胎教

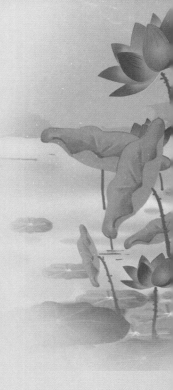

胎教故事《狗和它的倒影》

　　从前有一只狗，它饿了一整天，在路上没精打采地走着。从早晨到下午，可怜的狗连一点肉都没找到，它非常伤心。

　　狗耷拉着耳朵绝望地想："要是我再找不到食物，可能就饿死在这里了。"这时，一只小巴狗嘴里叼着一块肉，从它旁边经过，狗看着巴狗嘴边的肉，不住地流出口水。狗决定把肉抢走，于是，它向小巴狗"汪汪、汪汪"叫了几声，接着，就猛扑过去。

　　小巴狗被吓坏了，出了一身冷汗，丢下那块肉，转身逃跑了。

　　狗得意地捡起自己不战而获的食物，想找个安全的地方好好享受一下。狗叼着这块肉，路过一条小河，小心地往下看。发现小河里也有一只狗叼着一块肉，正睁大眼睛看着自己呢！狗想：已经得到了一块肉，眼前又有那么大的肉，我怎么能不要呢？于是，就扔下那块肉，跳了下去。可是它不但没得到水中的肉，还失去了原来那块肉。

• 宝贝，妈妈对你说 •

　　宝贝，这个故事中的狗本来已经快要饿死了，这时候它得到了救命的食物。按道理说，它应该非常感恩并且很满足了。但是它并没有满足，无限的贪心使它不仅没能获得更多的肉，还把原来的肉也失去了。所以，我的宝贝，做人是不可以贪得无厌的，我们要珍惜现有的东西，要感谢它们的存在，不要等到失去了才后悔莫及。

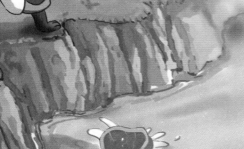

怀孕38周

Huaiyun 38 Zhou

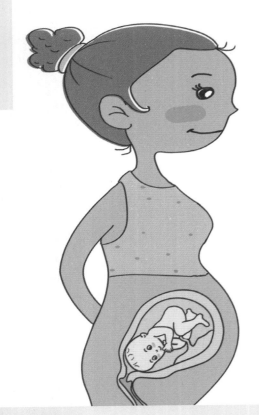

孕妈妈身体的变化

怀孕38周　有时候会出现假性产前宫缩

在孕晚期，分娩来临的焦虑、睡眠不足、渴望结束怀孕等多种情绪混杂到一起，使一些孕妈妈陷入抑郁。如果有这种感觉，要将感受告诉医生，尽量停止工作。

胎儿的变化

怀孕38周　胎儿从头部到臀部长约36厘米，体重约3100克

胎儿发育成熟了，随时准备出生。胎盘开始老化，给胎儿提供必需品的角色正在结束使命。它转运营养物质的效率降低，开始出现血块和钙化斑。

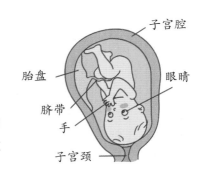

子宫腔

胎盘

眼睛

脐带

手

子宫颈

本周大事提醒

生活计划	执行方案
及早安排	还在坚持工作的孕妈妈要让上司知道你的预产期，与同事做好工作交接。确认住院必需的证件已放在包内，并把放置包的位置告诉家人。确认到医院的最佳路线和乘坐的交通工具，并找一条备用的路线
尽量穿舒适的衣服	平时尽量穿宽松的衣服和鞋子。有空时多坐在沙发上休息，休息时把腿放在柔软的垫子上
多进行足浴	经常揉搓腿部和足部，经常用温热的水来进行足浴，都是减轻下肢水肿的好方法

安全保障计划

分娩呼吸法

·腹式呼吸法

腹式呼吸法就是使腹部鼓起，呼气后，又恢复原状的呼吸法。适合于第一产程阵痛开始之时。通过使腹部紧张，压制子宫收缩感，缓和阵痛引起的疼痛，同时也有助于缓解全身的紧张，防止体力的消耗。

平时就练习这个呼吸法可以防治怀孕期间常见的便秘。但不可过于频繁地练习，因为是深呼吸，所以一般以一次练习4～5遍为基准。练习过多，会引起头晕，一定要注意。

呼吸方法：以3秒钟一次为节奏，吸气使下腹鼓起，然后呼气，同时腹部恢复原状。即吸气3秒钟，呼气也是在3秒钟内完成。腹式呼吸法只适用于阵痛发生的情况，当阵痛消失时应侧卧休息。

·胸式呼吸法

胸式呼吸法也是在第一产程实行的动作。到了孕晚期，就会很自然地用到胸式呼吸法。这种呼吸法使孕妈妈和胎儿获得足够的氧气。

呼吸方法：仰卧，两腿膝盖稍微蜷曲，把手放在胸上，从鼻孔慢慢吸气，然后由口中慢慢呼出，和深呼吸是同一道理，可以用手来感觉胸的上下起伏。

分娩前准备

·产前要做好外阴清洁卫生

孕妈妈在见红后，应注意保持阴部清洁，会阴部放置消毒垫，且应绝对禁止同房，以防引起产道及宫内胎儿产前感染。

·产前要排空大小便

孕妈妈临产时，医生都要提醒其排空膀胱。因为子宫的位置在膀胱之后，直肠之前，膀胱过度充盈影响子宫收缩及先露部下降。分娩时，子宫强力而有节律地收缩，促进胎儿娩出，此时产妇如不排空大小便，使子宫周围挤压过紧，必然影响子宫收缩，使胎儿先露部受阻而难以下降，以致宫口迟迟不开，这就会使胎头在盆底较长时间地压迫膀胱和肛门括约肌，以致括约肌麻痹而导致产后尿潴留和产后大便困难等问题。另外，还可致产妇在分娩过程中不自主地将大便溢出，污染外阴。

临产时医生多鼓励产妇每2～4小时排尿一次，以免膀胱充盈影响宫缩及胎头下降。因胎头压迫引起排尿排便困难者，排除头盆不称，必要时导尿或温肥皂水灌肠，既能清除粪便避免分娩时排便污染，又能刺激宫缩加速产程进展。

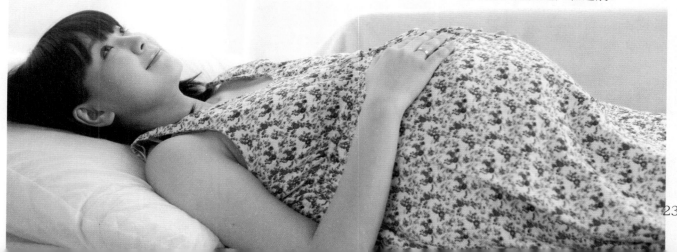

问: 怀孕38周, 脐带绕颈1周, 还有可能再绕更多吗?

答: 这种情况不需要太担心, 有很多孕妈妈孕晚期都会有脐带绕颈的情况发生。脐带绕颈的发生率为20%~25%, 其中绕颈1周发生率为89%。怀孕38周脐带绕颈1周, 一般不会增多, 建议严密监测胎动情况。

问: 怀孕38周, 泌尿系统感染怎么办?

答: 多饮水、多排尿, 利用尿液的冲刷作用可以在很大程度上辅助疾病恢复。

问: 怀孕38周, 有耻骨疼痛, 可以提前进行剖宫产吗?

答: 孕晚期由于胎头入盆, 盆腔的坠胀感加重, 出现耻骨疼痛属于正常现象。是否需要剖宫产手术, 有其手术指征, 建议详细咨询产科医生。

序号	应对急产的方法
1	假如来不及上医院就发现胎儿已经快生出来了, 为了避免孩子生在路上, 最好就直接留在家里分娩
2	拨打120电话, 请120急救中心派最近的医生到家里协助分娩。然后把家里的门打开, 方便医生的到来
3	产妇不要急于用力, 先躺在床上, 在臀下垫上毯子, 避免胎儿太快出生, 头撞到地
4	产妇大口喘气, 不要屏气用力。打开手掌轻轻压住阴道与肛门间, 帮助胎头娩出
5	当胎头娩出后轻轻下压胎头, 帮助前肩娩出, 再轻轻上抬胎头, 帮助后肩娩出
6	因为有羊水和胎脂的关系, 胎儿会很滑, 应小心用干净毛巾包裹并擦拭。胎儿容易失温, 要注意保暖
7	胎儿产出后, 不要急着自己拿剪刀把脐带剪断。万一剪刀没有消毒干净的话, 很容易因为细菌感染导致破伤风, 可以等医生过来处理。也可自行将剪刀消毒后剪掉。剪时注意脐带用橡皮筋或绳子在中间绑紧, 留出至少距离胎儿腹部5厘米以上
8	通常在胎儿娩出后15分钟内, 胎盘会伴随一阵子宫收缩娩出。假如没有, 不用急着拉出来, 等到医院车上急产的处理方法再处理
9	处理完毕之后, 母子两人还是应该上医院报到。胎儿需要做身体检查, 而产妇也要进行后期卫生处理, 以防感染

临产前的心理调试

大多数孕妈妈对分娩无经验、无知识, 对宫缩、见红、破水害怕紧张, 不知所措, 不吃少睡。怕痛、怕出血、怕胎儿意外、怕生不下来再剖宫产。是顺产还是难产, 一般取决于产力、产道和胎儿三个因素。对后两个因素, 一般产前都能做出判断, 如果有异常发生, 医生肯定会在此前决定是否进行剖宫产。

所以, 只要产力正常, 自然分娩的希望很大。如果每天担心自己会难产, 势必会造成很大的心理负担, 正确的态度是调动自身的有利因素, 积极参与分娩。即使因为特殊的原因不能自然分娩, 也不要情绪沮丧, 还可以采取其他分娩方式。

饮食营养

营养重点

重点补充	适量补充
蛋白质、 膳食纤维	复合维生素

营养需求

本周可以频繁地吃东西，但每次要少吃，还要吃得有营养。用水、牛奶和果汁来保持体内水分。

尽量避免食用影响情绪的食物，如咖啡、油炸食物，尤其是食品中的饱和脂肪酸会改变体内的激素分泌，造成许多不适。

吃什么、怎么吃

分娩是一项重体力活，产妇的身体、精神都经历着巨大的能量消耗。其实，分娩前期的饮食很重要，饮食安排得当，除了补充身体的需要外，还能增加产力，促进产程的发展，帮助产妇顺利分娩。

在第一产程中，由于时间比较长，产妇睡眠、休息、饮食都会由于阵痛而受到影响，为了确保有足够的体力完成分娩，产妇应尽量进食。食物以半流质或软烂的食物为主，如鸡蛋挂面、蛋糕、面包、粥等。快进入第二产程时，由于子宫收缩频繁，疼痛加剧，消耗增加，此时产妇应尽量在宫缩间歇摄入一些果汁、藕粉、红糖水等流质食物，以补充体力，帮助胎儿顺利娩出。

分娩期的食物，应该选择能够快速消化、吸收的高糖或淀粉类食物，以快速补充体力。不宜吃油腻、蛋白质过多、需花太久时间消化的食物。

孕38周参考餐单

用餐时间	食物名称
早餐	牛奶1杯，鸡蛋1个，三明治1个
加餐	大枣5个，核桃仁2个
午餐	素馅包子3个，八宝粥1碗，鸡丝拌海蜇
加餐	橘子1个，葡萄10粒
晚餐	鸡蛋挂面1碗，杏鲍菇扣西蓝花

孕38周推荐菜肴

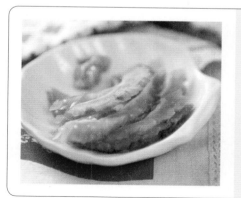

翠瓜小菜

苦瓜1/2个，沙拉酱5小匙，白糖1小匙，海鲜酱油1小匙，盐适量。

1. 苦瓜洗净对剖两半，去籽，再切对半，用锋利的小刀去净白色内瓤。
2. 将苦瓜斜切薄片，泡入加盐的冷开水中，放入冰箱冷藏至呈透明状。
3. 取出，完全沥干水分装盘，加入白糖、沙拉酱拌匀，蘸海鲜酱油食用。

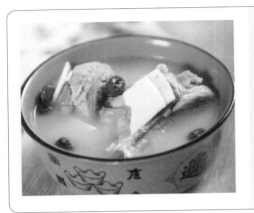

山药猪骨汤

山药300克，红枣200克，猪骨250克，陈皮、盐各适量。

1.山药去皮，洗净，切段；红枣（去核）洗净；陈皮浸软。
2.猪骨洗净，斩块，与山药、红枣、陈皮一起放入锅内，加清水适量，大火煮沸后，小火煲3小时，加盐调味即可。

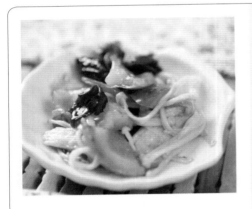

木耳炒金针菇

金针菇200克，木耳100克，青椒、胡萝卜各50克，植物油、盐、香油、蒜末、葱丝各适量。

1.将木耳切小块，青椒、胡萝卜切片，金针菇去根洗净。
2.将木耳和金针菇加盐，用水焯后沥干。
3.锅中放少许油，放蒜末、葱丝爆锅，再倒入青椒、胡萝卜、木耳和金针菇翻炒，待快熟时加盐翻炒几下。
4.最后淋点香油即可出锅。

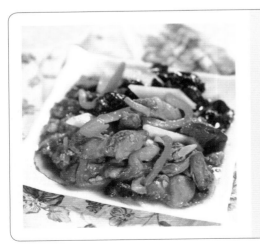

爆炒鸡杂

鸡肾、鸡肝、鸡心、鸡肠、莴苣各100克，酱油、盐、白糖、醋、淀粉、葱姜丝、红椒、植物油各适量。

1.将鸡肾、鸡肝、鸡心、鸡肠翻洗干净；鸡肾去筋切片，鸡肝、鸡心切片，鸡肠用沸水氽一下，切长段；莴苣切成马耳朵状。
2.把酱油、盐、白糖、醋、淀粉调成芡汁，红椒切成马耳朵状。
3.锅内放油烧到五成热时，放鸡杂炒散断生，再加入莴苣、葱姜丝、红椒，炒出香味，然后烹入芡汁，起锅盛盘。

同步胎教

欣赏民乐《喜洋洋》

孕妈妈应该非常熟悉《喜洋洋》这首曲子，这首曲子是中国著名民族音乐家、民族弓弦乐大师、作曲家、教育家刘明源先生的作品。刘明源先生的作品题材广泛，风格多样，具有浓厚的地方色彩，深受广大群众的喜爱。相信孕妈妈听了这首曲子后，一定可以一扫内心的阴云。推荐孕妈妈欣赏"喜洋洋室内乐团"演奏的这首民乐。

《喜洋洋》全曲共分三段，是ABA结构。A的主题取材于山西民歌《卖膏药》，作者以两个笛子声部的重叠、顿音和加花的手法，充分发挥了原曲轻快活泼的特点，并增加了热烈的气氛。B的主题根据另一首山西民歌《碾糕面》改编，作者保持了原曲舒展的特点，将上下两句发展成起承轻合的四句，加上笛子、二胡板胡以各种技巧润饰旋律，木鱼则以规整的节奏衬托曲调，喜悦的歌声犹闻在耳。第三段完整重复了A的旋律。

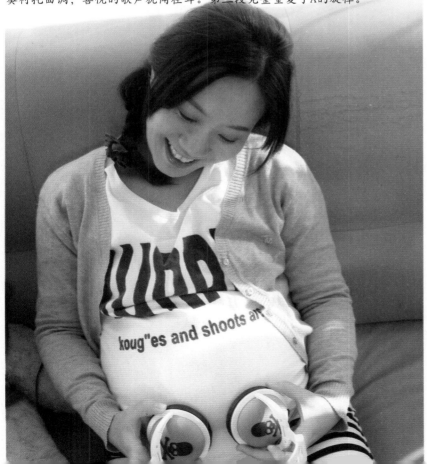

胎教名曲《渔舟唱晚》

古筝独奏曲《渔舟唱晚》是一首著名的北派筝曲。《渔舟唱晚》的曲名取自唐代诗人王勃在《滕王阁序》里："渔舟唱晚，响穷彭蠡之滨"中的"渔舟唱晚"四个字。《渔舟唱晚》形象地描绘了夕阳西下，晚霞斑斓，渔歌四起，渔夫满载着丰收喜悦的欢乐情景，表现了作者对祖国美丽河山的赞美和热爱。

第一段悠扬如歌、平稳流畅的抒情乐段，配合左手的揉、吟等演奏技巧，展示了优美的湖光山色：渐渐西沉的夕阳，缓缓移动的帆影，轻轻歌唱的渔民……给人以"唱晚"之意，抒发了作者内心的感受和对景色的赞赏。

第二段旋律从前一段音乐发展而来，从全曲来看，"徵"音是旋律的中心音，这段音乐形象地表现了渔夫荡桨归舟、乘风破浪前进的欢乐情绪。

第三段在旋律的进行中，运用了一连串的音型模进和变奏手法。形象地刻画了荡桨声、摇橹声和浪花飞溅声。随着音乐的发展，速度渐次加快，力度不断增强，加之突出运用了古筝特有的各种按滑叠用的催板奏法，展现出渔舟近岸、渔歌飞扬的热烈景象。

怀孕39周
Huaiyun 39 Zhou

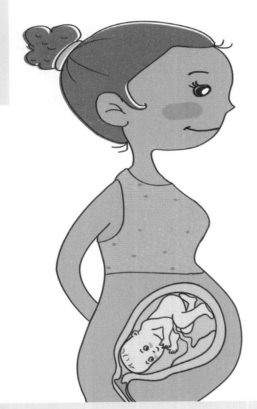

孕妈妈身体的变化

怀孕39周　子宫底高度有36～40厘米，达到最大值

　　由于子宫占据了骨盆和腹部的大部分空间，孕妈妈会感到非常不舒服。建议产前检查时与医生探讨所有疑虑。

胎儿的变化

怀孕39周　胎儿从头部到臀部长约37厘米，体重约3250克

　　胎儿准备出生的时候大部分胎毛已经褪去。他将胎毛连同其他分泌物吞进去，储存在肠道中。这将刺激胎儿的肠蠕动，排出称为胎粪的黑色大便。

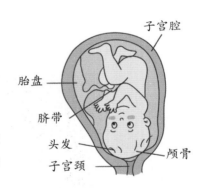

本周大事提醒

生活计划	执行方案
出现阵痛时不要慌张	突然出现阵痛时容易慌张，所以要事先了解住院的过程。电话机旁边要贴上用大字写的医院电话号码。为了能随时保持联系，要重新确认家人手机号码和紧急联络处的电话号码
避免一个人在外边走得太远	因随时都有可能破水、阵痛而分娩，所以孕妈妈应避免独自外出、出远门或长时间在外
注意个人卫生	若出现破水或见红等分娩征兆，就不能再进行洗浴，所以在此之前最好每天淋浴，特别要注意外阴部的清洁，头发也要整理好

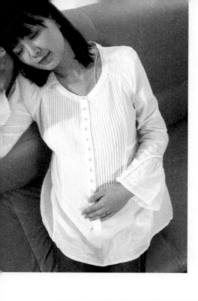

安全保障计划

自然分娩的三个过程

分娩前的历程虽漫长难挨，却是必经的。如果对分娩有事前认识、事先准备及心理准备，那么当分娩真正来临时，就不会因不了解而忧心忡忡，也就有足够力量去渡过阵痛的难关。相信当看到期待已久的小宝贝的可爱模样时，妈妈会感到之前所有的辛苦都是值得的。

自然分娩过程由子宫收缩开始，到子宫口开全至胎儿、胎盘娩出。按照产程进展的不同阶段，一般分为三个阶段。

自然分娩过程主要分为下面三个阶段	
第一阶段	本阶段是分娩过程中时间最长的阶段，需要14～16个小时。此阶段要等到子宫口直径扩大到约10厘米时，胎儿才能通过产道。所以第一阶段孕妈妈会感觉到腹部发胀、发硬直到间断性腹痛。本阶段的前8小时中进展缓慢，宫缩是每隔5分钟持续30秒。宫口开大的速度就会明显加快，大约4小时后，宫口能完全开口。这时孕妈妈应屏住呼吸，放松心情，医生会定时检查产妇的血压、检查宫缩情况，孕妈妈应排出全部尿液，避免影响胎儿头部下降。当胎儿头部大部分进入骨盆处，准备降至骨盆中间时，孕妈妈应尽力配合医生，时刻告知医生自己的身体情况
第二阶段	此阶段时间比较短，需要1～2个小时。此阶段宫缩每2～3分钟持续40～50秒，但宫缩疼痛减轻，此时孕妈妈的宫口完全开口，胎儿的头部正逐渐挤到骨盆最下端，随之将进入产道。而孕妈妈需屏住呼吸，平卧在产床上，两腿分开，两手握紧床边的扶手，听从助产士或者医生的指挥。但孕妈妈注意不要大声喊叫，以免消耗过多的体力。当胎儿已露出身体的一部分时，要听从医生或者助产士的指示，此时不可屏气，要大口哈气，但不可用力过猛，以免引起会阴撕裂，使自己遭受更大的伤痛
第三阶段	这个阶段是从胎儿娩出到胎盘娩出为止，大概需要15分钟。由于婴儿出生后子宫会缩小，不久伴随着轻微的腹痛，孕妈妈的胎盘从子宫壁剥离并娩出。随后子宫会迅速收缩，变得坚硬

分娩方式

·自然分娩

即自然阴道分娩，胎儿经阴道自然娩出。这是最理想、最安全的分娩方式，也是医生对健康孕妈妈最常推荐的分娩方式。

·产钳助产

这种分娩方式，是借助于一种特殊的工具，即用产钳来帮助孕妈妈分娩，适合于在第二产程，子宫收缩乏力，产程延长，或产妇患有某些疾病，不宜在第二产程过度用力时使用。产钳分为两叶，两叶之间形成胎儿头大小并与胎儿头形状类似的空间，可将胎儿头环抱保护之中，以免胎儿头受挤压。助产者手扶钳柄，轻轻向外牵拉，帮助将胎儿头娩出。

· 问 答 ·

问：怀孕39周，预产期过了7天，胎盘钙化2级，请问该顺产还是剖宫产？

答：从医学角度讲都属于足月产，胎盘钙化2级说明胎盘已成熟，从你的描述看目前没有剖宫产指征。至于采取顺产还是剖宫产，取决于你自身的很多情况。

问：我怀孕39周了，这几天肚子一阵阵地疼，没有分泌物，腰很酸，是不是要生啊？

答：假临产是不规律的宫缩，而规律的宫缩就是真要临产了。鉴于你已经39周了，又出现了这些情况，建议住院待产。

问：有什么技巧可加速分娩的过程，减少分娩的痛苦呢？

答：有以下几种方法：由助产士陪伴产妇分娩；产妇可以选择舒缓的音乐帮助分娩；产妇自己调节呼吸的频率和节律。

· 剖宫产

即经腹部切开子宫，将胎儿取出的分娩方式。这主要适用于胎儿过大，母亲的骨盆无法容纳胎头；母亲骨盆狭窄或畸形，分娩过程中，胎儿出现缺氧，短时间内无法通过阴道顺利分娩；母亲患有严重的妊娠高血压综合征等疾病无法承受自然分娩的，可行剖宫产。剖宫产是处理难产的主要手段，但不被认为是最理想的分娩方式。

· 无痛分娩

无痛分娩就是在分娩过程中，利用药物麻醉及其他的方法来减少或解除产妇分娩时的痛苦。是既止痛又不影响产程进展的一种分娩方式。

自然分娩和剖宫产的比较

分娩方式	优点	缺点
自然分娩	1.能很快下地活动 2.下奶早 3.更有利于产后的恢复 4.可免受剖宫产手术带来的痛苦与弊端，如麻醉的风险，手术的出血、创伤、术后的肠胀气等 5.使婴儿的肺部得到更好的锻炼	1.顺产会有产前的阵痛 2.产后会伤害会阴组织 3.产后会因子宫收缩不好而出血 4.胎儿过重，易造成难产 5.胎儿在子宫内发生意外，如脐绕颈、打结或脱垂等现象 6.产钳或真空吸引，协助生产时，会引起胎儿头部肿大
剖宫产	1.在绝对不可能自然分娩时，施行剖宫产可以挽救母婴的生命 2.可以免去孕妈妈遭受阵痛之苦 3.腹腔内如有其他疾病时，也可一并处理	1.胎儿的生存能力有所削弱 2.胎儿缺乏产道对感觉器官的挤压刺激，会出现感觉器官失调 3.可能出现后遗症

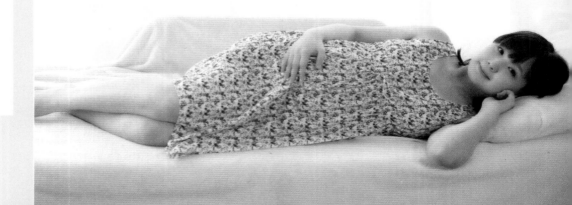

饮食营养

营养重点

重点补充	适量补充
蛋白质、碳水化合物	脂肪、复合维生素、矿物质

营养需求

为了储备分娩时消耗的能量，孕妈妈应该多吃富含蛋白质、糖类等能量较高的食品。还要注意食物口味清淡、易于消化。蜂蜜是糖类物质的精品，孕妈妈食用后能有效预防和改善妊娠高血压综合征、妊娠贫血、妊娠合并肝炎、痔疮、便秘以及失眠等疾病，建议孕妈妈适量食用。

吃什么、怎么吃

饮食要平衡，适当增加一些副食品的种类及数量。提倡吃鸡蛋，每天1～2个。多吃蔬菜水果、动物肝脏、海带等，以补充维生素A、维生素C及钙、铁。多吃豆类、花生及芝麻等富含B族维生素、维生素C、铁和钙的食品。适当吃些粗粮，如糙米、小米、玉米等补充B族维生素。每日膳食要注意"两搭配，一注重"：两搭配——粗细粮搭配，荤素菜搭配；一注重——注重"早餐吃得好，午餐吃得饱，晚餐吃得少"。

孕39周参考餐单

用餐时间	食物名称
早餐	韭菜合子2个，紫菜蛋花汤1碗
加餐	胡萝卜汁1杯，苹果1个
午餐	芸豆酱肉包2个，芝麻牛肉粒，红烧茄条
加餐	比萨1块，草莓5个
晚餐	玉米1个，青笋炒蛋

孕39周推荐菜肴

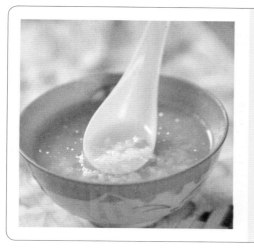

鲤鱼汁粥

鲤鱼100克，大米100克，姜末5克，葱花5克，香油1/2小匙，料酒1小匙，盐1小匙。

1.将鲤鱼剖开肚子，去除内脏、鳃，保留鱼鳞，洗干净后，加入姜末、葱花、料酒，用小火煮汤，一直煮到鱼肉脱骨为止，去骨留汤汁备用；把大米淘洗干净。
2.将锅放置到火上，加入适量清水、大米煮粥，等粥汁黏稠时，加鱼汁和盐搅匀，稍煮片刻即可。
3.食用时加入香油调好口味。

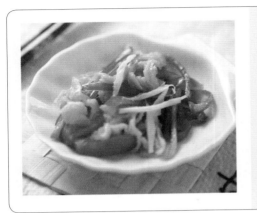

三色蜇丝

海蜇皮200克，红椒、青椒各1个，盐、白糖、姜、香油各适量。

1.将海蜇皮洗净，切细丝，用温水略浸泡，沥干；红椒、青椒、姜分别洗净，切丝，备用。
2.将海蜇丝放入盘中，加入盐、白糖、香油、红椒丝、青椒丝拌匀，最后撒上姜丝即可。

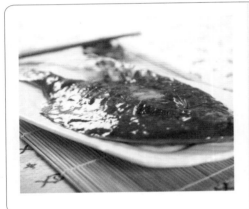

酱焖偏口鱼

偏口鱼1尾，葱、姜、蒜、植物油、酱油、醋、豆瓣酱、白糖各适量。

1.偏口鱼洗净，去鳞及内脏，洗净控水，在鱼的两面打斜刀。
2.葱切段，姜切丝，蒜切片。
3.热锅下油，先放入偏口鱼煎至两面变色，再放入豆瓣酱、酱油、醋、白糖，加少许水，放入葱段、姜丝、蒜片，大火烧开转小火盖盖焖10分钟出锅即可。

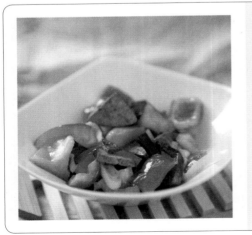

家常炒猪肝

猪肝300克，青椒200克，葱、蒜、植物油、盐、味精、酱油、蚝油、料酒各适量。

1.将青椒切成滚刀块，新鲜猪肝切成薄片。蒜切片，葱切丝。
2.将切好的猪肝放入小碗中加盐、味精、酱油、蚝油、料酒拌匀腌制几分钟。
3.锅中热油，将腌制好的猪肝倒入锅内滑炒至熟后出锅待用。
4.锅内重新热油，倒入青椒、蒜片、葱丝，加盐炒熟。
5.倒入炒好的猪肝翻炒均匀出锅即可。

同步胎教

欣赏《星月夜》

现在的胎儿几乎占满了整个子宫，越是临近分娩，孕妈妈越是感到活动不便，身体不适。孕妈妈可以静下心来读一首诗，也可以用心地感受一幅画，让胎儿和自己沉浸在欣赏艺术的快乐之中。

·挣扎与奋斗的精神

《星月夜》是后印象主义画派代表人物文森特·威廉·凡·高的油画名作。这幅画描绘了一个夸张变形与充满强烈震撼力的星空景象。那卷曲旋转巨大的星云，那一团团夸大了的星光，以及那一轮令人难以置信的橙黄色的明月，大约是画家在幻觉和晕眩中所见。对凡·高来说，画中的图像都充满着象征的含义。

那轮从月食中走出来的月亮，暗示着某种神性，让人联想到凡·高所乐于提起的一句雨果的话："上帝是月食中的灯塔。"而那巨大的、形如火焰的柏树，以及夜空中像飞过的卷龙一样的星云，也许象征着人类的挣扎与奋斗的精神。

·色彩的奇妙作用

这幅画在凡·高这里变成了一种深刻有力的呐喊，一种无法言表的精神的颤动。金黄色、深蓝色、橙色、绿色、紫色……画中的色彩都是凡·高一生钟爱的颜色，它们在画中仿佛是一些凝固而孤独的圣者，象征着光辉、生命和永恒的神秘。

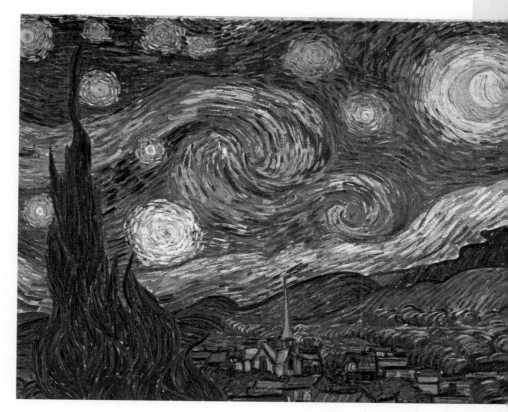

星月夜／（荷）文森特·威廉·凡·高

冥想音乐《雨中漫步》

如果孕妈妈为胎儿是否能顺利分娩而担心，甚至因情绪紧张而影响睡眠，那么此时沉浸在音乐中是最好的解决方法。孕妈妈可以一边练习分娩动作，一边播放冥想音乐《雨中漫步》，想象最令人愉悦和安定的场景，绝对可以舒缓你的紧张情绪，让你信心倍增。

怀孕40周

Huaiyun 40 Zhou

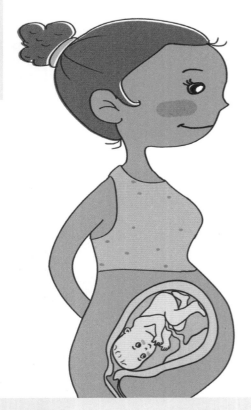

孕妈妈身体的变化

怀孕40周　开始出现规律的阵痛，分娩开始

　　本周该分娩了，但只有约5%的胎儿按预产期（EDD）出生。多半胎儿在预产期前后两周内分娩。

胎儿的变化

怀孕40周　新生儿总长度通常为48～51厘米，体重约3500克

　　在这段时期孕妈妈可能感觉不到他的活动。脐带长约51厘米，与胎儿从头到脚的长度差不多。

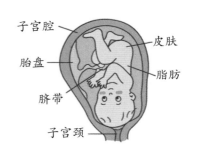

本周大事提醒

生活计划	执行方案
调节心情	孕妈妈应尽量做到心情放松，全身就会放松，配合医生的指导，为胎儿的顺利出生创造条件
分娩前洗一次澡	产前要记得洗一次澡。分娩时会排出很多汗，产后在身体恢复一段时间之后才可以用淋浴清洗
疲劳时注意休息	阵痛的时间间隔会逐渐变长，孕妈妈可以利用这个时间间隙，在不疼痛的时候活动身体，比如下地走走等
调整心态	经常做深呼吸，积极地让自己的身体动起来，这样有利于分娩。要保持"什么时候分娩都可以"的心态，做好随时入院的心理准备，还要保持分娩的体力，保证分娩的顺利进行

安全保障计划

分娩会不会需要很长时间

分娩是一个非常复杂的过程，受着多种因素的影响，因此，分娩所用的时间也因人而异。

一般来说，经产妇所用的时间较短，初产妇所用的时间长些。统计数据表明女性在分娩第一胎的时候平均花费大约12个小时，第二胎平均需要8.5个小时。但是这并不意味着女性在这十多个小时里要一直忍受没有间断的疼痛。每个人的情况也不尽相同。

分娩究竟需要多长时间因人而异，遗传因素也会起到一定的作用。因此，不妨询问母亲、姨妈和外祖母的分娩过程，提前做好心理准备多少会有所帮助。

有的产妇宫缩特别强，产程也明显地缩短，不到三小时就分娩，称为"急产"。还有的产妇，因为年龄和精神因素，对分娩充满了畏惧，还没有正式临产，生活节奏就已经被打乱，吃不好，睡不好，结果消耗了体力，到正式临产时则疲乏无力，因而产程延长了，如果产程超过24小时则称为"滞产"。

练"奇招"缓解产妇痛苦

在妻子分娩的过程中，准爸爸是不是比妻子还要焦虑和恐惧呢？学好几招吧，聪明的男人在女人的关键时刻一定要表现出色，当好配角，让妻子在分娩过程中享受你的体贴，增加自信心，让胎儿健康顺利地和你见面。

方法	做法
营造气氛	在分娩过程中，妻子正忍受着极大的痛苦。为了转移她的注意力，鼓励她忍住疼痛，在阵痛间隙可以和她一起回忆以前可笑的生活事件，畅想即将诞生的胎儿的模样，调侃胎儿会像彼此的缺点，会如何调皮，如何可爱，生活会如何精彩等，竭尽全力制造轻松气氛
语言鼓励	你的语言鼓励是产妇的"安心丸"。在陪产的过程中坚持鼓励她表现出色，表现出对她能够顺利分娩具有信心，一再表白对她的感情和感激之情，一定要让她知道她将带给你们的生活一个崭新的开始
学几招按摩	在产妇整个分娩的过程中，通过对产妇不同身体部位的按摩，可以达到放松肌肉、缓解疼痛的效果。你可以学几招管用的按摩手法，比如背部按摩、腰部按摩及腹两侧按摩等
点滴关怀	产妇在分娩过程中，体力消耗巨大，汗水淋漓，虽然没有胃口吃什么东西，但是需要喝水。对于产程长的产妇，有时候需要强迫她进食，要准备好充足的水或点心，随时准备给她补充能量。在整个过程中温柔地帮她擦干汗水，也是给她最好的关怀
包容责备	孕妈妈在分娩过程中可能会有过激或反常的表现，比如大哭大叫，产房里的准爸爸常常会成为攻击对象这个时候男人的表现甚至会影响以后的夫妻感情和家庭生活，所以这时一定要沉住气，尽量安慰她，协助她度过这一艰辛的过程

饮食营养

营养重点

重点补充	适量补充
蛋白质、钙、铁	复合维生素

营养需求

如果你准备母乳喂养，孕40周时就要保证每天摄入80~100克的蛋白质。产前可以常喝莲藕、红枣、章鱼干、绿豆、猪爪一起煲的汤。莲藕性平，健脾开胃，益血生肌；红枣性温，补脾合胃，益气生津。临产时还可以准备一些容易消化吸收、少渣、可口味鲜的食物，如面条鸡蛋汤、面条排骨汤、牛奶、酸奶、巧克力等食物，同时注意补充水分，让自己吃饱吃好，为分娩准备足够的能量。否则吃不好睡不好，紧张焦虑，容易导致疲劳，很可能引起宫缩乏力、难产、产后出血等危险情况。

吃什么、怎么吃

由于此时产妇阵阵发作的宫缩痛，常影响产妇的胃口。饮食应以富于糖分、蛋白质、维生素、易消化的为好。根据产妇自己的爱好，可选择蛋糕、面汤、稀饭、肉粥、藕粉、点心、牛奶、果汁、苹果、西瓜、橘子、香蕉、巧克力等多样食物。

孕40周参考餐单

用餐时间	食物名称
早餐	豆浆1杯，煎蛋1个，发面糖饼，醋熘白菜
加餐	点心1个，香蕉1个
午餐	米饭1碗，鱼香肝尖，土豆炖豆角
加餐	葡萄10个，草莓5个
晚餐	葱花火腿发面饼2张，清蒸黄花鱼，蒜蓉娃娃菜

孕40周推荐菜肴

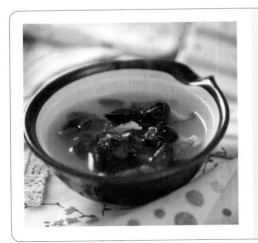

黑木耳肉羹汤

里脊肉100克，干黑木耳40克，姜3~5片，酱油、麻油、淀粉、盐、黑胡椒粉少许。

1. 里脊肉切块，用刀背将肉拍松，放入碗中加酱油和麻油腌泡，待烹调前捞出裹上淀粉做成肉羹备用，干黑木耳泡3~4小时择净。
2. 放入黑木耳及姜片煮半小时左右，至黑木耳微软，加入里脊肉烫煮熟，再加盐、黑胡椒粉即可。

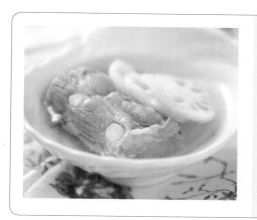

莲藕排骨汤

莲藕、排骨各300克，盐1小匙。

1. 排骨洗干净，放入滚水中余烫，捞出。
2. 莲藕去皮，切约1厘米厚片。
3. 排骨、莲藕放入锅中加入半锅冷水，中火煮开，改小火慢熬约1~1.5小时，熬煮至排骨熟烂，加入盐调匀即可盛出。

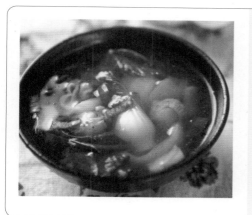

淡菜汤

淡菜500克，油菜心200克，料酒10克，盐3克，葱段8克，姜片5克，胡椒粉1克，猪油15克。

1. 淡菜用热水浸泡，去杂洗净，放入碗中。
2. 将淡菜滤净浸泡水，倒入碗中，上笼蒸1小时取出。
3. 烧热锅，加入猪油，先将淡菜连汤下锅，加入清水、盐、料酒、葱段、姜片、胡椒粉，煮开后加入油菜心稍煮。
4. 拣出葱、姜即成。

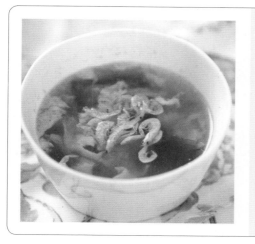

虾皮紫菜蛋汤

紫菜10克，鸡蛋1个，虾皮、香菜、花生油、盐、葱花、姜末、香油各适量。

1. 将虾皮洗净，紫菜用清水洗净，撕成小块，鸡蛋磕入碗内打散，香菜择洗干净，切成小段。
2. 将炒锅置火上，放油烧热，下入姜末略炸，放入虾皮略炒一下，添水200克，烧沸后，淋入鸡蛋液，放入紫菜、香菜、盐、葱花、香油即可。

同步胎教

在一个非常美丽的乡下，有一只鸭子马上要变成鸭妈妈了，因为她的小鸭子快要孵出来了。终于，蛋一个接着一个"噼、噼"裂开了，出来一个个可爱的、毛茸茸的小鸭子，小鸭子们还"吱、吱"地叫，鸭妈妈"嘎、嘎"地回答，小鸭子们好像在说："好美丽的世界啊！"

可是还有一个大的鸭蛋没有裂开，于是鸭妈妈继续坐在巢里耐心地等待。终于这枚大蛋裂开了，出来一只又大又丑的鸭子，和其他小鸭子不一样。鸭妈妈想：这小家伙会不会是只火鸡呢？

鸭妈妈想了一个办法，这一天阳光明媚，非常暖和，她带着孩子们去游泳。鸭妈妈扑通跳进水里，小鸭子们也一个接着一个跟着跳下去。水淹到了小鸭子们的头上，但是小鸭子马上又冒出来了，游得非常漂亮。所有的小鸭子都在水里，连那个丑陋的灰色小家伙也跟大家在一起游。"真好，它不是火鸡！"鸭妈妈想。

可是过了几天，小鸭子们都开始啄这只丑鸭子，而且情况一天比一天糟。大家都要赶走这只可怜的丑小鸭，小鸭子们老是说："你这个丑妖怪，希望猫儿把你抓去才好！"

有一天，丑小鸭看见蓝天上飞过一群白天鹅，丑小鸭羡慕极了。它想：要是我也能拥有一双像白天鹅一样的翅膀该多好呀！那样，我就能飞到外面的世界去看看。

丑小鸭慢慢长大，终于有一天它离开了家。这是一个寒冷的冬天，丑小鸭走了很久走累了，倒在了地上。这时，一位农夫路过，好心的农夫救了丑小鸭，把它抱回家给它造了一个温暖舒适的窝。

到了第二年春天，丑小鸭终于长大了。它也不再是那只灰色的丑小鸭，它拥有雪白的羽毛，变成了一只真正的白天鹅。

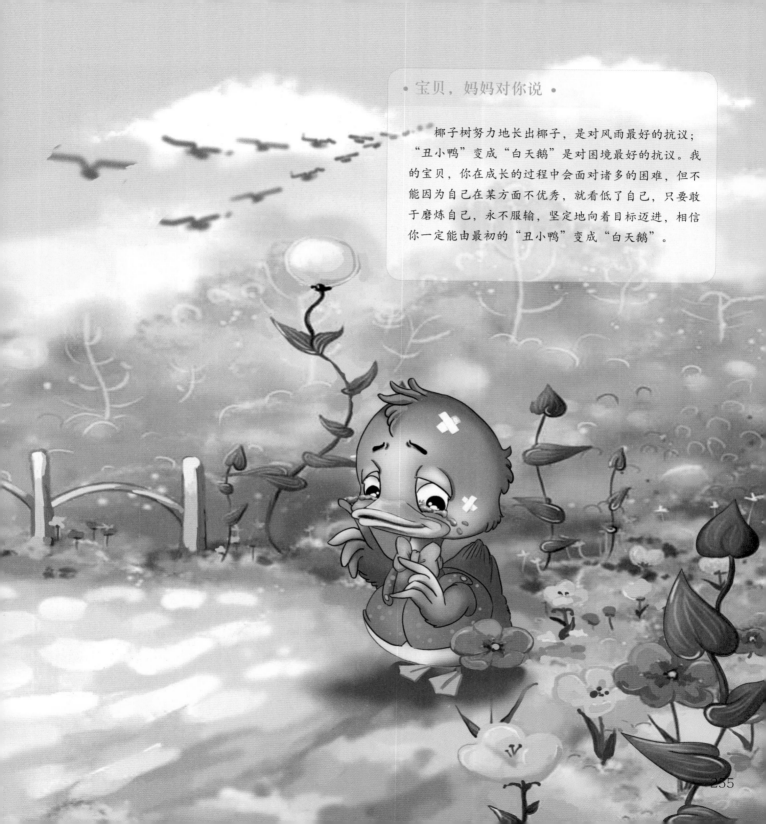

· 宝贝，妈妈对你说 ·

　　椰子树努力地长出椰子，是对风雨最好的抗议；"丑小鸭"变成"白天鹅"是对困境最好的抗议。我的宝贝，你在成长的过程中会面对诸多的困难，但不能因为自己在某方面不优秀，就看低了自己，只要敢于磨炼自己，永不服输，坚定地向着目标迈进，相信你一定能由最初的"丑小鸭"变成"白天鹅"。

欣赏《小淘气》

　　《小淘气》是威廉·阿道夫·布格罗的作品，威廉·阿道夫·布格罗是法国19世纪上半叶至19世纪末法国学院艺术绘画的最重要人物。布格罗追求唯美主义，擅长创造美好、理想化的境界。布格罗的作品已经完全摆脱了古典主义手法的束缚，从生活出发，表达一种博爱的人性思想。他强调形式之美，关注母爱，善于运用幻想的方式，注重女性美感的塑造。因此，这种完美的风格吸引了大批艺术追随者，他一生获得多种殊荣，成为当时法国最著名的画家。

　　《小淘气》画面表现的是妈妈将孩子从栏杆上抱下来的一瞬间。孩子粉红的脸庞（在周围墨绿的浓荫中，这抹粉红让整个画面显得极其生动）正对着画面，像天使一般美丽；母亲把脸庞侧面留给观赏者，留下巨大的想象空间。母亲与孩子对视的那一瞬间，正是心灵的无声交流。尤其值得揣摩的是画面的背景。正是这浓密的绿荫，让母子与外面世界隔离开来，形成一个相对封闭的空间。这个空间，在这一时刻，只属于充溢着温情的母子俩……

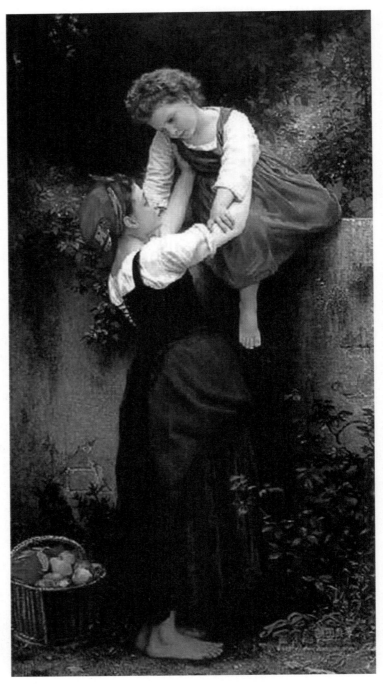

小淘气 /（法）威廉·阿道夫·布格罗

·小贴士·

　　每一个宝宝都是落入凡间的精灵，都是爸爸妈妈的小天使，所以不要特别去在意宝宝是男是女。

　　准爸爸在这一点上也要充分理解和支持孕妈妈，不要给孕妈妈施加太大的压力，要跟孕妈妈表明，无论是男是女都会非常地高兴，并喜爱他。

第三章

分娩后医院、月子调养及新生儿照顾

分娩后新妈妈的调养

Fenmianhou Xinmama De Tiaoyang

新妈妈辛苦了

妈妈的分娩工作已经圆满完成了，但在分娩后的24小时内是新妈妈的关键时期，一定要多加注意，确保妈妈的安全。

体温有所升高

在刚分娩后的24小时内，妈妈的体温会略有升高，一般不超过38℃。24小时以后，妈妈体温大多会恢复到正常范围内。由于子宫胎盘循环的停止和卧床休息，妈妈脉搏略微缓慢，60～70次／分钟；呼吸14～16次／分钟；血压平稳，变化不大。

产后宫缩痛

分娩后疼痛会逐渐消失，但妈妈会因为宫缩的习惯性而引起下腹部阵发性疼痛，这叫作"产后宫缩痛"，一般在2～3天后会自然消失。分娩后第一天，子宫底大约在平脐或脐下一指，子宫大约在产后10天回复到骨盆腔内。

恢复自行排尿

自然分娩的妈妈，分娩后8～12小时可自行如厕排尿，少数妈妈由于膀胱长期受压及会阴部疼痛反射导致排尿困难。如果妈妈8小时以上仍不能自然排尿，应进行导尿。进行剖宫产的妈妈导尿管一般在术后24～48小时后拔掉，导尿管拔掉后，应尽量自行排尿。

注意会阴卫生

产后24小时内若感到会阴部或肛门有下坠的不适感、疼痛感，应请医生诊治，以防感染和血肿发生。在生活中注意会阴部卫生，分娩后每日分两次用药液清洗，使用无菌卫生巾当会阴垫，并及时更换。

尽早开奶

喂奶的频率

分娩30分钟后就可以让宝宝吮吸乳头，哺乳时间以5～10分钟为宜。产后第一天可以每1～3小时哺乳1次。妈妈也不一定必须严格遵守，还可以根据宝宝的需求以及妈妈感到奶胀的情况来自行掌握哺乳的时间和频率。

喂奶的姿势

分娩30分钟后就可以让宝宝吮吸乳头，这样可以尽早建立催乳和排乳反射，促进乳汁分泌，有利于子宫收缩。产后第一天，妈妈身体虚弱、伤口疼痛，可选用侧卧位哺乳。

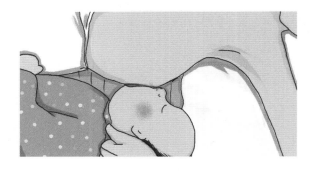

分娩后怎么吃

即使是平时健康的女性，在分娩后也会消耗大量精力和体力，因此产后要及时调理饮食，加强营养是分娩后的第一要事。

饮食原则	具体方案
清淡易消化	原则上妈妈在24小时内可以吃些简单的、没有刺激性的食物。以易消化的清淡流食或半流食为主，如红糖水、蛋汤、米汤、小米粥、藕粉等都是不错的选择，可以很好地帮助恢复体力
少食多餐	应以少食多餐为原则，在原来一日三餐的基础上加上早点、午餐和晚餐，减轻肠胃负担
多喝水	由于血液的大量流失，妈妈在24小时内要充分补充水分。顺产的妈妈从分娩当天就可通过多补充些液体并吃些青菜和水果来改善便秘现象
营养下奶的食物	为满足哺乳的需要，妈妈在分娩后可以吃些营养下奶的食物，如鸡汤、排骨汤、鱼汤等，满足宝宝的需要。不过一定要把汤里的浮油弃去，以免使乳汁含脂过高，引起宝宝腹泻
切忌生冷刺激	对于生冷、辛辣食品一定要放在妈妈禁忌之列，一些豆浆等胀气食品也不宜多食用

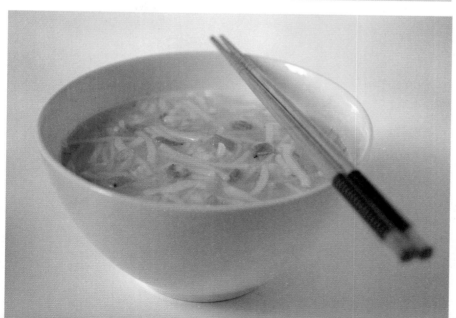

· 问答 ·

问: 分娩后可以立即进补吗?

答: 这是不正确的做法。新妈妈的身体仍处在极度虚弱的状态，同时肠胃的蠕动也较差，对食物的消化与营养的吸收功能尚未恢复，此刻若立即进补，不但会造成肠胃负担，还容易延长恶露排出时间。

问: 分娩后可以立即吃鸡蛋吗?

答: 分娩后数小时不要吃整个的鸡蛋。虽然我国一直有吃鸡蛋下奶的习惯，但医学研究表明，分娩后数小时内产妇最好不要吃整个的鸡蛋。因为在分娩过程中产妇体力消耗较大，出汗多，体液不足，消化能力也会下降。若分娩后立即吃鸡蛋就很难消化，这会增加胃肠负担。因此在分娩后数小时内，应吃半流质或流质食物。

适当运动，恢复体力

顺产的妈妈，在产后6～12个小时就可以起床进行轻微活动，恢复体力了。而做剖宫产和会阴侧切术的妈妈，下床时间就要延长了。新妈妈进行轻微的活动，多翻身，促进肠蠕动功能恢复和子宫复位，尽早排气，消除腹胀，还可避免术后肠粘连及血栓性静脉炎。下面介绍一套24小时内的保健运动，以帮助新妈妈尽早恢复体力。

颈部运动

仰卧，双手放于脑后，肩着地，只是颈部向上弯曲。复原，颈部向右转，然后再向左转。

手指屈伸运动

从拇指开始，依次握起，然后再从小指依次展开。坚持双手展开、握起，展开、握起，反复进行，恢复手指的灵活性。

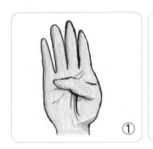 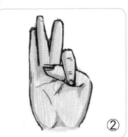 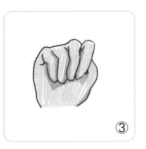
① ② ③

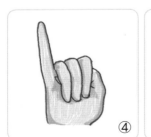 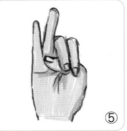 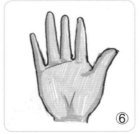
④ ⑤ ⑥

脚部运动

脚掌相对，脚尖向内侧弯曲，再向外翻。然后并拢双脚，脚尖前伸。大腿肌肉紧绷，向后弯脚踝。

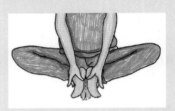

呼吸两次后，放松。双脚并拢，右脚尖前伸，左脚踝后弯，左右交替练习。

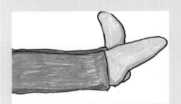

背部伸展运动

双手握住，伸直胳膊至耳旁，向前水平伸展，背部用力后拽，坚持5秒。

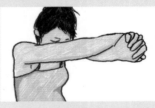

然后双手在前相握，手掌向外，同样向前伸展，握掌，坚持5秒。

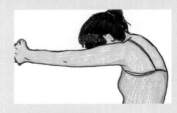

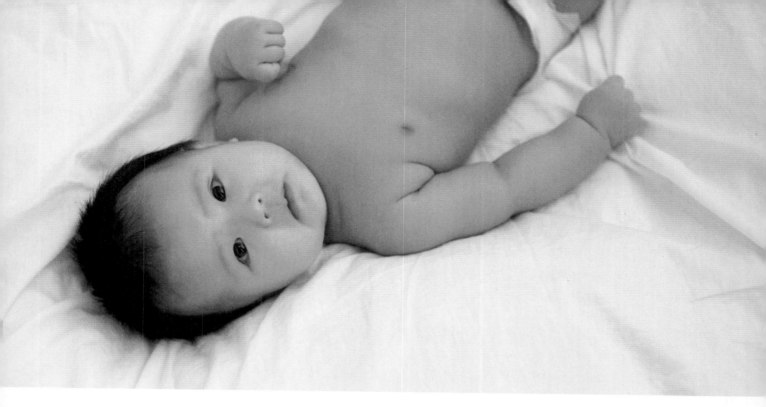

新生儿的应急处理

刚娩出的新生儿必须进行检查和处置，首先接受医护人员的快速检查，根据新生儿的身体状况，再进行适当处置。决定是否从产房转到妈妈的身边。

吸出宝宝嘴和鼻子里的异物

新生儿的肺部在经过产道时受到压迫，这时母体内积存的异物持续进入新生儿的口腔和鼻腔，因此，宝宝一出生就要将口腔和鼻腔内部的羊水吸出来，清理新生儿喉咙和支气管内的异物，新生儿开始正常呼吸。

剪短脐带

将出生时剪长的脐带重新剪短为3～4厘米长，然后用塑料夹子夹住脐带的末端。

洗澡、点眼

应急处置后，要给新生儿洗澡，洗净身上的血迹。如果妈妈的产道中有细菌感染，有可能也会传染给新生儿。作为预防措施，对于刚出生的新生儿，要进行点眼。

戴铭牌

新生儿的铭牌上写有妈妈姓名、出生时间、身高、体重，确定宝宝的身份。

留脚印

脚印是宝宝来到这个世界上的第一个印记，给宝宝留好脚印很有纪念意义。新生儿在接受最基本的应急处置后，还需接受几项检查，确定新生儿的健康状况。

新生儿健康检查

测量

胎儿的头部在通过产道时受到压迫，形状有可能发生一定的变化，过一段时间一般都能恢复原状，因此要测量新生儿的头围。同样，测量新生儿身高和体重也必不可少。

检查脏器

使用听诊器检查心脏和肺部，观察新生儿的呼吸频率和呼吸方法。然后在产后1分钟和5分钟分别对新生儿进行阿普伽检查，检查肺、心脏及血液，全面确认新生儿的整体健康状况。

新生儿的生理特征	
体重	足月新生儿出生时体重在2500～4000克，一般在3000克左右
身长	足月新生儿出生时身长在47～52厘米，平均为50厘米，头长大约占身长的1/4
头围	正常足月新生儿的头围在31～35厘米，头围过大或过小就要做进一步检查
胸围	正常足月新生儿出生时胸围比头围小1～2厘米，新生儿刚出生时一般为31～33厘米，体温一般会略微下降，但在12～24小时内会逐渐回升，稳定在36℃

疫苗接种

新生儿一出生就要接种疫苗，预防感染。在出生24小时内注射的是卡介苗和乙肝疫苗，以后也要定期预约打疫苗，确保宝宝健康成长。

新生儿疫苗接种	
卡介苗的接种	接种卡介苗能增强新生儿对结核病的抵抗能力，是预防结核病的有效措施。新生儿接种卡介苗应在出生后24小时内进行，采用皮内注射法。一般接种后2～3天局部发红，2～3周形成红肿硬块
乙肝疫苗的接种	新生儿出生24小时内应接种乙肝疫苗。何时接种由医生检查后决定

感受新生命的奇迹

宝宝出生后开始自己呼吸，自己摄取营养，作为一个个体独立存在，维持自己的生命。关注宝宝第一次的努力吧，这就是生命的奇迹。

第一次哺乳

新生儿具有非凡的寻觅乳头的能力。新生儿可以把他手中的液体的气味和妈妈乳头的气味联系在一起，准确地找到妈妈的乳头。所以出生后30分钟内对宝宝成功地哺乳是至关重要的。

第一次排便

大多数宝宝在出生后12小时之内排出胎便。胎便的颜色为深绿色，呈黏糊状，无臭味，是由肠黏膜脱落上皮细胞、羊水及消化液组成的。如果新生儿在24小时内没有排便，就要请医生检查，看是否为新生儿肛门闭锁。一般胎便在2～3天内排完。

第一次排尿

新生儿出生后第一天就会排尿。不过由于新生儿体内缺少水分，肾脏发育也不完善，所以，尿一般比较少。但如果新生儿在48小时内还没有排尿，则应该请医生检查。

产后第一周

妈妈变化	宝宝变化
1.阵痛从第三天开始有所缓解 2.恶露量在分娩当天和第二天较多，然后逐渐减少，1周后，与平时的月经量差不多 3.分娩后第一天开始分泌乳汁 4.分娩1周后，子宫缩小	1.整天都在睡觉 2.出生第二天，排出黑绿色的胎便，从第四天到第五天开始，胎便逐渐变成黄色 3.每天排尿6～10次，排尿次数多，但量很少 4.出生1周时体重稍有下降

产后第一周同步指导

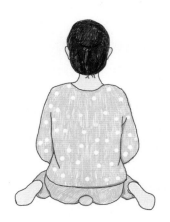

1	妈妈要充分休息，注重营养，随时观察恶露情况
2	按需给宝宝哺乳，可在床上进行乳房按摩
3	注意保健，不要受凉，做产褥体操
4	进行全身检查，一周后可以出院了
5	保持平静的心态，预防产后抑郁症

产后第二周

妈妈变化	宝宝变化
1.恶露的颜色由褐色变成黄色，量也逐渐减少 2.母乳分泌更加顺畅 3.子宫会继续缩小，恢复到分娩前的状态	1.每天睡20小时左右 2.脐带变黑，结痂，然后脱落 3.吃奶量和排泄次数比较稳定

产后第二周同步指导

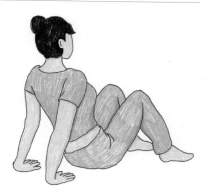

1	充分摄取营养丰富的食物，促进乳汁分泌
2	做舒缓运动，促进身体恢复
3	请丈夫或家人帮忙清洗头发和身体
4	坚持乳房按摩，挤出剩余的母乳

产后第三周

妈妈变化	宝宝变化
1.黄色的恶露几乎消失	1.排泄次数减少，排泄量增多
2.分娩时的伤口基本痊愈	2.黄疸自然消失
3.阴道和会阴在一定程度上消肿	3.头部茸毛脱落

产后第三周同步指导

1	保持均衡营养，注意铁的摄取
2	可做一些简单的家务，但应避免长时间站立或集中料理家务
3	进行阴部练习，加强会阴部肌肉的力量

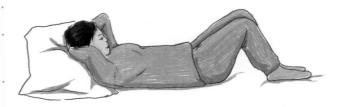

产后第四周

妈妈变化	宝宝变化
1.恶露逐渐消失，分泌出和妊娠前相同的白色分泌物	1.开始有规律地吃奶
2.耻骨恢复正常，阴道恢复正常，会阴部消肿	2.体重有所增加
3.腹部变得较为紧绷	3.应该接受健康检查
4.妊娠纹的颜色变浅	

产后第四周同步指导

1	如果彻底停止排出恶露，身体恢复正常，可盆浴
2	应避免提重物，也不要伸手拿高处物品和长时间蹲姿
3	可以自行为宝宝洗澡
4	如果恶露排尽，可以不再消毒外阴部
5	妈妈需接受产后第一个月的产后检查，宝宝接受出生后第一个月的健康检查

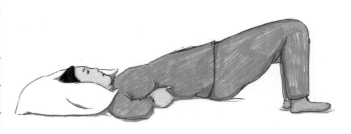

产后第五周

妈妈变化	宝宝变化
1.恶露完全消失 2.腹部下垂不明显，身材大体恢复原状 3.身体大多已调整至原来的状态	1.体重开始增加 2.积极地做下意识的动作

产后第五周同步指导

1	可以独自育儿和做家务，不过不能过于劳累，也不要做整理房间、大量的清洗工作，应以做饭等简单的家务为主
2	出现疼痛、出血、发热等症状时，应到医院检查。这一时期，要注意观察身体状态，出现异常时，尽快检查、治疗，以免留下后遗症
3	肥胖者要适当进行体形恢复锻炼，使之恢复到怀孕前的健康状态
4	禁止性生活

产后第六周

妈妈变化	宝宝变化
1.子宫完全恢复 2.摆脱产后抑郁症	1.能够区分昼夜 2.应接受健康检查

产后第六周同步指导

1	可以开始性生活，不过哺乳期间，也应实施避孕措施
2	身体已基本恢复到怀孕前的状态，可以骑自行车或进行简单的运动
3	为了尽快恢复身材，还可以练习塑身操
4	可以到附近公园散步，也可以带着宝宝一起晒太阳
5	不能到泳池或海边游泳
6	想一想如何解决哺乳问题，如果准备给宝宝喂配方奶，需要事先练习，使宝宝适应配方奶

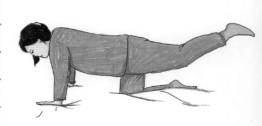

月子里轻松起居

Yuezili Qingsong Qiju

新妈妈身体出现的变化

宝宝出生之后，妈妈身体的各个器官也有了一定的变化，同时会出现一些临床疾病，比如疲劳、出汗增多、阴道排出大量的分泌物，同时伴有便秘、排泄异常等。此时，妈妈要接受自己产后身体的变化。

产后恶露

子宫组织破裂脱落时排出的分泌物被称为恶露，和日常生活中的月经非常相似，这种现象会在产后持续2～4周。因为在产后的一段时间内很容易引起感染，所以一定要留意自己身体出现的各种变化。如果出血量较大，停止后又出血，恶露气味不好、身体发热，这些很可能是阴道感染的迹象，所以要及时向医生、护士或有过分娩经验的人询问。

恶露颜色与排出量

第一天	第七天	第十二天	三周后	五周后
鲜红色	暗红色	黄色	白色	透明
很多	产后专用卫生巾	生理期卫生巾	生理期卫生巾	若还继续，用普通卫生巾即可

腰腿痛

许多新妈妈在分娩后或多或少地都会感到腰腿酸痛。这是由于分娩的时候，妈妈多采用仰卧位，大部分时间都是躺在产床上，并且不能自由活动，伴随分娩时消耗掉大量的体能和热量，腰部和腿部的酸痛感会加剧。所以新妈妈在产后感到腰腿酸痛一般属于生理性的变化。

子宫变化

子宫在产后4～6周恢复到原有状态。此过程中会出现不规则的收缩和松弛，妈妈会感觉到产后痛。

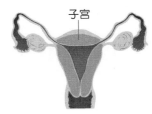

子宫

乳房变化

产后2～3天，妈妈的乳房在雌激素、孕激素、催乳素的刺激下，乳腺导管和乳腺腺泡会进一步发育，双侧乳房会充血而开始发胀、膨大，有胀痛感及触痛。初产新妈妈乳房胀痛明显。此时乳母应得到充分的休息和睡眠，避免精神刺激和乳房感染，才有利于乳房分泌乳量的逐渐增多。

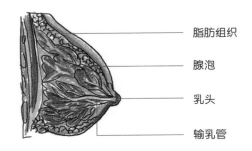

脂肪组织

腺泡

乳头

输乳管

内分泌变化

随着宝宝的娩出，新妈妈身体内分泌的雌激素和孕激素水平下降，阴道皱襞减少。同时，各种腺体的功能，比如外阴腺体的分泌功能和抵抗力也开始减弱。内分泌疾病不仅会表现在女性面部长黄褐斑、乳房肿块和子宫肌瘤，还可能引起免疫系统疾病、骨质疏松症、高脂血症等病症。治疗时应着重从调理气血、化瘀散结等方面着手。多吃新鲜蔬菜及高蛋白、低脂肪的食物；还应保持每天都吃一定量的水果，以补充体内水分和营养的代谢。

阴道松弛

产后阴道松弛有很多原因，如分娩过程中引产造成的阴道损伤；多次分娩；产后缺乏运动；产褥期盲目减肥；不注意营养或者过于劳累进而导致盆腔肌肉群恢复不良等。阴道本身有一定的修复功能，产后出现的扩张现象3个月后即可恢复。但经过挤压撕裂，阴道中的肌肉受到损伤，其恢复需要更长的时间。另外，产后需要及时通过一些锻炼来加强弹性的恢复，促进阴道紧实。

尿失禁

尿失禁是产后新妈妈的常见问题。导致尿失禁的原因首先是女性尿道相对比较短，其次是分娩时胎儿通过产道，使得膀胱、子宫等组织的肌膜受伤、弹性受损、尿道松弛而失去应有的控制功能。为了避免出现尿失禁的现象，新妈妈应避免过早劳动，注意预防便秘，还要有意识地经常做提肛运动，慢慢恢复盆底肌肉的收缩力，一段时间后尿失禁便会自行缓解消失。如果情况仍未好转，要及时去医院就诊。

出汗

其实，女性在产后，除了感到异常疲乏，还常有多汗现象，这完全是一种生理现象，和女性特有的新陈代谢活动有密切关系，并非"虚"。

众所周知，女性怀孕之后，为了满足胎儿生长及发育的需求，母体的循环血量较怀孕前增加了1/3左右。同时，激素水平的升高、物质及能量代谢的增快，使大量的水分和钠盐滞留下来，以适应妊娠后的母体状态。但是，分娩之后，如同一个包袱落地，新妈妈的负担大为减轻。因而代谢水平和内分泌活动显著降低，肌体不再需要过多的循环血量，潴留的钠盐和水分就成多余的了，必须及时排出体外，这样才能减轻心脏的负担，有利于机体全面恢复。

序号	人体排泄水和盐分主要通过3个途径
1	经肾脏的过滤作用，形成尿液排出体外
2	经肺的呼吸活动，从呼出的气体中以水蒸气的形式带走一部分
3	通过汗腺由皮肤表面，以汗液的方式排出

因此，在产褥期，新妈妈不仅尿多，而且管理汗腺的交感神经兴奋占优势，汗腺的分泌活动也增加，从而使新妈妈在产后出汗较多。由此可见，产后多汗是肌体在产后进行自我调整的表现，所以不需要任何特殊治疗，只是新妈妈应注意避免出汗后伤风受凉。

· 问答 ·

问：产假可以放多长时间？

答：女员工生育享受不少于90天的产假，包括15天的预产假。已婚女性23周岁以上生育第一个子女为晚育，实行晚育的女性，增加产假15天，难产增加产假15天，多胞胎生育每多生育一个宝宝增加产假15天。

问：如果顺产，住院几天能够出院？

答：时间上因人而异，如果顺产2～4天即可出院，做侧切手术的妈妈需要6～7天。

产后休息很重要

分娩消耗了大量的体能，很多新妈妈在分娩后身体一点知觉都没有了，感觉非常辛苦、非常累，顺产的妈妈生完宝宝后尤其会觉得筋疲力尽，除了自己的宝宝，对任何事情都没有兴趣。如果是这样，不要勉强自己做其他事情，尽可能地休息。

分娩之后刚刚看到自己期待已久的宝宝，不少新妈妈都会十分兴奋，感到非常满足，紧接着由于分娩的疲倦，会不知不觉地睡意袭来。这时，新妈妈可闭目养神或打个盹儿，不要睡着了，因为要给宝宝第一次喂奶，医护人员还要做产后处理，顺产的妈妈还要吃点东西。分娩后有好多事情都等着新妈妈去处理，所以要抓紧时间好好休息一下，以便有更多的精力去照顾宝宝。对于剖宫产的妈妈，虽然在分娩过程中受的痛苦比顺产的妈妈少很多，但是在身体恢复方面绝对没有顺产的新妈妈恢复得快。因此，在分娩之后，剖宫产的妈妈会感到身体不适，更需要休息。

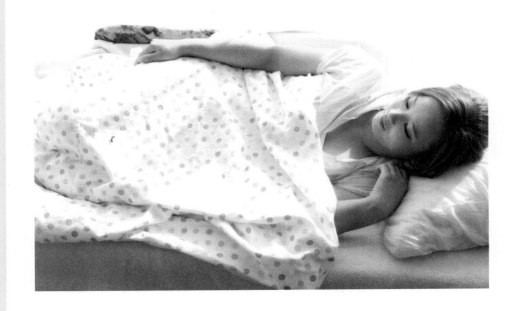

出院前该做哪些准备

在医院度过了一周，身体得到了一定的恢复，在医生的检查后得到恢复正常的通知以及没有任何问题之后，回到家里就要坐月子。在家人的帮助之下收拾好分娩前带来的衣物、随身的证件、日常生活用品和宝宝的用品之后等待出院许可，准备出院。

产后检查

检查的时候会测量血压、体重，检查乳房、乳头，子宫位置是否正常。身体如果有疼痛或者不适一定要告诉医生，同时可询问医生性生活问题。一般产后6周后才可以进行性生活。

新生儿检查

宝宝也要接受检查。宝宝的眼睛、脐带、生殖器官、皮肤、体重都要做到心中有数。此外，喂养宝宝有什么问题也要及时向医生询问，出院后对宝宝的护理要注意什么，什么时候接种疫苗，疫苗是口服好还是皮肤注射等，都要仔细认真地记录，严格地遵照医生的嘱咐。产后检查在分娩后4～6周还要再做一次，以便掌握自己和宝宝的身体情况。

检查后即可出院

在分娩一周后可以准备出院了，但是在出院之前必须做一些必要的检查，在检查中可以提出各种问题，包括自己的不安和疑虑，请医生给予解答，也可以向医生询问自己和家人护理宝宝的疑问，宝宝的生活规律等，听取医生的建议。

办理出院手续

顺产的妈妈，在产后2～3天即可出院。剖宫产的妈妈在医院观察一周之后才能够出院，如果决定明天出院，可以在今晚做好出院准备，在明天一早办理出院手续，办理出院手续之前准备好钱款、医疗保健卡等。

出院后的注意事项

给宝宝起名、申报户口

新生儿出生后1个月以内，由户主、亲属、抚养人或者邻居向新生儿常住地户口登记机关申报出生登记。新生儿落户随父随母采取自愿的原则，因此，宝宝应在出生后1个月以内自愿选择随父或随母申报出生登记。给宝宝申报户口的时候需要携带以下材料：出生医学证明，父母的身份证、户口簿以及结婚证；这些材料都要一份复印件。

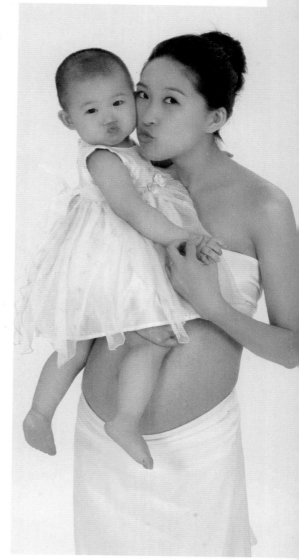

坐月子是否可以洗头

分娩过程中，新妈妈会大量出汗，而产后汗液更会增多，新妈妈的头皮和头发会变得很脏。这个时候如果按照老规矩不洗头，味道不仅难闻，还可能引起细菌感染。因此，月子里只要新妈妈健康情况允许，就可以洗头。

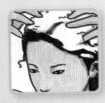

1.洗头时可用指腹按摩头皮，洗完后立即用吹风机吹干，避免受冷气吹袭。

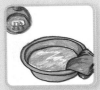

2.洗头时的水温要适宜，不要过凉，最好保持在37℃左右。

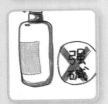

3.不要使用刺激性太强的洗发用品。

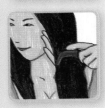

4.妈妈梳理头发最好用木梳，避免产生静电刺激头皮。

洗头后不要马上扎辫子

有的新妈妈洗澡后，头发还没有干就把湿发扎成了辫子，并且马上睡觉。这样很容易使湿邪侵袭体内，日后引起头痛、颈痛。

月子里可勤绑腹带

坐月子期间必须特别注意防止"内脏下垂"，因内脏下垂可能为所有"妇科病"及"未老先衰"的根源，并会因此而产生小肚子，故在坐月子期间需勤绑腹带以收缩腹部并防止内脏下垂，如果原本即为"内脏下垂"体型者，亦可趁坐月子期间勤绑腹带来改善。

绑腹带时注意事项

腹带为一条很长的白纱带，长950厘米、宽14厘米，准备两条以便替换。因产后需热补，容易流汗，如果汗湿时应将腹带拆开，并将腹部擦干，再撒些不带凉性的痱子粉后重新绑紧。如果汗湿较严重时，则需更换干净的腹带。如果使用一般一片粘的束腹或束裤，不仅没有防止内脏下垂的效果，反而有可能压迫内脏令气血不通畅，使内脏变形或产生胀气而造成呼吸困难或下腹部突出的体型，请特别注意。

绑腹带的注意事项	
尺寸	腹带一般为透气的白纱布，长950厘米、宽14厘米
用量	因为不穿衣裤（先绑好腹带后再将内裤穿上），平贴皮肤，容易汗湿，需准备两条来替换
功能	防止内脏下垂，可收缩腹部
开始绑的时间	顺产：产后第二天；剖宫产：第六天（5天内用束腹）
每日拆绑时间	三餐饭前须拆下，重新绑紧再吃饭；擦澡前拆下，擦澡后再绑上；产后两周24小时绑着，松了就重绑；第三周后可白天绑，晚上拆下
清洗方式	用冷洗精清洗，再用清水过净后晾干即可，勿用洗衣机，因易皱

腹带的绑法及拆法

1.仰卧、平躺，把双膝竖起，脚底平放床上，膝盖以上的大腿部分尽量与腹部成直角；臀部抬高，并于臀部下垫两个垫子。

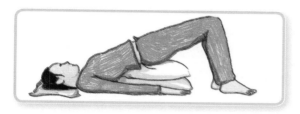

2.双手放在下腹部，手心向前，将内脏往心脏的方向按摩。

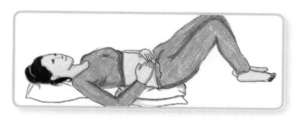

3.分两段式绑，从耻骨绑至肚脐，共绑12圈，前7圈重叠缠绕，每绕1圈半要"斜折"一次，后5圈每圈往上挪高2厘米，螺旋状地往上绑，最后盖过肚脐后用安全别针固定并将带头塞入即可，每次需绑足12圈，若腹围较大者需用3条腹带。

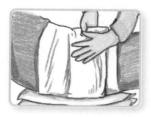

4.太瘦，髋骨突出，腹带无法贴住肚皮者，需先垫上毛巾后再绑腹带，拆下时需一边拆、一边卷回实心圆筒状备用。

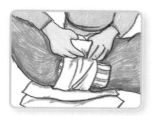

坐月子可以刷牙吗

新妈妈坐月子期间，进食次数较多，吃的东西也较多，如不注意漱口刷牙，容易使口腔内细菌繁殖，发生口腔疾病。过去，有很多女性盲目信奉"老规矩"——月子里不能刷牙，结果"坐"一次"月子"毁了一口牙。新妈妈每天应刷牙一两次，可选用软毛牙刷轻柔地刷动。在每次吃过东西后，应当用温开水漱漱口。刷牙时需要注意以下几点：

序号	刷牙时注意事项
1	在孕期注意摄取钙质，保持口腔卫生，避免使牙齿受到损害
2	妈妈身体较虚弱，正处于调整中，对寒冷刺激较敏感。因此，切记要用温水刷牙，并在刷牙前先将牙刷用温水泡软，以防冷刺激对牙齿及齿龈刺激过大
3	每天早上和睡前各刷牙一次，如果有吃夜宵的习惯，在吃完夜宵后再刷一次
4	产后前几天可用指漱，即把示指洗净或在示指上缠上纱布，把牙膏挤于手指上并充当刷头，在牙齿上上下下来回擦拭，再用手指按压齿龈数遍

月子"四避"要保持

避风

　　妊娠和分娩对女性来说是一个巨大的体力消耗过程，产后虚弱，免疫力低，稍有不慎就会被传染上疾病。闭门不出，减少与公共场所的灰尘、细菌、病毒等接触的机会，有利于预防疾病。但避风也要适当，只是新妈妈居室不能有过堂风，适当的空气流通，对保持空气新鲜还是必要的。

避客

　　新妈妈身体虚弱，加之夜间要频繁哺乳，照顾宝宝，需要抓紧时间适当多休息；宝宝神经功能也未发育完全，稍有响动就容易受到惊吓，所以月子里尽量谢客，减少打扰、噪声和传播疾病的机会，对母婴都是一种关心和爱护。

避性生活

　　有一些女性坐月子时，常由妈妈或婆婆陪床睡觉，其意在使其丈夫夜间回避。这样不仅可以对母婴进行较好的照顾，而且对那些缺乏卫生知识和经验的新妈妈很有必要。

避辛辣油腻

　　新妈妈身体消耗大，卧床休息多，还要给宝宝哺乳，这时植物油炸、油腻食物及辛辣、不易消化的食物，也容易便秘，还会影响乳汁分泌，通过乳汁分泌刺激宝宝诱发湿疹、腹泻等疾病。让新妈妈喝红糖水、炖母鸡汤、鱼汤、水煮鸡蛋、小米粥的习俗都是好的。如果再配以适量的蔬菜、水果，这样就更有益于新妈妈身体复原和哺乳。

剖宫产后妈妈的疤痕护理

　　手术后刀口的痂不要过早地揭下，过早硬行揭痂会把尚停留在修复阶段表皮细胞带走，甚至撕脱真皮组织，并刺激伤口出现刺痒。涂抹一些外用药，如地塞米松等用于止痒。避免阳光照射，防止紫外线刺激形成色素沉着。改善饮食，多吃水果、鸡蛋、瘦肉、肉皮等富含维生素C、维生素E以及人体必需的氨基酸食物。这些食物能够促进血液循环，改善表皮代谢功能。切忌吃辣椒、葱、蒜等刺激性食物。

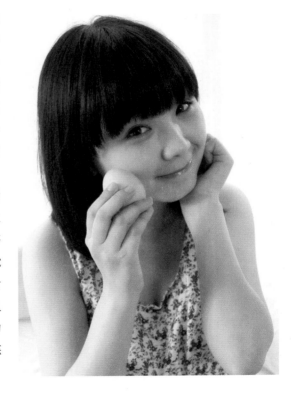

产后42天去医院复查

盆腔检查

由医生用肉眼来观察外阴、阴道、宫颈是否有异常，并触摸子宫、卵巢有没有异常。这种最基本的检查可以发现外阴和阴道炎症、病毒感染（如尖锐湿疣）、宫颈炎、子宫肌瘤、卵巢囊肿、子宫脱垂等常见的疾病。这种检查简单，没有痛苦。

内科检查

对于有产后并发症的妈妈，如患有肝病、心脏病、肾炎等，应该到内科检查。对于怀孕期间有妊娠高血压综合征的新妈妈，则需要检查血和尿是否异常，检查血压是否仍在继续升高，如有异常，应积极治疗。另外，对于产后无奶或奶少的新妈妈，应请医生进行饮食指导，或进行食物、药物治疗。

白带（阴道分泌物）的检查

取少量白带，由医生在显微镜下检查是否有阴道炎症，这样可以明确诊断阴道炎，以便指导治疗。还可以将白带送到化验室检查衣原体、支原体、淋病等性传播疾病。

乳房检查

由于充满乳汁，产后乳房变得非常丰满、娇嫩。乳胀、乳房疼痛等常常会给新妈妈带来困扰，严重的可能会感染乳腺炎，威胁乳房健康，甚至影响泌乳系统，造成乳汁滞流，而乳汁又直接影响着宝宝的健康。因此，给乳房做检查，不仅是对新妈妈的保护，对宝宝的健康成长也是一道保障。

宫颈刮片检查

宫颈刮片检查是用一个小木板或塑胶刷在宫颈上轻轻刮一下，许多宫颈的细胞就会被刮下来。这种检查是用于检查宫颈癌，因宫颈癌是女性最常见的恶性肿瘤，而且宫颈癌与常见的宫颈糜烂难以用肉眼区别。刮下来的细胞经显微镜检查后可以确定有没有宫颈癌。

量体重

体重是人体健康状况的基本指标。体重测量可以监测新妈妈的营养摄入情况和身体恢复情况，时刻提醒新妈妈注意，防止不均衡的营养摄入和不协调的活动量危害身体健康。

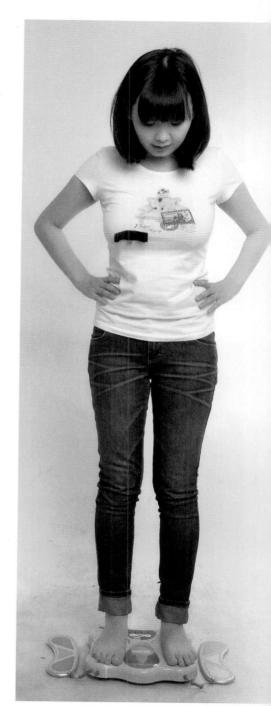

产后何时开始性生活

如果在分娩过程中做过剖宫产或侧切手术，一定要根据伤口愈合的情况来决定能否进行性生活，最好请大夫检查之后再决定。如果产后阴道血性分泌物（恶露）持续时间较长，那么一定要等恶露彻底消失之后才能开始性生活。

剖宫产8周以后，如果身体恢复得很好，就可以开始过性生活。但开始时，不要过分疲劳，切忌避免激烈的动作。同时，性生活的次数应有所控制，每周1～2次为宜。

此外，人们往往因为哺乳期伴有闭经现象，因而忽视哺乳期避孕。其实，许多新妈妈在哺乳期虽然闭经，但还是照常排卵的，如过性生活时不注意避孕，同样受孕，所以哺乳期过性生活时切忌有侥幸心理。

如何接待来访者

坐月子期间，新妈妈最好少接待来访。过多地接待客人，会使妈妈很劳累。与客人讲分娩经历、接受祝福、听别人夸奖宝宝……都会使新妈妈很兴奋，造成睡眠障碍。人来人往，也容易带来病菌，特别在流行性疾病爆发的时候，这会对妈妈和宝宝的健康构成很大的威胁。如果是推辞不掉的造访，也要限定人数，一次只接待1～2位，接待来访者月子里最好有人帮助照顾自己和宝宝，不要让来访者打乱了自己的休息时间。如果对新妈妈来说是不方便的时间，新妈妈应明确回绝来访者，不要聊得时间太长，以免身体疲劳。

新妈妈如何提高睡眠质量

在月子里很多新妈妈睡眠质量都非常差，据资料统计，大约有一半以上的新妈妈在月子里会出现情绪低落、头痛、易怒等症状，而这些症状严重影响了新妈妈的睡眠质量。这时食用清淡而富含蛋白质、维生素的饮食为宜。新妈妈要做到生活有规律，按时卧床休息，晚餐不宜过饱，睡前不饮茶、喝咖啡等兴奋性饮料。增加卵磷脂类保健食品，有很好的调节神经功能方面的作用，有助于改善睡眠。

卧室的灯光对睡眠也很重要，舒适的灯光可以调节妈妈的情绪而有助于睡眠。新妈妈可以为自己营造一个温馨、舒适的坐月子环境，睡前将卧室中的其他灯都关掉而只保留一个台灯或壁灯，灯光最好采用暖色调，其中暖黄色效果会比较好。

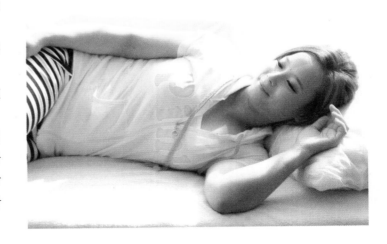

月子饮食方案

Yuezi Yinshi Fangan

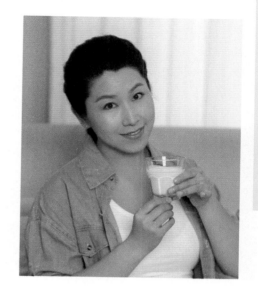

第一周这样吃

选择清淡且易消化的食物

在产褥期，新妈妈应吃些清淡且易消化的食物。在烹饪方法上，宜采用蒸、炖、焖、煮等方式，少用煎、炸的方法。

多吃钙、铁丰富的食物

处在哺乳期的新妈妈对钙的需求量很大，因此，要特别注意补充钙质。奶和奶制品的含钙量最为丰富，且易于被人体吸收利用。虾皮、大豆、芝麻酱等也能提供丰富的钙质。

新妈妈还要多吃一些含铁丰富的食物，如动物肝脏、肉类、鱼类、菠菜、油菜等，以防止产后贫血。

新妈妈参考餐单	
早餐	红糖小米粥1碗、鸡蛋1/2个
午餐	米饭1小碗、香菇汤1碗、鲫鱼1份
晚餐	薏米红枣粥1碗、鸡蛋1/2个

第二周这样吃

食物干稀搭配

干食能保证营养的供给，稀食则可提供充足的水分。因此，新妈妈的饮食应注意干稀搭配。

每日摄入优质蛋白质

充足、高质量的蛋白质才能使母乳分泌充足。我国营养学会推荐，产妇每天蛋白质的供给量为95克。因此，新妈妈需要摄入更多的优质蛋白质，可适量多吃鸡肉、鱼肉、瘦肉、动物肝脏、鸡蛋、牛奶等。

第三、第四周这样吃

有荤有素、粗细搭配

为了保证能摄入足够的营养素，新妈妈的饮食应多样化，荤菜、素菜要搭配着吃，并常吃些粗粮和杂粮。在小米、糙米、玉米粉里所含的B族维生素，要比精米、精面高出好几倍，对新妈妈的健康大有裨益。

摄入一定的脂肪

新妈妈对富含脂肪的食物不可避而远之，因为脂类是婴儿大脑发育的必要物质。但也不能摄取过量。

多吃新鲜蔬果和海藻类

这类食物不仅能为新妈妈提供必需的营养素，还可增进食欲，促进乳汁分泌，防止便秘。新妈妈每日应保证摄入500克以上的新鲜蔬果，并注意多食用绿叶蔬菜。

少食多餐

产后新妈妈的胃肠功能减弱，如果一次进食过多，会增加胃肠的负担。坚持少食多餐有助于胃肠功能的恢复，并能防止产后肥胖。

春——蔬菜为主

春季很多蔬菜都陆续上市了，新妈妈可以适当吃些新鲜的蔬菜。静养很重要，产后1～3天要吃些清淡、易消化、营养丰富的食物。新妈妈由于分娩时身体能量消耗大，产后需要卧床休息，还要给宝宝哺乳，油炸、油腻及辛辣食物容易加剧便秘，也会影响下奶，而奶水也会刺激宝宝诱发湿疹、腹泻等疾病。新妈妈喝红糖水、母鸡汤、鱼汤、小米粥的习俗都是好的，如果再配以适量的新鲜蔬菜、水果，就更有益于新妈妈身体恢复和哺乳。

夏——慎食冷生

分娩后，新妈妈身体比较虚弱，尤其是脾胃。进食生冷食物会影响脾胃的恢复。夏季应该多喝一些温开水，以补充水分。千万不要因为天气炎热或怕出汗而喝冰水或是大量饮用冷饮。也可以将水果榨汁，温热饮用。如果产后出现排便困难，可以将香蕉加热食用，以润肠通便。

秋——煲汤佳季

秋天除了进补一些鱼汤、鸡汤、猪蹄汤，还应当加入一些滋阴的食物，以对抗秋燥对新妈妈的影响，如百合、银耳、山药、葡萄、豆浆、芝麻、莲藕、菠菜等，这些食物具有润肺生津，养阴清燥的作用，应少食葱、姜、辣椒等辛辣食物。

冬——荤素相间

冬季忌食寒性食物。冬季是自然界万物闭藏的季节，人类的阳气也会潜藏于冬季，脾胃功能相对虚弱，如果再食寒、冷、凉的食物，易损伤脾胃阳气。

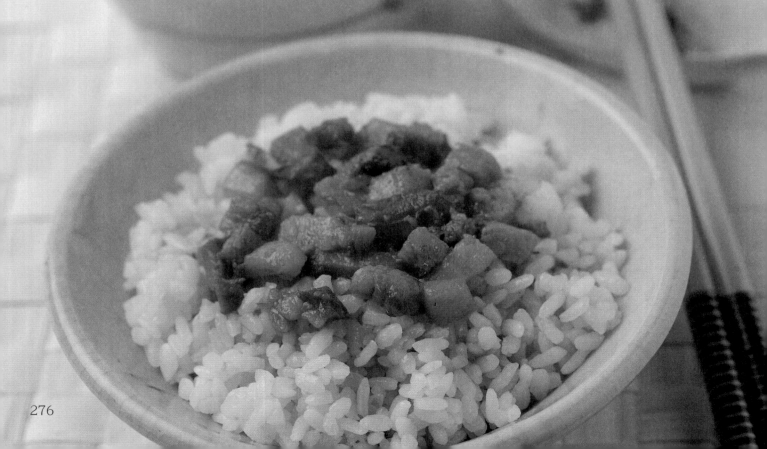

月子饮食禁忌

Yuezi Yinshi Jinji

不宜快速进补

在产后的前三天，新妈妈不要急着喝催奶的汤，否则胀奶期可能会疼痛，也容易患乳腺炎等疾病。

产后第一周，是新妈妈排出体内毒素、多余水分、废血、废气的阶段，这时如果盲目进补，会使恶露和毒素排不干净。同时，也会给消化系统造成负担。另外，也不要急着服用人参之类的滋补品。

不宜吃太多鸡蛋

鸡蛋虽然营养丰富，但也并非多多益善。在整个产褥期，新妈妈每天食用两个鸡蛋就足够了，若摄入过多，反而不利于身体健康，甚至容易引起胃病。因此，新妈妈不宜过多吃鸡蛋。

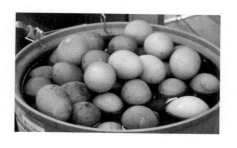

不宜滋补过量

有的新妈妈认为产后应该好好滋补，于是天天鸡鸭鱼肉不离口，对身体大补特补。殊不知，这样的做法不仅是一种浪费，还有损于健康。原因主要有以下几点：

第一，产后胃肠道功能的恢复需要一段时间，如果滋补过量，会加重肠道负担，引起消化不良。第二，处于产褥期的新妈妈活动较少，若滋补过量，容易导致肥胖，引发冠心病、糖尿病、高血压等各种疾病。第三，营养的过量摄入，必然会使新妈妈奶水中的脂肪含量大为增加，造成宝宝肥胖或导致宝宝出现慢性腹泻。

对于新妈妈来说，只需适当地增加营养，保证营养的全面均衡即可。

不宜吃辛辣的食物

辛辣的食物，如辣椒、胡椒、茴香、韭菜、大蒜、酒等可助内热，引起口舌生疮、大便秘结或痔疮发作。而母体的内热能通过乳汁影响到宝宝的健康。

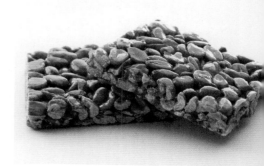

不宜吃过硬的食物

在产后，不少新妈妈都会有牙齿松动的情况出现，而过硬的食物不仅对牙齿不好，也不利于消化吸收。因此，新妈妈应选择松软可口的食物，以便利于营养的消化吸收。

不宜过多饮用红糖水

红糖所含的营养成分有利于新妈妈产后身体的恢复。红糖水具有活血化瘀、补血、促进子宫收缩及恶露排出等作用。但是，红糖水虽好，也不能过多饮用，否则会使恶露中的血量增加，导致慢性失血性贫血。红糖水的饮用时间不能超过10天。

催乳食物推荐

Cuiru Shiwu Tuijian

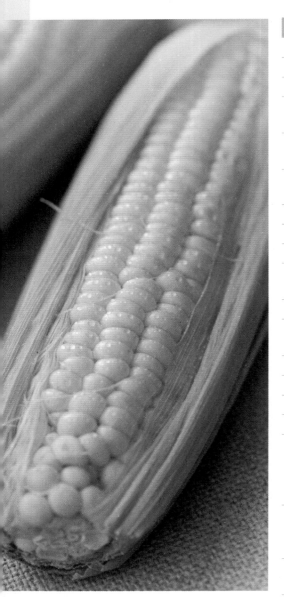

食物名称	营养功效
核桃	不仅能健脑益智、补血养气，还有润肤、乌发的作用
花生	养血止血，具滋补作用，可帮助新妈妈预防产后贫血
芝麻	滋养肝肾、补养气血、润肠通便，具有补钙的作用
小米	富含维生素B_1和维生素B_2，可促进肠蠕动，增进食欲。也是补血益脾之佳品，适用于产后体虚
玉米	富含多种人体所需的氨基酸，有助于新妈妈恢复体力，预防产后贫血
银耳	滋阴润肺、润肠通便，可帮助新妈妈预防产后便秘，并增强机体免疫力
红枣	富含铁、钙等，可帮助新妈妈补血、去寒
赤小豆	健脾利湿、散血解毒，有利于新妈妈消除水肿
牛奶	营养丰富，易于消化吸收。它是人体钙的最佳来源
鸡蛋	含丰富的蛋白质、脂肪、卵磷脂、核黄素和钙、磷、铁及多种维生素，对产后身体恢复很有好处。每日食用以不超过两个为宜
山药	具有益气补脾、帮助消化等作用，是产后滋补的佳品
莲藕	含有大量的淀粉、维生素和矿物质，可健脾益胃、润燥养阴、清热生乳
猪肝	是最理想的补血佳品之一，且具有明目的功效
鲫鱼	富含优质蛋白质，可促进子宫收缩，还有催乳作用
鲤鱼	可健脾开胃、消水肿、利小便、通脉催乳
猪蹄	性平、味甘咸，有补血和通乳的作用
丝瓜	如果出现乳腺炎症，发奶时有包块，乳汁分泌不畅时，中医会建议将丝瓜络放在高汤内炖煮，可以起到通调乳房气血，催乳和开胃化痰的功效。专家建议出现乳汁分泌不畅，乳房包块，可以在中医的指导下，适当服用丝瓜络，以便通络催乳
莴笋	莴笋性味苦寒，有通乳功效，产妇乳少时可用莴笋烧猪蹄食用。这种食法不仅减少油腻，清香可口，而且比单用猪蹄催乳效果更佳
豆腐	豆腐有益气和中，生津润燥，清热解毒之功效。也是一种催乳食物。以豆腐、红糖、酒酿加水煮服，可以生乳

月子滋补食谱

Yuezi Zibu Shipu

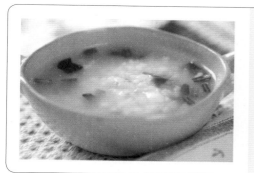

鸡丝菠菜粥

粳米、燕麦各70克，熟鸡胸丝80克，烫好的菠菜、盐、胡椒粉、香油各适量。

1. 粳米和燕麦，加水，入锅煮至软糯。
2. 加熟鸡胸丝、烫好的菠菜、盐、胡椒粉、香油，再次煮滚后关火即可。

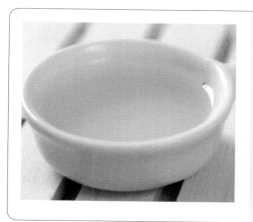

姜汁撞奶

鲜奶1碗，生姜1块，白糖适量。

1. 将姜刮皮切细粒放入榨汁机磨成姜汁，隔渣备用。
2. 将鲜奶放入微波炉加热3～4分钟取出。
3. 将鲜奶加白糖让倒入另一器皿，再倒回原先的器皿中，重复此步骤3～4次，目的是使鲜奶稍微降温。
4. 将奶沿碗边可快速倒入盛有姜汁的碗内，约15秒即凝固成一碗美味的姜汁撞奶。

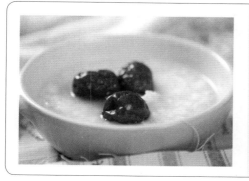

地瓜大米枣粥

地瓜200克，红枣50克，大米300克。

1. 将地瓜去皮，洗净，切成小丁。
2. 红枣、大米分别洗净。
3. 将锅置火上，加适量清水，放入大米、红枣、地瓜，先用大火煮开，后改用小火煮至饭熟即可。

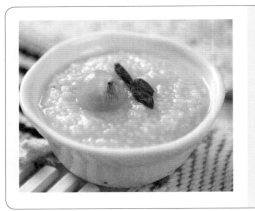

参味小米粥

人参5克，枸杞10克，大枣10颗，桂圆1个，小米50克，盐1小匙。

1.将大枣洗净，桂圆剥皮。
2.人参煮水取出参汁，加入大枣、桂圆，把小米熬成粥，再加入枸杞煮5分钟。
3.加入盐调味即可。

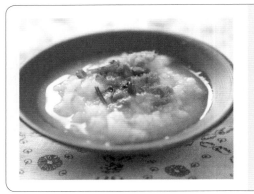

虾米粥

虾米30克，大米100克。

1.虾米先用温水浸泡半小时，大米加水如常法煮粥。
2.半熟时加入虾米，到米花粥稠时即可。

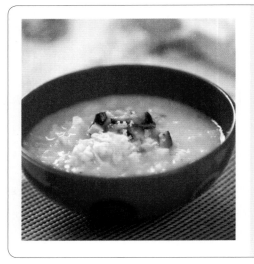

红薯香菇粥

泡米200克，红薯100克，角瓜100克，香菇50克，水1000毫升。

1.鲜香菇用开水烫一下后捣碎。
2.去皮的红薯和角瓜切成5毫米大小。
3.把泡米、捣碎鲜香菇及红薯和角瓜段和水倒入锅里大火煮开，再调小火煮。

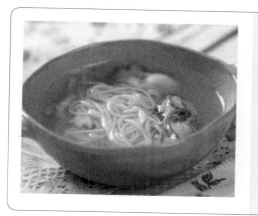

牡蛎面

龙须面150克，牡蛎肉、猪肉各50克，料酒、盐、蒜末、葱末、胡椒粉各适量。

1.牡蛎肉清洗干净，猪肉切成细丝备用。
2.锅内加清水烧开，加入猪肉丝、牡蛎肉、料酒、盐一同煮至半熟，然后下入龙须面，再加入蒜末、葱末、胡椒粉调匀，熟后凉至室温即可。

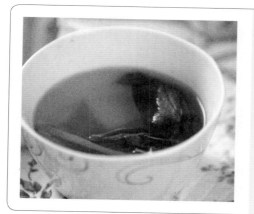

菠菜猪肝汤

菠菜250克，猪肝100克，盐、生粉、生油各少许，植物油适量。

1.将菠菜洗净，去根，切小段；猪肝洗净，切薄片，用盐及生粉适量拌匀，腌制10分钟。
2.锅内放清水1小碗，煮沸，放入菠菜、适量生油、盐，煮至菠菜刚熟，再放入猪肝煮至熟透即可，随量饮用。

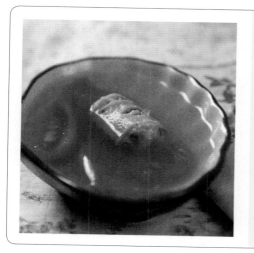

番茄牛尾汤

番茄150克，牛尾100克，卷心菜150克，料酒3克，盐4克。

1.把番茄、卷心菜、牛尾分别洗净，番茄切成方块；卷心菜切成薄片。
2.将牛尾放入锅内，加入清水至能淹过牛肉为度，大火烧开，将浮沫撇去，放入料酒，烧至牛尾快熟时，再将番茄、卷心菜倒入锅中，炖至皆熟。加入盐，略炖片刻，即可装盘食用。

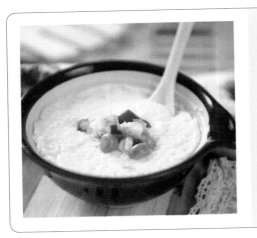

肉末蒸蛋

鸡蛋3个，猪肉50克，葱末5克，豌豆粒少许，香菇1朵，酱油、盐、淀粉各适量，植物油25克。

1.将鸡蛋打入碗内搅散，放入盐、清水（适量）搅匀，上笼蒸熟。
2.选用肥瘦相间的猪肉剁成末。香菇和葱切成末。
3.锅放炉火上，放入植物油烧热，放入肉末，炒至松散出油时，加入葱末、香菇末、豌豆粒、酱油及水，将淀粉用水调匀勾芡后，浇在鸡蛋羹上面即可。

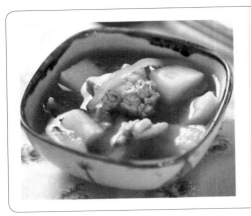

土豆炖兔肉

净兔1/2只，土豆2个，粉条150克，葱花、姜片各适量，盐1小匙，酱油1/2大匙，高汤2杯。

1.将净兔用清水洗净，剁成大块，用沸水焯一下，去血水；土豆去皮、洗净，切成块；粉条用清水泡软。
2.汤锅中加入高汤，放入兔肉块、土豆块烧开，再加入姜片、盐、酱油炖30分钟，然后放入粉条继续炖5分钟，出锅时撒上葱花即可。

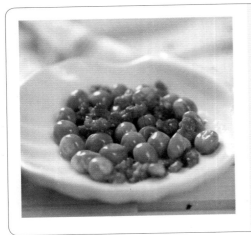

里脊炒豌豆

猪里脊肉200克，鲜嫩豌豆150克，酱油15克，植物油10克，盐2克。

1.把豌豆剥好；里脊肉切成丁。
2.烧热油锅，把里脊肉丁、豌豆、酱油、盐一同放入，用大火快炒，炒熟即可。

黄瓜炒猪肝

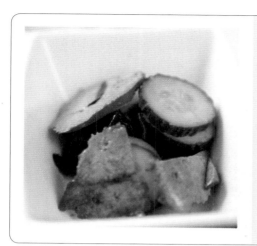

猪肝300克，黄瓜2根，葱末、姜末、蒜末、木耳、植物油、酱油、料酒、水淀粉、盐、白糖、鸡精、高汤各适量。

1.将猪肝洗净，切成薄片；用水淀粉、盐腌渍，以八成热的油滑散后捞出待用。
2.将黄瓜洗净，切成菱形薄片；木耳洗净并撕成小碎块。
3.将油烧至七成热时，放入葱末、姜末、蒜末、黄瓜片、木耳翻炒几下，放入猪肝，淋入料酒，再加酱油、盐、白糖、鸡精、高汤，用水淀粉勾芡，出锅即可。

蚝油牛肉

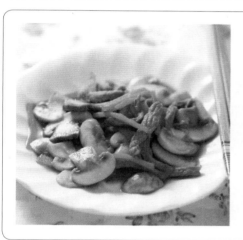

口蘑150克，牛肉200克，胡萝卜1/2根，蚝油、酱油各2小匙，料酒1小匙，姜丝、香油各少许，高汤、淀粉各适量，植物油2大匙。

1.口蘑洗净，切片。胡萝卜洗净，切丝。牛肉切细丝，加少许酱油与淀粉拌匀上浆。
2.炒锅烧热，加植物油，三成热时放入牛肉丝炒散，捞出沥油。锅中下入姜丝爆香，再下入胡萝卜丝、口蘑片，接着放入牛肉丝、高汤、蚝油、酱油、料酒翻炒，出锅前勾芡后淋入香油即可。

海米拌油菜

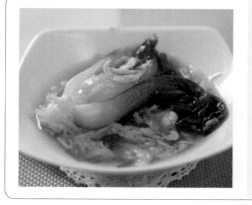

油菜250克，海米25克，香油1大匙，盐1/2小匙。

1.将油菜择洗干净，切成3厘米长的段。
2.将油菜放入开水锅内焯一下，捞出沥去水分，加入盐拌匀，盛入盘内。
3.将海米用开水泡开，切成粒，放在油菜上，加入香油，拌匀即可。

新生儿喂养
Xinshenger Weiyang

母乳喂养好处多

母乳是妈妈专为宝宝生产的最好的绿色食品，比起配方奶，母乳有着明显的免疫优势，可增强宝宝的免疫力，是妈妈迎接宝宝的最好礼物。

母乳喂养的好处	
丰富的微量元素	母乳中的钙、磷比例合适，容易被吸收。对防治宝宝佝偻病有一定作用。母乳中锌的吸收率可达59.2%，而牛乳仅为42%。母乳中铁的吸收率为45%～75%，是各种食物中吸收最好的。此外，母乳中还有丰富的铜，对保护宝宝娇嫩心血管有很大作用
优质乳白蛋白质	母乳营养成分好，含有宝宝成长发育所必需的各种营养素。哺乳中的蛋白质和脂肪质量好，利用率高，易于消化吸收。优质乳白蛋白质还能阻止那些需铁的有害细菌的生长
喂养快捷卫生	母乳的温度适宜，清洁卫生，无菌，并可随时供给宝宝，不受时间、地点的限制，经济、便利
大量的免疫因子	母乳中含有抗感染的活性白细胞、免疫抗体和其他大量免疫因子，尤其是初乳含有大量免疫球蛋白。可以保护宝宝免受细菌感染，不易发生肺炎等疾病，这是配方奶所不能企及的
促进大脑发育	母乳中含有对脑发育有特别作用的牛磺酸，其含量是牛奶中的10～30倍；母乳中所含丰富的乳糖对宝宝脑发育也有促进作用。同时母乳喂养过程也是对宝宝大脑的良性刺激，可以提高宝宝的智商

母乳喂养有技巧

喂奶的姿势

喂奶的姿势有很多种，关键是要正确地掌握方法，不管是坐着喂、躺着喂、抱在怀里喂等，都是可以的。具体方法如下：

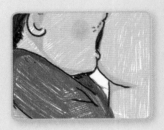

1.宝宝含在嘴里的乳晕，应该是下嘴唇包得多，上嘴唇包得少，乳头指向宝宝的上颌。

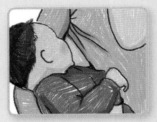

2.哺乳时将宝宝的胸腹部紧贴自己的胸腹部，头与双肩朝向乳房，让宝宝的小嘴处于乳头相同水平方向。

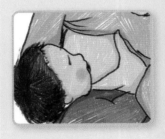

3.用拇指和其余四指托起整个乳房呈锥形，先用乳头试探宝宝的口唇，当他张大嘴、舌头向外伸展的一瞬间，将乳房进一步贴近。

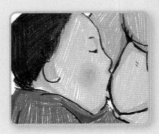

4.在哺乳时必须保持宝宝头和颈略微伸展，以免鼻部压入弹性乳房而影响呼吸，但也要防止头部与颈部过度伸展造成吞咽困难。

宝宝吃奶的量如何掌握

正常新生儿全日哺乳量见下表，因具体情况的不同，可略有出入。

新生儿哺乳表									
出生后时间（天）	1	2	3	4	5	6	7	14	30
全日哺乳量（毫升）	0	90	190	310	350	390	470	500	560

如果宝宝饿了，就随时让他吃，不要硬性规定时间。但怎么知道宝宝是否吃饱了呢？可以从以下几点来观察：

如何判断宝宝是否吃饱了	
1	宝宝吃饱后，能够安静入睡或玩耍；如果宝宝尚未吃饱，则不到下次吃奶时间就哭闹
2	哺乳已超过30分钟，但是宝宝仍然在频繁吮吸，或无其他原因宝宝不能安睡，经常啼哭
3	在哺乳后用奶头触动宝宝嘴角时，宝宝追寻奶头索食，吃时又更快更多，说明新妈妈奶量不足
4	吃饱的宝宝每天排便在2~3次，排出的粪便呈金黄色稠状。由于饥饿，可造成宝宝肠蠕动加快，排便次数增多，且便质不正常
5	长时间乳量不足，可能影响宝宝发育，出现体重不增加或增加不明显的状况
6	每日排尿不足6次

怎么判断乳房中的奶吃干净了

怎么判断宝宝是否把乳房中的奶吃干净了？有一个判断的方法是用手挤一点奶水出来。如果奶水只能挤出一点来，甚至挤不出来，那么的确是吃净了。

新妈妈奶量还不稳定的时候，如果每次喂奶，两边都喂了，而且两边都软了，宝宝还想吃，那么就应该回到第一次给宝宝喂奶的乳房，继续给宝宝吃。这样喂一次可能每一边要吃两次宝宝才吃饱。用这种方法有两个好处，一是不用让宝宝长时间吮吸一边的乳房；二是很快奶量就能跟上去。在以后喂奶时就可以让宝宝吮吸一侧乳房，而且他每次吃一边的奶水就能吃饱了。

怎么判断奶水是否充足

观察宝宝状态

如果宝宝吃饱了，会主动吐出妈妈的奶头，然后安静地入睡3~4小时，宝宝每天的排便次数在2~3次，排出的粪便呈金黄色，稠粥样。如果宝宝睡了1小时就醒来哭闹，吃奶后又入睡，反复多次，排便量少，甚至便秘，就说明宝宝没吃饱。

给宝宝称体重

宝宝出生后1周至10天内，尚处于生理性体重减轻阶段，10天以后起每周为宝宝称体重一次，将增加的体重除以7，如果得到的数值在20以下，就说明母乳不足。

由哺乳时间长短判断

如果哺乳时间超过20分钟，甚至超过30分钟，宝宝吃奶时总是吃吃停停，而且吃到最后还不肯放乳头，可断定奶水不足。

母奶挤取方法

正确的挤奶姿势是将拇指放置在乳晕上方，其余4个手指放在乳晕下方，夹住后再轻轻推揉，推揉一段时间后，再用拇指在上，其余4指在下的姿势勒紧乳房向前挤奶。这是人工挤奶方法。如果借助器械进行吸奶，就得注意个人和器械卫生。每次挤奶完毕后不仅要及时进行清洗，还要注意进行消毒。

1.放松乳房

↓在开始吸奶前要对乳房进行适当地按摩和热敷，从而促使乳腺扩张，为乳汁的顺利吸出做好准备。

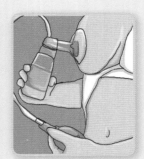

2.清洁乳房

←洗净手之后再开始吸奶，使用专业的乳头清洁棉进行擦拭；完成吸奶后仍然需要擦拭，并可以配套使用防溢乳垫来保持乳房的清洁与干爽。

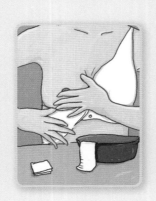

3.控制挤奶的节奏

→当新妈妈使用吸奶器时，需要控制好节奏。当感到乳头疼痛或吸不出奶时，就不要再继续吸奶了。要按照循序渐进的步骤慢慢手动使用吸奶器，由慢到快。当吸奶器使用完毕后，必须进行热水浸泡或者用微波炉消毒。

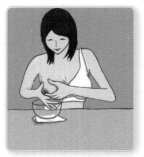

手工挤奶法

1.准备挤奶

↓新妈妈坐在椅子上，把盛奶的容器放在靠近乳房的地方。

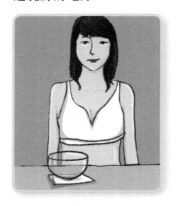

2.挤奶的姿势

→挤奶时，新妈妈将整只手握住乳房，把拇指放在乳头、乳晕的上方，其他四指放在乳头、乳晕的下方，托住乳房。

3.挤奶的技巧

→新妈妈用拇指、示指挤压乳房，挤压时手指一定要固定，握住乳房。最初挤几下可能奶水不下来，多重复几次就好了。

每次挤奶的时间以20分钟为宜，两侧乳房轮流进行。一侧乳房先挤5分钟，再挤另一侧乳房，这样交替挤，奶水会多出一些。如果奶水不足，挤奶时间应适当延长。

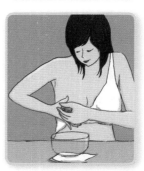

解除胀奶的技巧

让宝宝尽早吸奶

→如果产后能让宝宝尽早与新妈妈亲密接触，并在宝宝出生后半小时内就开始吮吸母乳，这样不仅有利于宝宝得到含有丰富营养和免疫球蛋白的初乳，还可以刺激母乳分泌的增多。由于宝宝的吮吸能力很强，小嘴特别有力，因此可以通过吃奶这种方式来疏通新妈妈的乳腺管，使乳汁排得更加顺畅。

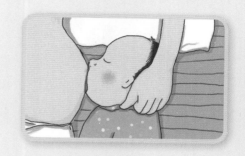

吸奶器好帮手

→如果宝宝因为某些原因无法用吮吸来帮助妈妈，那就应当选择一款吸奶器来帮忙。在挑选吸奶器的时候要注意其吸力必须适度，使用时乳头不应有疼痛感。建议选择有调节吸奶强度功能的自动吸奶器，可根据实际情况及时调整吸奶器的压力和速度。

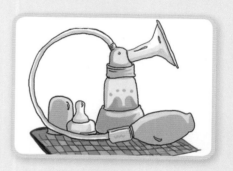

按摩疗法

→在洗净自己的双手后握住整个乳房，均匀用力，轻轻地从乳房四周向乳头的方向按摩、挤压，这样做能帮助疏通乳腺管，促使皮肤水肿减轻、消失。在按摩的过程中如果发现乳房的某一部位胀痛特别明显，可在该处稍稍用力挤压，排出淤积的乳汁，以防此处乳腺管堵塞，导致乳腺炎。

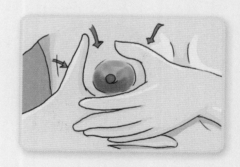

饮食疗法

新妈妈应保证饮食的清淡，忌油腻，最好不要饮用过多的催奶汤水，进食高蛋白、高脂肪、高糖类食物也必须适量，以免乳汁分泌过于旺盛、浓稠，在乳腺内结块、不易排出。

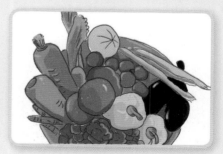

解除暂时性缺奶技巧

解除缺奶的具体方法	
1	妈妈要保证充足的睡眠，减少紧张和焦虑，保持放松和愉悦的心情
2	适当增加哺乳次数，吮吸次数越多，乳汁分泌量就越多
3	每次每侧乳房至少吮吸10分钟以上，两侧乳房均应吮吸并排空，这既利于泌乳，又可让宝宝吸到含较高脂肪的后奶
4	宝宝生病暂时不能吮吸时，应将奶挤出，用杯和汤匙喂宝宝；如果妈妈生病不能喂奶时，应按给宝宝哺乳的频率挤奶，保证病愈后继续哺乳
5	月经期只是一过性乳汁减少，经期中可每天多喂2次奶，经期过后乳汁量将恢复正常

混合喂养要科学

怎样消毒奶瓶

刚出生的宝宝抵抗力较弱，肠胃道极易感染而腹泻。为了避免发生肠胃炎，奶瓶在喂奶前后都要进行严格的消毒处理。喂奶后立即将奶瓶和奶嘴洗净，认真地刷干净。

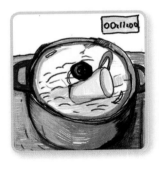

1.玻璃奶瓶放入冷水锅内煮沸，再将奶盖、奶圈、镊子放入再煮5～8分钟。奶嘴的消毒以3分钟为好，在关火前3分钟放入。

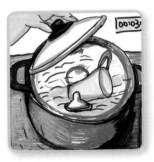

2.亚克力奶瓶于水沸后和奶盖、奶圈、镊子一起放入锅内煮5～8分钟；奶嘴后放。

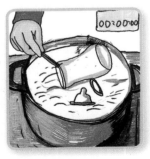

3.用镊子将奶瓶夹出，将水分滴干，再用镊子将奶嘴套入奶圈拴于奶瓶上，再将奶盖盖上。

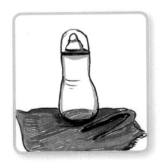

4.煮沸奶瓶时间不要过久，以免玻璃奶瓶破裂，奶瓶变形。

冲调配方奶的技巧

冲调配方奶的步骤与方法	
阅读说明	每一种品牌配方奶匙大小不同，加水量也不同，应事先看清楚，按照奶罐上说明书来冲调
洗手	宝宝特别容易在喂奶中因为细菌的传递受到感染，在冲奶之前先用清水及肥皂洗手，以保护宝宝免受病原菌的侵袭
配方奶	加入正确数量平匙的配方奶，配方奶需松松的，不可紧压，再用筷子或刀子刮平，对准奶瓶将配方奶倒入奶瓶。用专用的配方奶匙，配制过程中一定要注意卫生，以免开罐后放置时间过长造成污染
冲泡水温的温度	加入正确数量平匙的配方奶，配方奶需松松的，不可紧压，再用筷子或刀子刮平，对准奶瓶将配方奶倒入奶瓶。用专用的配方奶匙，配制过程中一定要注意卫生，以免开罐后放置时间过长造成污染
摇晃	冲好水后套上奶嘴，轻轻摇匀
奶水温度	母体温度是37℃，宝宝的肠胃也比较接受这个温度。试温时把奶滴到手背上，感觉温度适宜即可

怎样选购配方奶

配方奶选择的好坏直接关系到宝宝的健康，前段时间的"大头娃娃"事件足够引起新妈妈的注意了。

选品牌

有品牌的大企业生产的配方奶，产品质量较稳定，速溶效果较好，都严格按国家规定添加了营养物质，如维生素A、维生素D、维生素K、维生素C、维生素B_1、维生素B_2、维生素B_6、烟酸、叶酸、牛磺酸、亚油酸、DHA（二十二碳六烯酸）、钙、铁、磷等，以适应婴儿不同生长阶段的需要。选择一个认为最适当的品牌后，不要经常换，以免引起宝宝的排斥。

看溶解速度

把配方奶放入杯中，用冷开水冲泡，真配方奶需经搅拌才能溶解成乳白色浑浊液；假配方奶不经搅拌即能自动溶解或发生沉淀。用热开水冲时，真配方奶形成悬漂物上浮，搅拌之初会粘住调羹；假配方奶溶解迅速，没有天然乳汁的香味和颜色。其实，所谓"速溶"配方奶，都是掺有辅助剂的，真正速溶纯配方奶是没有的。

用手指摩擦

用手指捏住配方奶包装袋来回摩擦，真配方奶质地细腻，会发出"吱吱"声；而假配方奶，由于掺有绵白糖、葡萄糖等成分，颗粒较粗，会发出"沙沙"的流动声。

辨颜闻味

真配方奶呈天然乳黄色，打开包装，有牛奶特有的乳香味，把少许配方奶放进嘴里品尝，真配方奶细腻发黏，易粘住牙齿、舌头和上颚部，溶解较快，且有无糖的甜味。

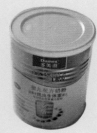

看包装

选择配方奶成分标注清楚，制造日期、保质期明确，包装完好的产品。如果发现配方奶包装有明显的漏气、结块儿现象一定不要购买。

新生儿照顾
Xinshenger Zhaogu

呵护好小肚脐

残留在新生儿身体上的脐带残端，是一个开放的伤口。在未愈合脱落前，对新生儿十分重要。处理不当就会引起感染，甚至导致新生儿发生新生儿败血症。

保持干燥

脐带在一周内就会脱落。在未脱落前，一定要保持干燥。新生儿从医院回家后，如无脐部感染，则不要用纱布覆盖，可使其更快地干燥脱落。如果覆盖了纱布，湿了要及时更换。脐带脱落后，脐部可留有一层痂皮，会自然脱落。

及时消毒

新生儿肚脐处要适时消毒。在更换纱布时，用75%的酒精棉球，轻轻地从脐带根部向周围皮肤擦洗，不可来回地擦，以免引起感染。

如果脐部潮湿或有少许液体渗出，可用消毒棉蘸75%酒精轻轻擦净。如果发现脐部有脓性分泌物而且周围的皮肤红肿等现象，应及时到医院进行处置，以防病情加重。

抱新生儿

抱起仰卧的宝宝

如何抱仰卧的宝宝	
1	一只手轻轻地放在宝宝的头下方
2	另一只手从对侧，轻轻地放在宝宝的下背部和臀部下方
3	慢慢将宝宝抱起来
4	将宝宝的头小心地转到妈妈的肘弯或肩膀上，让宝宝的头有依附

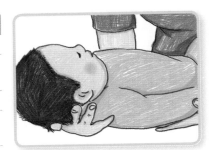

抱起侧卧的宝宝

如何抱侧卧的宝宝	
1	一只手轻放在宝宝的头颈下方，另一只手放在臀下
2	将宝宝挽进妈妈的手臂，慢慢地抬高宝宝
3	将宝宝靠着妈妈的身体抱住，然后将宝宝的前臂滑向妈妈的头下方，让宝宝靠在妈妈的肘部

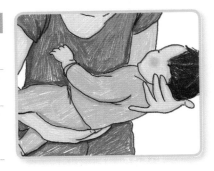

抱起俯卧的宝宝

如何抱俯卧的宝宝	
1	先将一只手放在宝宝的胸部下方，用前臂支住宝宝的下巴，再将另一只手放在他的臀下
2	慢慢地抬高宝宝，并让他面转向你靠近妈妈的身体，那一只支撑宝宝头部的手向前滑动，直到他的头躺在妈妈的肘弯，另一手则放在他的臀下和腿部

尿布使用有学问

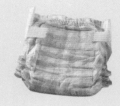

通常，宝宝在出生后的前4天一天只排尿3～4次，第七天可加倍，到第十天就达到12次或者更多了。如果不及时更换尿布，宝宝的小屁屁就会生出湿疹，甚至溃疡。新妈妈绝不可偷懒，要及时给宝宝换上干燥、清洁的尿布。

使用尿布

换尿布时，一只手伸入宝宝小屁屁下方，托住臀部和腰部抬起宝宝，在臀部下方铺平尿布。注意不要提起宝宝的脚踝，以免造成踝关节和大腿关节错位。在寒冷的季节，要用暖气烤暖尿布，换尿布人的手要暖和。把婴儿的屁股放在尿布中间，折回尿布，注意不要盖住肚脐。要尽可能垫松一些，只垫上胯股部分即可。如果用尿布、尿布垫和衣服将宝宝的下半身勒得太紧，不仅会妨碍宝宝的腿部运动，也会妨碍宝宝的腹部呼吸运动。

纸尿裤使用示范

纸尿裤的吸水性比棉质尿布好，宝宝排尿时也不用经常换尿布，又不用清洗，非常受现代人的欢迎。

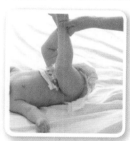

纸尿裤的选择

纸尿裤分为"一字形"和"内裤型"两种。在市面上的"一字形"的价格比较低廉，满足于活动量小、小便量少的新生儿使用。随着宝宝的长大，小便量、活动量也随之增多，就要适合使用"内裤型"纸尿裤。市场上销售的纸尿裤型号因品牌不同存在一些差异，可以根据宝宝的体重作为基准购买，但是也不要过分信赖纸尿裤，而让宝宝长时间地穿着纸尿裤。

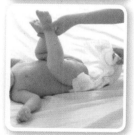

裹纸尿裤

裹纸尿裤时，先铺开尿布，放到宝宝小屁屁下面，将尿布提到双腿间，合上两侧，把尿布两侧的胶带粘上即可。

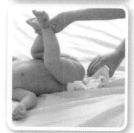

呵护宝宝睡眠

宝宝睡眠好坏不仅影响健康和智力发育，也牵动着父母和全家的精力和情绪。年轻的父母应学会使宝宝睡好觉的艺术。

安静、较暗的睡眠环境

任何人工光源都会产生一种微妙的光压力。这种光压力的长期存在，会使人，尤其是宝宝表现得躁动不安、情绪不宁，以致难于成眠。长期让宝宝在灯光下睡觉，致使他们的睡眠时间缩短，睡眠深度变浅且易于惊醒。此外，宝宝久在灯光下睡眠，还会影响视力的正常发育。长期在灯光下睡觉，光线对眼睛的刺激会持续不断，眼睛和睫状肌便不能得到充分的休息。这对于宝宝来说，极易造成视网膜的损害，影响其视力的正常发育。

注意保暖

宝宝体温调节功能差，身体容易受凉，特别是腹部一旦受凉，会影响肠蠕动，导致腹泻发生。为防止这一点，即使在炎热的夏天也不要让宝宝裸睡，胸腹部最好盖一层薄薄的衣被，或戴上小肚兜，保持温度。

避免宝宝含奶头入睡

由于睡眠周期决定宝宝夜间会醒，学会自己入睡的宝宝夜间醒来会自然又入睡，进入下一个睡眠周期。如睡前养成要哄或含奶头的习惯，夜间醒来也要求同样条件，达不到时就会哭闹；因此，使宝宝学会自己入睡，不要养成抱着或含着乳头入睡。

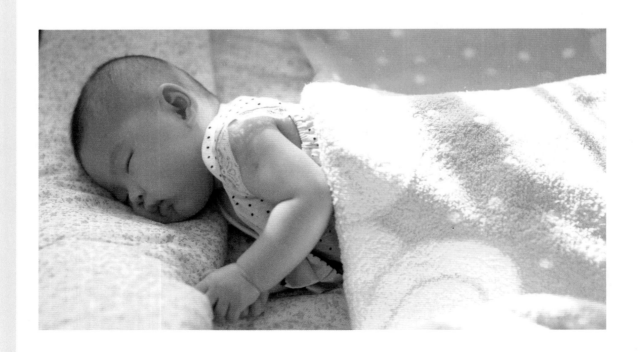

怎样给新生儿洗澡

一般来说宝宝在出生后8～12小时就可以洗澡。经常给宝宝洗澡，不但能保持清洁卫生，还能缓解宝宝的烦躁和紧张情绪，促进血液循环，放松肌肉，增进食欲，有助于宝宝睡眠。

洗澡的注意事项

事项	内容
洗澡物品	澡盆、浴巾、小毛巾、香皂或沐浴露、棉签、脱脂棉、润肤油、爽身粉等
选择时间	最好选择阳光明媚的上午10点到下午2点的时间段，最好在哺乳1小时之前洗澡
室温和水温	冬季室温20℃，夏季室温18℃～19℃；洗澡水的温度夏季应为38℃，冬季应为40℃，将胳膊肘浸入水中应感到温暖
洗澡频率	冬天每天1次，夏天每天1～2次，根据宝宝健康状况适当调整。洗澡时间以5～10分钟为宜，以免宝宝感冒

洗澡的步骤方法

步骤	方法
基本姿势	给宝宝脱掉衣服、尿布，用浴巾裹住全身。妈妈坐在小椅子上，让宝宝仰卧在妈妈的左侧大腿上，用左臂和手掌从宝宝后背托住他的头部和颈部，然后用左手拇指和中指按着宝宝的两个耳郭使之反折，堵住耳朵以防进水
洗脸、洗头	用右手把专用小毛巾浸湿，稍稍捏干，轻轻给宝宝擦眼睑、嘴、鼻、面颊及耳朵、耳背。然后在手上抹少许宝宝浴液或洗发水洗头部，用清水洗净，用毛巾擦干
洗颈部及上身	解开裹在宝宝身上的浴巾，用左手、左臂托住头、背，把宝宝放入盆中。在手上抹少许浴液，从颈部开始，依次洗净全身，注意洗净颈部、腋下、肘窝、大腿沟等皮肤褶皱处和手心、指缝、趾缝。用手托住宝宝的臀部，把宝宝从水中抱起，放在干燥的浴巾上包裹好，轻轻擦拭水分。注意宝宝的身体很滑，一定要抱紧

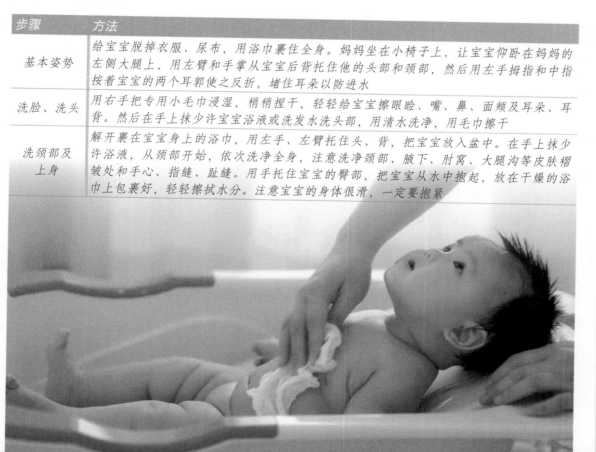

新生儿健康呵护

Xinshenger Jiankang Hehu

关注宝宝的细节

面对着刚刚来到人世的娇嫩幼小的宝宝，年轻的父母不要感到束手无策，要时刻关注宝宝的情况，及早发现异常，应考虑其患有的疾病，送往医院诊治。

名称	关注宝宝细节的方法
体温	初步了解宝宝的体温情况，可采取用手触摸宝宝手脚温度的方法，而明确其实际体温需用肛表测试肛温。如体温超过38℃或低于36℃，应视为异常
口腔	口腔中出现白色片状物，伴有宝宝吃奶困难，宝宝呼吸过深、过促、面色发灰、口吐白沫或咳嗽
皮肤	皮肤出现皮疹或皮肤发硬、脐部红肿、分泌物过多、臀部皮肤发红、起疹或出现脱皮现象
四肢	肢体肿胀、活动受限或触弄某一肢体时，宝宝即发生剧烈哭闹，宝宝有脱臼的可能
哭闹	宝宝突然不哭、少哭、哭声低弱以及哭时面色青紫或苍白，应及时送往医院诊治
排泄	排便异常，包括腹泻、便秘（3天不排便）、少尿或无尿以及排血便等
呕吐	频繁地溢奶或发生吐奶现象

黄疸是宝宝的第一关

新生儿黄疸是新生儿时期常见的症状之一，它可以是新生儿正常发育过程中出现的症状，也可能是某些疾病的表现，如果黄疸严重还可能造成新生儿不可逆的损伤。

新生儿黄疸有生理性和病理性两种。健康儿、足月儿都可能发生。

生理性黄疸

一般情况下，有50%～60%的足月新生儿和80%以上的早产儿出生后都有可能出现生理性黄疸。2～3天出现，4～5天最为明显。表现比较轻微，仅有皮肤和巩膜（白眼球部分）轻微发黄。宝宝的全身状态通常较好，每天照样能吃能喝，精神活泼。这时新妈妈不要过于担心，要注意给宝宝多饮水，生理性黄疸7～10天自然消退。

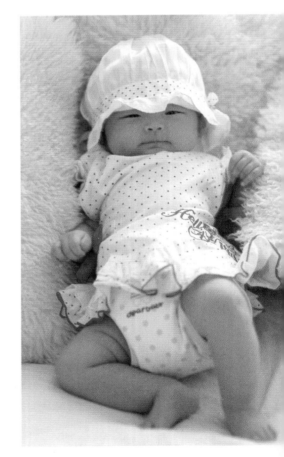

病理性黄疸

　　如果黄疸在宝宝出生后24小时内就出现，且黄疸的程度较重，持续时间也较长或黄疸消退后又复现，一定要赶紧去医院。也许就是由于下列疾病而引发的病理性黄疸，如不及时治疗将会引起严重后果。

　　溶血症：因母子间ABO或Rh血型不合引起的溶血症主要表现就是宝宝出现黄疸。这种黄疸出现早且重，常伴贫血、水肿及肝脾肿大。如果黄疸进行性加重可能引起胆红素脑病，如果不及时进行治疗，就会使宝宝留下后遗症或者很快死亡。

　　病毒性肝炎：一般在出生后1～3周逐渐出现黄疸，而且持续加重。也有的患儿是在生理性黄疸消退以后再度出现黄疸。伴有不爱吃奶等消化道症状及肝功损害。

　　先天性胆管闭锁：由于在母体内感染病毒，出生后导致胆管纤维化而形成的胆道闭锁，一般在出生后2周出现黄疸，并逐渐加重，同时肝脏也会增大。如果宝宝被确诊为新生儿胆道闭锁，一定要在出生后2个月内进行手术。

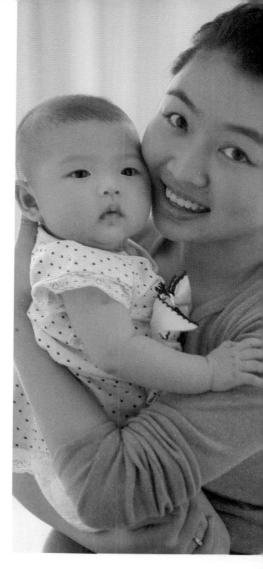

小心新生儿肺炎

　　新生儿肺炎可以无明显的呼吸道疾病，仅表现为一般状况较差、反应低下，哭声无力、拒奶、呛奶及口吐白沫等。发病慢得多不发热，甚至有的体温偏低（36℃以下），全身发凉的现象。有些患儿出现鼻根及鼻尖部发白、鼻翼扇动、呼吸浅快、不规则，病情变化快，易发生呼吸衰竭、心力衰竭而危及生命。所以新生儿虽然不发热，只要看情况不好，想到患肺炎的可能，应立即带宝宝去医院诊治。

预防措施	预防方法
提倡母乳喂养	母乳，尤其是初乳中含有大量的分泌型免疫球蛋白A，这种物质可以起到保护呼吸道黏膜免遭病原体的侵袭，达到防病的目的。喂奶时以少量多次喂奶为宜，如大量喂乳会妨碍膈肌运动，加重缺氧
防止胎内感染	妈妈有感染以及难产娩出的新生儿有可能患肺炎时可考虑选用抗生素预防
环境卫生	家中卧室要经常开窗通风换气，平时要保持室内温度及湿度
隔绝感染源	尽量减少亲戚朋友的探视，尤其是患感冒等感染性疾病的人员不宜接触新生儿，家庭人员接触新生儿应认真洗手，以防将病原体传给新生儿而患病
注意宝宝卫生	最好天天给新生儿洗澡，避免皮肤、黏膜破损，保持脐部清洁干燥，避免污染，以达到预防新生儿肺炎的目的

警惕肠绞痛

宝宝夜啼，除了肚子饿、尿不湿、对气温冷热的不适应外，最常见的病因就是"肠绞痛"。虽然名为"肠绞痛"，实际上并没有什么特别的问题存在。严格来说，它并不是一个病名，而是一种"症候群"，是由许多因素不协调所引起，常发生在三个月以内的宝宝，不过约有10%的宝宝发病期会延长至4～5个月以上。宝宝长大之后，随着神经生理发育的逐渐成熟，肠绞痛的情形自然就会逐渐改善。

症状与护理

当宝宝因肠绞痛发作而哭闹不安时，可将宝宝抱直，或让其俯卧在热水袋上，以缓解疼痛的症状。在肚子上涂抹薄荷等挥发物可促进肠子排气，或给予通便灌肠，有时也会有效。如果仍无法改善，或连续几个晚上都会发作，就必须找医生做详细检查。

预防措施

改善喂食技巧。每次喂奶后要注意轻拍后背排气，并给予宝宝稳定的情绪环境，以减少发作的频率。如果尝试了各种方法均无效的话，可以改喂低过敏的新生儿配方奶，有时也可以得到良好的效果。

小心意外事故

窒息

平时最好养成宝宝独自睡觉的习惯，以免与成人同床同被睡眠，堵住口鼻。和妈妈睡在一个被窝里喂奶，疲劳的妈妈熟睡后，充盈的乳房也会堵住宝宝的口鼻。小床上也不要堆叠衣物、玩具，枕头和棉被这些东西也会阻塞宝宝的呼吸，造成窒息事故。

烫伤

喂牛奶时要先将冲调好的牛奶滴于手腕内侧试温；用热水袋保暖时，水温宜在50℃左右，要拧紧塞子用毛巾包好放在垫被下面，距宝宝皮肤10厘米左右。

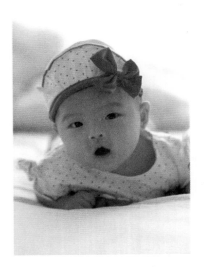

溺水

给宝宝洗澡时，不能暂时丢下宝宝去接电话、开门等，如果必须去，一定要把宝宝用浴巾包好抱在手里，以防意外。

坠落

处理步骤	处理方法
首先应做的	1. 检查宝宝是否有意识 2. 检查宝宝是否受伤 3. 当宝宝手脚不能动，一碰就疼得哭出来时，检查是否骨折或脱白
紧急救护	1. 宝宝无意识：当出现无意识、持续呕吐、痉挛时，不要动宝宝，让宝宝保持平躺不动 2. 宝宝呕吐：呕吐时，让宝宝脸冲侧面躺，避免呕吐物堵塞气管 3. 宝宝受伤出血：有伤或出血时，检查是否磕出肿包。伤口较大时要用干净毛巾按住伤口 4. 出肿包时，用湿毛巾冷敷

婴儿十二个月智能发育表

月龄	感官智能	运动智能	语言智能	认知智能	社交智能
第一个月	顺着声音寻找声源，发出3~4个音调	颈部力量开始加强，能紧握住妈妈的手指不放	掌握了用哭声以作为沟通的"技巧"，进入亲子交流阶段	对光亮，色彩对比鲜明的东西，运动的事物等产生浓厚兴趣，听到任何声音，宝宝都会转头观看	会对人微笑，听到声音时有反应
第二个月	喜欢聆听音乐和歌声，在妈妈的哼唱中安静下来	趴在床上的时候能够把头抬起来，喜欢玩手、吮吸拇指	爱听父母的声音，并能模仿短促的元音	双眼能共同注视一个物体，喜欢图案、颜色和形状更复杂一些的东西	逗引他时已经有反应了。还会有意吸引别人的注意
第三个月	能辨出熟悉人的声音，能发出所有元音，有了比较分明的音节	能合并手指抓东西	可以发出"喃喃"声或通过叫喊来表达自己的情绪	宝宝有初步的视觉专注能力，视线随移动的物体移动	能区别陌生人和熟人，见到熟人，能自发地微笑，主动进行社交活动
第四个月	对音乐作出积极反应	能仰卧翻身，可以独自坐一会儿了。能抱住奶瓶，并且会将奶嘴放进嘴里	发出"咯咯"的笑声了，并且发出一些辅音（如m、n、b、g、d等）	能转头观看前方半个房间的事物，能辨别、记住不同人的声音	开始对家人微笑，会以伸手、拉人或发音等方式进行交往。感到约束时就开始反抗
第五个月	开始对韵律和音调作出反应	能滚动了，可以坐立，在妈妈的帮助下可以站得非常稳	能够鉴别出言语的节奏和语调的特征，发出更多不同的声音	有正常的视力。发展形象记忆，能够记住熟悉的人和看过的小动物	产生有意识的对抗性行为，对其不喜欢吃的食物就拒绝
第六个月	对音乐反应更强烈，并伴有肢体反应	会爬了！平衡能力越来越强，能独自坐稳了。可以用双手抓取东西，捡起糖果了	清楚地分辨大部分各种大小不同的声音，能含糊地说出连续的元音和辅音	能够看较远距离的东西，区分物体的大小、形状，开始用手探索这个世界	开始触摸妈妈的胳臂，能够辨清身边的人，懂得要抱，会合作玩拍手游戏
第七个月	宝宝会随着音乐晃脑袋	坐的时间更长，还能独自扶着家具站起来了，能拿住细小的东西了	不断地咿呀学语，某些口语智慧较强的宝宝已能用单字沟通	视野会更开阔，更喜欢观察、探索周围环境	用咿呀的话语来问候他人，并伸出手臂要别人抱起他

月龄	感官智能	运动智能	语言智能	认知智能	社交智能
第八个月	能辨别旋律中的节奏变化，喜欢那些简单而又具有重复节奏的音乐	能够在成人的扶持下站立，学会拍手了	能试着发出越来越多的连音，能理解一或两个词汇的意思	能够观察和体验日常生活所发生的一切，基本上能分辨生活中经常出现的各种声音	谨慎地对待陌生人，常常以咧嘴或皱眉来表示其不安。对身体活动受限制表现出愤怒的表情
第九个月	已经开始"有节奏地胡言乱语"了	自己躺着的时候能够自己坐起来，会乱扔东西了	开始以指物的方法表达"要"的意愿	会认识更多的日常用品	寻求与父母的情感联络，对周围环境作出情绪反应
第十个月	易于从自己的角度辨认旋律	可以站起来了！能够翻书了	可以对身边不同的人采用不同的语调，经常对父母或感觉更亲近的人使用更高的语调	记忆力迅速发展，并且能认识一些动物，能根据感知方面的特征对事物（如汽车）进行分类	懂得常见人及物的名称，会用眼注视所说的人或物
第十一个月	宝宝可以"说"出比以前更复杂的"呀呀"歌曲	可以扶着走路了！会乱翻东西了！	会叫"爸爸"、"妈妈"了！父母要有意识地引导	认识某种颜色，知道早晨和晚上。注意力所及的范围大大扩大了	越来越喜欢与外人相处，对同龄宝宝表现出极大的兴趣，常常彼此触摸或者相互凝视
第十二个月	可以模仿音调并能唱出自己的声音	宝宝扶一只手能够走或者能够独自走，可以蹲下身体前倾够物品了	能说出更多的词，有意识地发音，表达自己的愿望	能够自由地注意观察感兴趣的事物，会用较复杂的想法来解决问题	关注身边亲近的人，他有强烈的正面或负面的情绪反应，穿衣知道配合

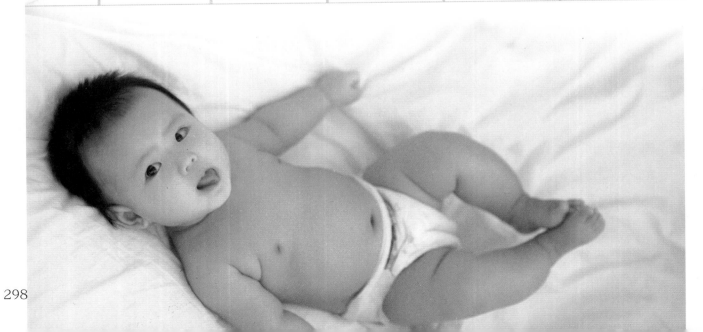

淘宝定制版

新书推荐
Xinshu Tuijian

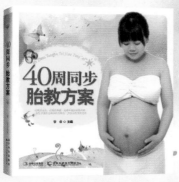

《40周同步胎教方案》

40周的成长、40周的惊喜、40周丰富的胎教内容，
和肚子里的小家伙共同体验一次快乐的孕育之旅

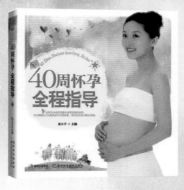

《40周怀孕全程指导》

按月份为准妈妈提供全程监测和指导，
可以根据自己的情况进行对照查看，轻松快乐度40周过孕期

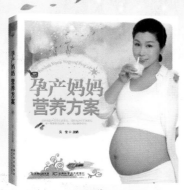

《孕产妈妈营养方案》

从待孕到产后的饮食营养，细致地介绍了孕妈妈
每一餐需要怎样吃，胎儿才能健康成长。

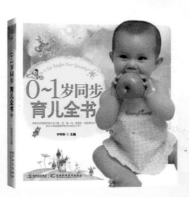

《0～1岁同步育儿全书》

详细分步图解式地介绍了抱、洗、喂、哄、换尿布、游戏等方法
新手父母照图操作就可以轻松上手！